Ein guter Start
ins Leben

Magda Gerber &
Allison Johnson

Ein guter Start ins Leben

Ein Leitfaden für die
erste Zeit mit Ihrem Baby

Übersetzung aus dem
amerikanischen Englisch
von Peter Brandenburg

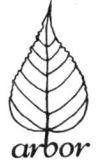

Arbor Verlag
Freiamt im Schwarzwald

Meinen Kindern Mayo, Daisy und Bence,
meinen Enkeln Tony und Jason,
meiner Großenkelin Bailey und
dem Andenken meines Mannes Imre.
Magda Gerber

Meinem Mann William, dem Gefährten auf der freudvollen und schwierigen Reise der Elternschaft, und meiner Tochter Juliana, dem Licht auf diesem Weg.
Allison Johnson

Copyright © der deutschen Ausgabe:
2002 by Mit Kindern wachsen Verlag und Arbor Verlag, Freiamt
Titel der amerikanischen Originalausgabe:
„Your Self-Confident Baby"
by Magda Gerber and Allison Johnson
Copyright © 1998 by Magda Gerber and Allison Johnson
All Rights reserved. Authorized translation from the English
language edition published by John Wiley & Sons, Inc.

6. Auflage 2020

Titelfoto: Rudolf Pichler, Wien
Bearbeitung: Lienhard Valentin und Sonja Welker
Lektorat: Norbert Gehlen
Druck und Verarbeitung: Kösel, Krugzell
Alle im Buch verwendeten Bilder stammen von Allison Johnson.

Dieses Buch wurde auf 100% Altpapier gedruckt
und ist alterungsbeständig.
Weitere Informationen über unser Umweltengagement
finden Sie unter www.arbor-verlag.de/umwelt.

Alle Rechte vorbehalten
www.arbor-verlag.de

ISBN 978-3-924195-45-8

Inhalt

Einführung 9

Überblick über den Inhalt dieses Buches 15

Wie RIE Ihrem Baby nutzen kann 17

1 Respekt – der Schlüssel zu Selbstvertrauen 19
  Grundprinzipien
  Der pädagogische Ansatz von RIE in der Praxis

2 Wie RIE entstand 30
  Die ersten „Pikler-Babys"
  Lóczy – ein Kinderheim in Budapest
  DIP: Das amerikanische Modell
  Der Anfang von RIE

Die ersten Monate des Lebens –
von der Geburt bis zu den ersten Schritten ... 41

3 Ihr neugeborenes Baby 43
  Aufmerksam zuschauen
  Bindung entwickeln
  Mit Ihrem Kind sprechen
  Sich Zeit lassen
  Die häusliche Umgebung
  Die Mahlzeiten
  Das Schlafen

Zeit von besonderer Qualität
Weinen – die Sprache Ihres Kindes
„Plötzlicher Kindstod" und wie Sie ihm vorbeugen können
Können wir unsere Babys verwöhnen?

4 Die „neugeborenen" Eltern 82
Hilfe für den Haushalt suchen
Versuchen weniger zu tun
Sich Zeit nehmen
Auf das Weinen Ihres Kindes hören
Eigenschaften guter Eltern
Ausgehen und sich vergnügen
Möglichkeiten schaffen, Zeit alleine zu verbringen
Die Prinzipien von RIE nutzen
Sich selbst respektieren

5 Die ersten Monate mit Ihrem Baby 95
Ihr Zuschauen verfeinern
Ankündigen, was Sie als Nächstes tun
Füttern – eine Zeit von besonderer Qualität
Zahnen – ein Teil des Lebens
Weinen – und wie Sie damit umgehen können
Gesunde Schlafgewohnheiten entwickeln
Sich das Leben leichter machen – mit Respekt
Den Kindern ihr eigenes Leben lassen
Sicherheit geht immer vor
Die Spielumgebung
Spielen – was Kinder von Natur aus tun
Erwünschtes Verhalten vorleben
RIE-Eltern erzählen
Kinder mit Behinderungen
Die Authentizität Ihres Kindes unterstützen

6 Für gute Betreuung sorgen 145
Wenn Verwandte Ihr Kind betreuen
Worauf Sie bei einem Kindermädchen achten sollten
Worauf Sie bei einer Kindergruppe achten sollten
Wie eine RIE-Kinderbetreuungseinrichtung arbeitet

7 Ihr Baby wird mobil **166**
    Wie wichtig sind Meilensteine?
    Ihr Zuhause für Ihr Kind sicher machen
    Wie sich das Weinen verändert
    Mit Ihrem Kind kommunizieren
    Die Sprachentwicklung unterstützen
    Ihre Fähigkeiten im Zuschauen und Intervenieren verfeinern
    Die Spielumgebung einfach gestalten
    Wie ist es mit Toben?
    Spielen in der Gruppe
    Trennungsangst – eine gesunde Reaktion
    Fremdenangst
    Langsam und liebevoll abstillen
    Tisch und Stuhl anbieten
    Das Schlafen in diesem Alter
    Langsam und mit Geduld

Die Zeit des Laufenlernens 209

8 Wenn Ihr Kind die Welt erobert **211**
    Trennung – ein schwieriger, aber gesunder Teil
      des Heranwachsens
    Grundvertrauen aufbauen
    Wünsche: Ich will, ich will...
    Neugier ist Teil der Kreativität
    Muss man Kindern etwas beibringen?
    Sicherheit in diesem Alter
    Die Spielumgebung für Ihr Kind im „Lauflernalter"
    Das Spiel in diesem Alter
    Interventionen auf das Verhalten des Kindes abstimmen
    Nein! Nein! Nein!
    Ein typischer Abend in einer RIE-Familie
    Wutanfälle: Die Geschichte des Antäus
    Mit dem Kopf schlagen, schaukeln und andere
      rhythmische Verhaltensmuster
    Dauerhafte Disziplin kommt von innen
    Die Sprachentwicklung Ihres Kindes unterstützen
    Wenn Ihr Kind Angst hat

Beim Zubettgehen an den gewohnten Ablauf halten
Das Weinen in diesem Alter
Wie die Essgewohnheiten sich verändern
Wenn Ihr Kind Zähne bekommt
Kooperation bei der Pflege
Lernen, die Toilette zu benutzen
Rivalität zwischen Geschwistern
Sie müssen nicht vollkommen sein
RIE hört nicht im Alter von zwei Jahren auf

Danksagung 286

Einführung

Ich bin Urgroßmutter, aber ich erinnere mich genau daran, wie ich mich als junge Mutter zweier kleiner Töchter gefühlt habe – verwirrt, unsicher und manchmal überwältigt, überfordert. Nachdem ich nun die letzten 50 Jahre mit kleinen Kindern gearbeitet habe, bin ich zu der Erkenntnis einer grundlegenden Wahrheit gelangt: dass Respekt in der Kinderpflege von großer Bedeutung ist. Das ist der Grund, aus dem ich das Institut RIE (ausgesprochen wie „rai"; Abkürzung für *Resources for Infant Educarers*) gegründet habe, eine Organisation, die Eltern und Kindern von der Geburt an bis zum Alter von 24 Monaten lernen hilft, einander mit Respekt zu behandeln.

Was meine ich mit Respekt? Davon handelt dieses Buch.

Wenn Sie Ihr Kind von Geburt an mit Respekt behandeln, wird es eine größere Chance haben, Selbstvertrauen und ein gutes Urteilsvermögen zu entwickeln. Damit pflanzt man die Samen eines lebenslangen Gefühls von innerer Sicherheit. Es lernt, wie es auf eine gute Weise Beziehungen mit anderen Menschen haben kann und wie es auf realistische Weise – und nicht blind – der Welt vertrauen kann.

Respekt ist immer wechselseitig. Auch Sie als Eltern haben Bedürfnisse, die genauso wichtig sind. Elternsein ist das wichtigste Unternehmen auf der Welt, ein Vierundzwanzig-Stunden-Job, der Ihre Zeit, Geduld und Energie verlangt, gleich ob Sie krank sind oder ob es Ihnen gut geht, ob Sie in guter Stimmung sind oder nicht. Und die Aufgabe wird nicht leichter, wenn Ihr Kind erwachsen wird. Oft bleibt den Eltern ein ständiges Schuldgefühl, ein Gefühl von: „Wenn ich am Anfang nur das und das gemacht hätte ..."

Mein durch Respekt geprägter Ansatz hilft den Eltern ihr Leben während dieser ersten, herausfordernden Jahre dadurch leichter und überschaubarer zu machen, dass sie bei der Pflege ihrer Kinder feste Gewohnheiten einführen. Ich versuche Eltern dabei zu unterstützen, ihr Leben zu vereinfachen und die Fähigkeit zu entwickeln zu erkennen, wann sie intervenieren und das Verhalten ihres Kindes beeinflussen und wann sie ihre Energie für wichtigere Themen aufsparen sollten. Ich fände es schön, wenn Eltern etwas von dieser Energie dafür verwenden würden, sich selbst zu nähren.

In diesem Buch benutze ich oft das Wort *educarer*. Es ist ein Wort, das ich geprägt habe – eine Verbindung der Wörter *educator* (Erzieher/-in) und *carer* (Pfleger/-in, der/die jemanden pflegt, sich um jemanden kümmert). Mit *educarer* meine ich also jemanden, der Kinder auf eine pflegende Weise erzieht. (...)

Wer andere pflegt, setzt Liebe in Handeln um. So wie Sie für Ihr Baby sorgen, erlebt und erfährt es Ihre Liebe. Alltägliche Gewohnheiten der Pflege wie Füttern und Wickeln können Interaktionen sein, die erzieherisch wirken und dabei liebevoll sind.

Kindern zu erlauben selbst zu lernen, statt sie aktiv zu stimulieren oder ihnen etwas beizubringen, das ist ein Grundsatz des RIE. Kinder lernen ständig, vom Tag ihrer Geburt an. Wenn wir darauf verzichten, ihnen etwas beizubringen, dann lernen sie aus Erfahrung. Was wir tun müssen ist, nicht einzugreifen, uns zurückzuhalten und Lernen geschehen zu lassen. Was kleine Kinder lernen müssen, ist wie sie sich auf ihre Familie einstellen können.

In der Zeit meiner frühen Mutterschaft in Ungarn hatte ich das Glück die Kinderärztin Dr. Emmi Pikler kennen zu lernen, die einen großen Einfluss auf mein Leben gewann. Ich möchte Ihnen diese Geschichte hier kurz erzählen.

Eines Tages hatte meine ältere, damals sechsjährige Tochter Mayo Halsschmerzen. Unser Kinderarzt war krank und Mayo schlug vor, ich solle die Mutter einer Klassenkameradin anrufen, die auch Ärztin war. Damals machten Ärzte noch Hausbesuche, also kam Frau Dr. Pikler zu uns nach Hause um Mayo zu untersuchen. Als ich meinen Mund öffnete um ihr zu berichten, gab mir Emmi Pikler mit der Hand ein Zeichen, dass ich still sein solle. Dann fragte sie mein kleines Mädchen, wann ihr Hals angefangen habe weh zu tun und wie es ihr jetzt gehe. Mein Kind antwortete so intelligent, so höflich, dass ich überrascht war. Die Ärztin fragte

Mayo dann, ob sie in ihren Hals schauen wolle, und danach bat sie Mayo um Erlaubnis in ihren Hals zu schauen. „Mach deinen Mund weit auf", sagte sie zu meiner Tochter, „dann brauche ich nicht den Spatel zu benutzen."

Die Kooperation, zu der Emmi Pikler einlud, war so beeindruckend, dass ich beschloss sie zu fragen, ob sie unsere Kinderärztin sein wolle. Was mich so tief berührte, war, dass mir bewusst wurde, dass sie zu Kindern eine aufrichtigere, respektvollere Beziehung herstellte, als ich es jemals erlebt hatte. Nachdem ich Emmi Pikler getroffen hatte, zog ich mein drittes Kind von Geburt an nach ihren Ideen auf.

Diese Begegnung war der Anfang einer langen, fruchtbaren Zusammenarbeit zwischen Emmi Pikler und mir. Von ihr angeregt erwarb ich in Budapest mit einer Arbeit über frühkindliche Erziehung den Magisterabschluss. Im Jahr 1945 fing ich an, Emmi Pikler am Nationalen Methodologischen Institut für Kinderpflege und -erziehung zu assistieren. Dieses Institut wurde nach der Straße, an der es lag, „Lóczy" genannt. Das Lóczy war ursprünglich als Waisenhaus für gesunde Babys gegründet worden, die ihre Eltern während des Zweiten Weltkriegs durch Tod oder Krankheit verloren hatten. Seitdem ist das Lóczy weltweit als Modell für qualitativ wertvolle Kinderpflege und -erziehung bekannt geworden.

Emmi Pikler sprach mit ihren jungen Patienten ganz direkt, hörte auf ihre Antworten und sagte ihnen immer erst, was sie tun wollte, bevor sie damit anfing. Sie glaubte daran, dass es wichtig sei, alle Menschen, gleich wie jung, mit Respekt zu behandeln. Ich blieb während der nächsten 28 Jahre mit Emmi Pikler in Verbindung. Sie leitete das Lóczy bis zu ihrem Tod im Jahre 1984.

Als die Schrecken des Zweiten Weltkriegs vorüber waren, gab es einen neuen Geist des Optimismus in Ungarn. Drei Jahre später, nach der Machtergreifung durch die Kommunisten, war Ungarn in politischem Aufruhr. Mein ruhiges Leben mit meinem Ehemann und unseren drei Kindern wurde plötzlich unterbrochen. Mein Mann kam als politischer Gefangener ins Gefängnis. Mayo wurde von der Grenzpolizei verhaftet, als sie versuchte aus dem Land zu fliehen. Obwohl sie noch ein Teenager war, wurde sie für fast ein Jahr eingesperrt. Wir wurden aus unserer bequemen Wohnung in Budapest vertrieben und in ein kleines Dorf umgesiedelt. Nach dem Aufstand von 1956 beantragte unsere Familie in Österreich Asyl. In Wien arbeitete ich als Dolmetscherin an der amerikanischen Botschaft, bis 1957, als wir dann in die USA umsiedelten.

Unsere Ankunft in Amerika war eine glückliche Zeit. Wir wurden in Camp Kilmer untergebracht, einer Militärbasis in New Jersey, um auf die Einbürgerung zu warten. Schließlich ließen wir uns in Boston nieder, wo ich an der *Harvard University* als Dolmetscherin arbeitete. Ein Jahr später zogen meine Familie und ich nach Los Angeles, wo ich wieder als Kindertherapeutin und am *Childrens Hospital* mit Kindern mit zerebraler Lähmung arbeitete.

Die nächsten sieben Jahre verbrachte ich an der Dubnoff-Schule für psychisch gestörte Kinder in North Hollywood, Kalifornien, wo ich mit autistischen Kindern arbeitete, besonders mit sehr schweren Fällen. Ich liebte diese Arbeit. Irgendwie gelang es mir, mit extrem gestörten Kindern, die niemand bisher erreicht hatte, eine Beziehung aufzubauen. Die Direktorin, Belle Dubnoff, nannte mich „Madge mit ihrer Magie". („Madge" war damals mein amerikanischer Spitzname. Die Aussprache ähnelt der des englischen Wortes *magic* = Magie.) Meine „Magie" bestand einfach darin, dass ich die Kinder genau beobachtete und von ihnen nichts anderes erwartete, als was sie tun konnten. Wenn man von einem Kind etwas erwartet, was es nicht kann, dann kann es damit nur scheitern.

Im Jahr 1968 entwickelte und leitete ich das *Pilot Infant Program* an der Dubnoff-Schule. Vier Jahre später wurde ich zusammen mit Tom Forrest Gründerin und Kodirektorin des *Demonstration Infant Program*, eines Programms für präventive Psychiatrie für Babys, das vom *Childrens Health Council* in Palo Alto, Kalifornien, finanziell unterstützt wurde. Im Jahr 1973 begann ich Kinder-Eltern-Gruppen in Los Angeles zu unterrichten. Das war der Anfang des RIE. Die Kindheit hat mich immer fasziniert – die ersten Jahre des Lebens, bevor sich die Sprache entwickelt. Allzu oft werden Kinder weder ernst genommen, bevor sie sprechen, noch richtig verstanden.

Im Laufe der Jahre habe ich Vorträge über die Kindheit gehalten, an nationalen Konferenzen teilgenommen und im Fernsehen gesprochen. Ich habe frühkindliche Entwicklung an der Universität von Kalifornien in Los Angeles und an der *California State University* in Northridge gelehrt und lehre zurzeit am *Pacific Oak College* in Pasadena. Ich reise durch das Land und auch in andere Länder, um

RIE-Seminare für Eltern und Angehörige pädagogischer Berufe zu halten. Ich leite sowohl professionelle Ausbildungsgruppen als auch Eltern-Kind-Gruppen in unserem RIE-Zentrum in Los Angeles.

Es ist mein Wunsch, Eltern und denen, die mit Babys und kleinen Kindern arbeiten, zu helfen sie besser zu verstehen. Ich möchte Eltern lehren – oder vielleicht besser gesagt: dafür sensibilisieren – sich ganz auf ihre kleinen Kinder einzustimmen. Die Grundmuster des Lebens – Vertrauen, Ausdauer und Optimismus – entwickeln sich in diesem Alter.

Es ist mein Ziel Eltern dabei zu unterstützen, dass sie lernen, wie sie ihre Kinder von Geburt an mit Respekt behandeln können. Wenn Sie von Anfang an versuchen die Perspektive Ihres Kindes zu verstehen, ist die Wahrscheinlichkeit größer, dass Sie das während Ihres ganzen Lebens weiter tun. Es gibt in Bezug auf Babys und kleine Kinder viele falsche Vorstellungen und zu wenig Wissen, das auf unvoreingenommene Wahrnehmung und Einfühlung beruht. Wenn Sie sich Ihrem Kind wirklich zuwenden, ist das eine Hilfe, sich auf seinen einzigartigen Rhythmus einzustellen und seine einzigartigen Bedürfnisse zu verstehen. Ich versuche Eltern dabei zu unterstützen, wie sie lernen können gelassen zu bleiben, mehr zuzuschauen und sich an dem zu freuen, was ihr Kind tut, auch wenn es nur ruhig auf seiner Decke liegt. Für Babys geht es nur darum „zu sein, was sie sind".

Dieser respektvolle Ansatz unterscheidet sich von den meisten anderen Theorien der Kindererziehung dadurch, dass er auf dem einfachen Konzept beruht, dass Sie Ihr Kind kennen lernen. In unserer schnelllebigen Kultur kommen und gehen Meinungen über Kindesentwicklung wie Moden, die aufkommen und wieder veralten. Mobiles über den Betten von Babys sowie Gehhilfen, die ihnen laufenlernen helfen sollen, all diese Hilfsmittel, mit denen ein Kind zum Lernen gedrängt wird, haben nichts mit der Wirklichkeit der alltäglichen Bedürfnisse eines kleinen Kindes zu tun. Der Ansatz des RIE ist einfach und beruht auf gesundem Menschenverstand statt darauf, den neuesten Moden zu folgen.

In unserer modernen Welt werden die Fragen des Elternseins immer komplexer. Täglich tauchen neue Fragen auf. In diesem Buch möchte ich Ihnen einen einfachen Rahmen vorstellen, an dem Sie sich in vielen Situationen orientieren können. Ich hoffe, dass dieses Buch Sie ermutigen und darin unterstützen wird, mehr Selbstvertrauen und Freude mit Ihrem Baby zu erfahren.

Überblick über den Inhalt dieses Buches

Dieser Teil des Buches fasst die Philosophie des RIE zusammen. In ihm wird untersucht, was damit gemeint ist, wenn davon die Rede ist, dass Sie Ihr Baby respektieren und das Baby Sie respektiert. Ich erkläre im Einzelnen die Grundprinzipien meiner Philosophie und wie der Ansatz des RIE aus meiner anfänglichen Arbeit in Ungarn entstand und sich in den USA weiterentwickelte. Er wurde auf Kinder mit ganz verschiedenem Hintergrund und über viele Jahrzehnte angewandt.

Teil II geht näher darauf ein, wie Sie Ihr Kind kennen lernen und wie Sie die Grundprinzipien des RIE in Alltagssituationen anwenden können. Hier werden auch die frühen Entwicklungsstufen untersucht, die Ihr Kind durchmacht, von der Stufe des Neugeborenen bis es seine ersten Schritte macht. Es werden verschiedene Themen wie Weinen, Schlafen, Sicherheit und Spielen diskutiert und wie man die Prinzipien des RIE anwenden kann, wenn man mit diesen Themen zu tun hat. In diesem Teil II reflektieren RIE-Eltern darüber, wie sie selbst aufgewachsen sind. Teil II geht auch auf den Nutzen der Philosophie des RIE für Kinder mit Behinderungen ein.

Sie bemerken vielleicht, dass die Kapitel nicht nach dem Alter der Kinder eingeteilt sind. Das liegt daran, dass es mir nicht vorrangig um das Alter geht. Es gibt kein „richtiges" Alter dafür, dass ein Kind bestimmte Meilensteine erreicht. Eher geht es mir um Entwicklungsphasen. Teil II enthält ein Kapitel, das besonders für Eltern geschrieben ist, die ihr erstes Kind bekommen, und Ermutigung und Einsichten enthält, die auf meiner jahrelangen Arbeit mit Familien beruhen. Er enthält auch ein Kapitel darüber, wie man eine optimale Pflegesituation für ein Kind schaffen kann.

Teil III erörtert weiter die Entwicklungsstufen bis zu der Phase, in der das Kind laufen lernt. Wiederkehrende Themen wie Schlafen und Essen werden untersucht wie auch neue Themen, die auftauchen: Verhalten eines Kindes im Laufalter, Grenzen und Wutanfälle. Ich beschreibe einen typischen Abend und die Gewohnheiten um das Zu-Bett-Gehen in einer RIE-Familie und versuche so zu zeigen, wie die Philosophie des RIE bei Ihnen zu Hause angewendet werden kann. Ich beende meine Darstellung bei der Stufe, wenn Ihr Kind in der Regel laufen kann und zu sprechen anfängt. Inzwischen werden Sie und Ihr Kind gelernt haben einander zu respektieren und auf eine gesunde Weise miteinander zu kommunizieren. Entsprechend geht die Zeit der Kinder in den Eltern-Kind-Gruppen zu Ende, wenn die Kinder zwei Jahre alt werden und sehr wahrscheinlich laufen und sprechen können.

Jedes Kapitel enthält Kommentare von Eltern, Geschichten aus meiner Arbeit mit Familien und Anekdoten aus meinen Eltern-Kind-Gruppen. Durch Beobachtung, Demonstration und Diskussion unterstützen die RIE-Gruppen Eltern darin, gesunde Verhaltensmuster im Zusammenleben mit ihren Kindern einzuführen.

Wie RIE Ihrem Baby nutzen kann

Respekt – der Schlüssel zu Selbstvertrauen

Respektieren: *Wertschätzen, achten, darauf verzichten sich einzumischen*

Respekt, Würde, Wertschätzung – diese Worte werden gewöhnlich nicht mit Babys assoziiert. Doch herrscht Übereinstimmung darüber, dass diese Dinge im späteren Leben eine entscheidende Rolle spielen. Die Persönlichkeit eines Kindes wird zum großen Teil in den ersten drei Lebensjahren geformt. In dieser Zeit wird auch seine Sicht der Welt geprägt. Warum nicht so früh wie möglich mit Ihrem Kind eine respektvolle Beziehung aufbauen? Der Gewinn wird von langer Dauer sein.

Was bedeutet Respekt im Hinblick auf Eltern und Kinder? Es bedeutet, Ihr Kind anzunehmen, sich an ihm zu freuen und es zu lieben, wie es ist, und nicht etwas von ihm zu erwarten, was es noch nicht kann. Es bedeutet, Ihrem Kind die Zeit, den Raum und die Liebe und Unterstützung dafür zu geben, dass es es selbst sein und die Welt auf seine eigene, einzigartige Weise entdecken kann. Es bedeutet zu versuchen, seine Sichtweise zu verstehen.

Ihr Kind zu respektieren heißt auf seine Kompetenz zu vertrauen und es nicht als hilflos anzusehen, sondern eher als in manchen Dingen von Ihnen abhängig. Es bedeutet auch, es sowohl in seiner Abhängigkeit als auch in seiner Unabhängigkeit anzunehmen und zu unterstützen, je nach der Entwicklungsphase, in der es sich gerade befindet. Respekt beinhaltet Liebe in Verbindung mit Aufmerksamkeit, oder: Ihr Kind so zu behandeln, wie Sie einen geachteten Gast behandeln würden. Ihr Kind zu respektieren heißt einen kleinen Abstand einzuhalten und darauf zu verzichten, es in seiner Erfahrung der Begegnung mit dem Leben zu stören.

Respekt bedeutet Grenzen für Ihr Kind und für sich selbst als Eltern zu setzen und dafür zu sorgen, dass diese Grenzen eingehalten werden. Dazu gehört auch, Ihr Kind Ihre Erwartungen an sein Verhalten wissen zu lassen, damit es mit Ihnen zusammenarbeiten und so auch Sie respektieren kann. Respekt bedeutet, dass Sie sich um Ihre eigenen Bedürfnisse wie um die Ihres Kindes kümmern. Es bedeutet, dass Sie auch sich selbst nähren und achten.

Der respektvolle Ansatz von RIE fördert die Authentizität, die Echtheit eines Kindes und das bedeutet, dass man es ermutigt, in Bezug auf seine Gefühle aufrichtig zu sein. Er versucht einem Kind zu vermitteln: „Sei dir selbst treu! Sei, wer du bist." Es ist eine dauernde Auseinandersetzung mit dem Leben. Keine Gesellschaft erlaubt rückhaltlose Aufrichtigkeit, deshalb müssen wir alle Masken tragen und gelegentlich „so tun als ob". So verlieren Menschen den Kontakt mit ihrem wahren Selbst. Das ist ein zu hoher Preis für das „Sich-Arrangieren" mit der Gesellschaft.

Sie fragen sich vielleicht, wie Sie diesen Geist der Authentizität unterstützen können. Ich sage einfach: Lassen Sie Ihr Kind *sein* wie es ist! Nehmen Sie sich Zeit, anwesend zu sein und ihm zuzuschauen. Schauen Sie, wer es ist und welche Bedürfnisse es hat. Erwarten Sie nicht von ihm, dass es etwas tut, wozu es noch nicht bereit oder in der Lage ist. Lassen Sie es krabbeln, bis es allein seine ersten Schritte machen kann. Veranlassen Sie Ihr Kind nicht dazu zu lächeln, wenn ihm nicht nach Lächeln zumute ist. Wenn es traurig ist, dann gestatten Sie ihm zu weinen. Erwarten oder verlangen Sie kein Verhalten, das nicht echt ist. Wertschätzen Sie eher, was es tut.

Oft erwartet man von Kindern, dass sie „sich benehmen" statt dass sie sind, wer sie sind. In vielen Situationen bringen Erwachsene Kindern unabsichtlich bei, nicht ganz aufrichtig zu sein. Wenn ein Kind weint, wird es nicht gefragt: „Was ist passiert?" Sondern gewöhnlich sagt man ihm: „Es ist nichts passiert, es ist alles in Ordnung." In unserer Gesellschaft ist das üblich. Die Botschaft lautet: Wenn es dir nicht gut geht, dann behalte es für dich. Oft wird bei Kindern auch eher Konformität als Aufrichtigkeit unterstützt. Ich würde mir wünschen, dass Kinder sich frei fühlen ihre Gefühle auszudrücken und dass sie – wenn sie heranwachsen – lernen ihre Impulse zu kontrollieren.

Grundprinzipien

Im Folgenden formuliere ich die Grundprinzipien meiner Philosophie. Wenn Sie diesen Prinzipien folgen, wird Ihnen das zu respektvollem Verhalten bei der Erziehung Ihres Kindes verhelfen:

- Grundvertrauen in das Kind als Initiator, als Forscher und als jemanden, der von sich aus lernt
- Eine Umgebung für das Kind, die physisch sicher, kognitiv anregend und emotional nährend ist
- Zeit für nicht unterbrochenes Spielen
- Freiheit zu forschen und mit anderen Kindern zu interagieren
- Beteiligung des Kindes an allen Aktivitäten der Pflege, sodass das Kind eher aktiver Teilnehmer als passiver Empfänger wird
- Einfühlsames Beobachten des Kindes, damit man seine Bedürfnisse versteht
- Konsistentes Handeln der Eltern und klar definierte Grenzen und Erwartungen, damit sich das Kind orientieren kann

Grundvertrauen

Grundvertrauen bedeutet, dass Sie auf die Kompetenz Ihres Kindes vertrauen und seine Authentizität unterstützen. Es bedeutet darauf zu vertrauen, dass Ihr Kind lernen wird, was immer es wissen oder können muss. Dann wird es mit einem Vertrauen in sich selbst und in Sie heranwachsen. Das wird sein Gefühl von Selbstsicherheit stärken und ihm erlauben, eine Grundlage für ein gutes Urteilsvermögen zu entwickeln. Grundvertrauen bedeutet auch, dass Sie als Eltern lernen, sich selbst und Ihrer Intuition zu vertrauen.

Das Fundament zu Grundvertrauen wird dadurch gelegt, dass Sie Ihr Kind wahrnehmen, um es zu verstehen und herauszufinden, was es interessiert. Wenn Sie es beobachten, werden Sie entdecken, dass es kompetent und in der Lage ist viele Dinge allein herauszufinden, und Sie werden ihm dann noch mehr vertrauen. Wenn wir zum Beispiel damit beschäftigt sind, einem Kind beizubringen einen Ball zu fangen oder Bauklötze zu stapeln, dann merken wir oft nicht, was es schon weiß und kann. Und was es schon kann, das kann sehr überraschend für uns sein.

Respekt – der Schlüssel zu Selbstvertrauen

Die entscheidende Frage in Bezug auf Lernen ist: Für was ist Ihr Kind bereit? Einem Kind Informationen „eintrichtern", das nicht in der Lage ist sie aufzunehmen, heißt Wissen vermitteln, das ihm nichts nützt. Neugier, Interesse und Bereitschaft Ihres Kindes sind das, was zählt. Es kennen lernen ist der Schlüssel.

Erik H. Erikson, der berühmte Psychoanalytiker und Harvard-Professor, der den Begriff des Grundvertrauens geprägt hat, beschreibt dieses in seinem Buch *Identität und Lebenszyklus* als eine Haltung sich selbst und der Welt gegenüber, die während des ersten Lebensjahres auf der Grundlage der eigenen Erfahrungen geformt wird. Er stellt fest, die Grundlage für eine gesunde Persönlichkeit sei ein durch Vernunft legitimiertes Vertrauen, soweit es um andere gehe, und ein einfaches Gefühl von Vertrauenswürdigkeit, soweit es um einen selbst gehe.

Die Umgebung gestalten

Die Umgebung muss vor allem sicher sein – zum Schutz Ihres Kindes und damit es sich sicher fühlt. In einer unsicheren Umgebung können Eltern niemals in Ruhe und gelassen ihrem Kind einfach zuschauen. Man braucht wenigstens einen vollkommen sicheren Raum oder, falls das Haus oder die Wohnung klein ist, einen abgetrennten, sicheren Teil eines Zimmers, wo das Kind spielen kann.

Eine kognitiv anregende Umgebung enthält einfache, altersgemäße Spielsachen, die ein Kind darin unterstützen zu wachsen und zu reifen, dass es beim Spielen Probleme lösen kann. Ich empfehle für Babys zum Beispiel Spielsachen wie große Baumwolltücher und Bälle. Wenn Kinder in dem Alter sind, in dem sie laufen lernen, brauchen sie andere Herausforderungen wie Sand, Wasser, Spielsachen mit Rädern und Dinge zum Klettern.

Eine emotional nährende Umgebung, für die aufmerksame Eltern oder Pflegepersonen sorgen, ermöglicht einem Kind das Vertrauen aufzubauen, das es braucht um Probleme zu lösen.

Spielen nicht unterbrechen

Kinder können sehr schön allein spielen. Man braucht ihnen nicht beizubringen, wie man spielt. Kinder arbeiten beim Spielen ihre Konflikte durch, in dem Maße wie sie dazu bereit sind. „Bereit" bezieht sich auf ihre jeweilige Fähigkeit Probleme zu lösen, entsprechend der Entwicklungsstufe, auf der sie gerade sind. Zum Beispiel ist ein Baby so weit, dass es nach Gegenständen, die in seiner Nähe sind, die Hände ausstrecken und sie ergreifen kann. Ein Kind, das laufen lernt, ist so weit, dass es einen Eimer mit Sand füllen und ihn ausschütten kann. Sie werden sehen, dass sich in einer geeigneten Spielumgebung Probleme auf natürliche Weise stellen, sodass ein Kind dann vielleicht herausfinden muss, wie es einen Ball wiederbekommen kann, der unter einen Stuhl gerollt ist. Es ist nicht nötig mit Absicht Probleme zu schaffen.

Eltern können ihrem Kind beim Spielen zuschauen und auf der Grundlage dieser Beobachtung erkennen, was es braucht – vielleicht einen neuen Gegenstand zum Spielen. Wenn Eltern stattdessen das Kind unterbrechen und zu ihm sagen: „Jetzt wollen wir mal den Ball rollen", dann wird das Spielen eher für die Eltern therapeutisch als für das Kind und das Ziel der Erwachsenen wird wichtiger als das Interesse des Kindes.

Spielen, das nicht unterbrochen wird, fördert Konzentration und eine lange Aufmerksamkeitsspanne. Wenn wir ein Kind unterbrechen und es seine Aufmerksamkeit uns zuwendet, beenden wir damit auch, was es gerade tut – was immer das für ein Prozess ist, in dem es sich gerade befindet. Unsere Unterbrechung wird so für das Kind verwirrend, auch wenn sie noch so gut gemeint ist.

Freiheit die Umgebung zu erforschen gewähren

Spielgruppen, in denen Kinder miteinander interagieren, sind nützlich. Kinder haben mit Erwachsenen andere Aufgaben zu lösen als mit Gleichaltrigen und sie lernen voneinander. Wenn kleine Kinder frei erforschen, muss es allerdings Regeln geben. Vor allem sollte man Kindern nicht erlauben einander zu verletzen. Wenn die Regeln einmal feststehen und wenn von den Erwachsenen, die die Aufsicht haben, darauf geachtet wird, dass sie eingehalten werden, dann können die Kinder frei sein miteinander zu interagieren.

Respekt – der Schlüssel zu Selbstvertrauen

Aktive Teilnahme ermöglichen

Es ist schön und gesund für ein Kind aktiv zu sein, auch wenn es nicht leicht ist ein Kind, das sich viel bewegt, zu wickeln. Während der Pflegeaktivitäten können Sie Ihr Baby zum Mitmachen ermutigen. Das Ziel ist es Ihr Kind zu ermutigen, sich aktiv zu beteiligen, indem Sie es einladen Teil des Prozesses zu sein. Beim Wickeln können Sie zum Beispiel mit Ihrem Baby sprechen und es zum Mitmachen auffordern, auch wenn es Sie noch nicht verstehen kann. Auf diese Weise beginnt ein Dialog zwischen Ihnen, der Zusammenarbeit fördert.

Sensibel zuschauen

Es ist oft leichter sich zusammen mit einem Kind einer Aktivität zu überlassen als da zu sitzen und ihm einfach zuzuschauen. Aber aus unseren Beobachtungen entstehen Antworten, auch wenn man sicherlich Zeit braucht, um das eigene Kind zu verstehen. Eltern sind mit ihrem Kindern so eng verbunden, dass sie manchmal ihre Perspektive verlieren. Niemand weiß mit Sicherheit, was ein Baby denkt oder fühlt, aber Zuschauen ist die beste Art sich in Ihr Kind einzufühlen. Wenn Sie Ihr Kind auf seiner Entwicklungsstufe wahrnehmen und annehmen können und lernen, wie Sie seine Bedürfnisse verstehen und auf sie antworten können, dann haben Sie eine größere Chance Problemen vorzubeugen, bevor sie entstehen. Mit der Zeit und mit Übung entwickelt sich Ihre Wahrnehmungsfähigkeit mehr und mehr.

Konsequenz

Konsequenz und Festigkeit helfen dem Kind, sich zu orientieren. Als Eltern setzen Sie die Grenzen. Eine Regel ist immer eine Regel. Wenn ein Kind das weiß, fühlt es sich sicher. Sie können Ihrem Kind zum Beispiel sagen, wo es Ball spielen darf und wo nicht.

Grenzen setzen und konsequent auf sie achten bedeutet nicht, dass ein Kind sie immer einhält. Das Wichtige ist, dass Ihr Kind weiß, was man von ihm erwartet. Zuverlässige Gewohnheiten führen zu einer Art Disziplin, ohne Macht einsetzen zu müssen. Bestimmte Gesichtspunkte wie Sicherheit sollten immer beachtet werden.

Der pädagogische Ansatz von RIE in der Praxis

Um Ihnen zu zeigen, wie Sie diese Prinzipien bei sich zu Hause einführen können, möchte ich versuchen Ihnen ein Bild davon zu vermitteln, wie die verschiedenen Elemente meiner Philosophie im RIE-Zentrum zusammenwirken.

Das RIE-Zentrum, in dem ich Ausbildungsseminare und Eltern-Kind-Gruppen anbiete, ist ein alter Bungalow in spanischen Stil und liegt in einem ruhigen Viertel von Los Angeles. Ich unterrichte dort seit 20 Jahren. Die Gruppen, den Entwicklungsstufen der Kinder entsprechend eingeteilt, finden in einem Raum mit Holzfußboden statt, der sich nach draußen auf eine überdachte Terrasse mit Holzboden hin öffnet, die von den Zweigen eines großen Gummibaums überschattet wird. Viele Eltern haben mir gesagt, dass dies sie an ein Baumhaus erinnere.

In der Gruppe mit den jüngsten Kindern liegen die Babys (höchstens sechs an der Zahl) auf einer weichen Matte, die mit einem sauberen Laken bedeckt ist. Ein paar Bälle liegen umher sowie bunte Baumwolltücher, die so gefaltet sind, dass man sie aufstellen kann und die Kinder nach ihnen greifen können. Große rote, blaue und gelbe Holzkästen mit Spielsachen für ältere Kinder sind an einer Wand aufgereiht. Die Spielsachen sind Dinge wie Plastikschalen, -tassen und -siebe und verschiedene Sachen, die man stapeln kann – lauter einfache, funktionale Dinge. Auf einem Futon auf der anderen Seite des Zimmers gibt es Stofftiere und Puppen. Ein Korb mit Bällen, ein anderer mit Eimern und eine Holzkonstruktion zum Klettern für die Kinder, die schon anfangen, laufen zu lernen. Die Eltern sitzen auf stoffbespannten Stühlen und bilden einen Kreis um ihre Kinder. RIE-Gruppen sind offen für Kinder bis zum Alter von zwei Jahren. Ich glaube, dann haben die Kinder und ihre Eltern die Grundlage für eine gute Kommunikation aufgebaut.

In den Gruppen schauen wir den Kindern beim Spielen zu, so wie Sie es auch zu Hause machen würden. Das ist alles. Wir freuen uns an ihnen. Zum „Lernstoff" gehört alles, was auch immer geschieht. Die Kinder tun, was sie tun möchten, und die Eltern sind in der Nähe für den Fall, dass sie Unterstützung brauchen. Sie können sich frei bewegen und es wird nur eingegriffen, wenn die Sicherheit es erfordert. Zum Beispiel würden wir eingreifen, wenn

Respekt – der Schlüssel zu Selbstvertrauen

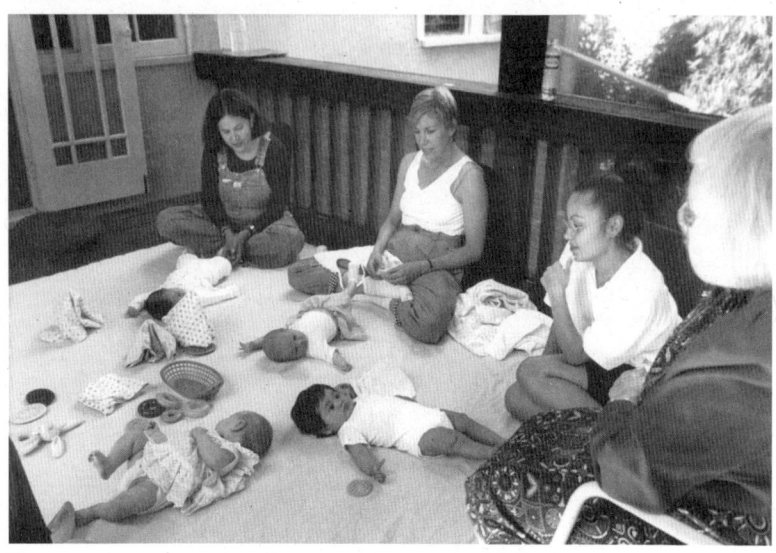

ein Kind dabei wäre, ein anderes Kind zu verletzen oder selbst verletzt zu werden. Meine Rolle als *educarer* ist es, Vorbild für respektvolles Verhalten zu sein.

Ich erinnere mich an eine Gruppe, in der zwei neun Monate alte Babys, die schon krabbeln konnten, nach demselben gelben Ball griffen und sich beide bemühten, ihn festzuhalten. Ich beobachtete die Gesichter der eifrigen Eltern, als sie ihren Kindern zuschauten und dann mich ansahen, als wollten sie mich fragen, was sie tun sollten. Ich lächelte ihnen beruhigend zu und sagte: „Das ist der Anfang sozialer Interaktion. Es ist eine wunderbare Sache, das so weit wie möglich laufen zu lassen, solange niemand verletzt wird. Je mehr wir ihnen erlauben untereinander auszumachen, ohne dass wir eingreifen, umso besser werden sie darin." Die Mütter lehnten sich zurück und entspannten sich und ließen die Kinder weiter spielen. Ein paar Augenblicke später ließ eines der Babys den Ball fallen und nahm eine Stoffpuppe. Stellen Sie sich vor, wie viel Energie man nutzlos verschwendet hätte, wenn beide Eltern sich eingemischt hätten.

Solch eine Umgebung haben Babys selten. Allzu oft leben sie mit unseren Erwartungen: Spiel hiermit! Fass das nicht an! Was wir in Gruppen tun und was Sie leicht auf Ihr Zuhause übertragen können ist Kindern zu erlauben zu tun, was sie tun können. Wir setzen Babys nicht mit irgendeiner Art von Stütze auf, wenn sie noch nicht allein sitzen können, und bringen Krabbelkindern nicht das Laufen bei. Wir lassen die Kinder sich natürlich entwickeln und aus dem Angebot von Spielsachen aussuchen und wir unterstützen sie dabei, ihre Konflikte allein durchzumachen. In diesem Prozess lernen wir viel über sie.

Emmi Pikler schreibt in dem Buch *Friedliche Babys – zufriedene Mütter*, das zuerst im Jahr 1940 in Ungarn erschien:

> „Wenn man nicht eingreift, wird ein Kleinkind mühelos lernen, sich auf den Bauch zu drehen, zu rollen, auf dem Bauch zu kriechen, auf allen Vieren zu krabbeln, zu stehen, zu sitzen und zu laufen. Das geschieht dann nicht unter Druck, sondern aufgrund seiner eigenen Initiative – unabhängig, mit Freude und Stolz auf seine Leistung – auch wenn es vielleicht manchmal wütend wird und ungeduldig schreit."

Im Weiteren schreibt Emmi Pikler darüber, welche Arten von Spielsachen am besten sind und wie man sie einem Kind anbietet:

> „Grundlegend ist, dass das Kind so viel wie möglich selbst entdecken kann. Wenn wir ihm helfen alle Aufgaben zu lösen, denen es begegnet, nehmen wir ihm genau das, was

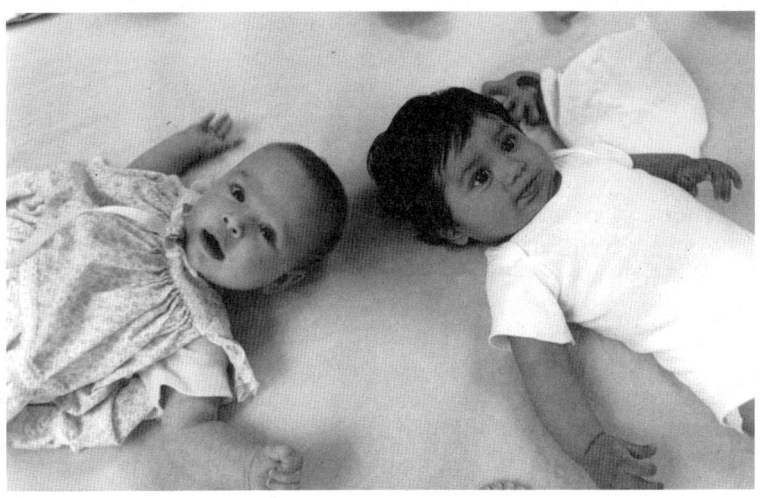

von größter Bedeutung für seine intellektuelle Entwicklung ist. Es gewinnt durch unabhängiges Experimentieren eine andere Art Wissen als dasjenige, das man ihm wie ein Fertiggericht anbietet.

Deshalb erlauben wir einem Kind seine Umgebung auf seine individuelle Weise und seinem individuellen Entwicklungsstand entsprechend zu erfahren. Wir drängen es nicht. Wir ermutigen es nicht zu Dingen, für die es noch nicht bereit ist. Wir loben es nicht übertrieben, wenn ihm etwas gelingt. Wir erkennen seine Leistungen an, und zwar nicht nur mit lobenden Worten, sondern auch in unserem Verhalten."

Wenn Sie Ihr Kind dabei unterstützen, sich natürlich und seinem eigenen Rhythmus entsprechend zu entwickeln, wird ihm das ein Gefühl von Frieden und von Kompetenz vermitteln.

Um Ihnen ein weiteres Beispiel zu geben, möchte ich einen anderen Vater aus einer meiner Gruppen zitieren, Peter, den Vater von Christopher (2 Jahre alt):

„RIE bedeutet Verzicht auf Eingreifen bei einem Kind, und das sieht nach fast nichts aus. Den Eltern wird empfohlen einfach nur da zu sein, ihrem Kind zuzuschauen, wie es sich mit seiner Welt auseinander setzt. Aber es liegt große Weisheit darin, dem Weg des geringsten Widerstandes zu folgen. Ich habe gelernt meinen Sohn Dinge allein herausfinden zu lassen, dass er große Fähigkeiten hat und dass ich ihm nicht dauernd etwas beibringen muss. Ich habe gelernt loszulassen und Dinge auf natürliche Weise geschehen zu lassen, mich mehr herauszuhalten. RIE hat mich gelehrt, dass die Eltern die letzte Instanz sind. Das erlaubt Kindern, sich selbst zu lehren, und sie werden mit der Zeit immer besser darin. Wenn Sie die heutige Gesellschaft betrachten, dann kommen die meisten Zusammenbrüche von der Unfähigkeit der Menschen miteinander auszukommen, zu leben und leben zu lassen. RIE feiert und fördert die Fähigkeit des Kindes mit anderen auszukommen."

1

Wir bei RIE versuchen die Therapeuten arbeitslos zu machen. Ein Therapeut muss „lösen". Wenn wir am Anfang des Lebens eines Kindes angemessen da sind, müssen wir später nichts lösen. Allerdings ist die Philosophie von RIE nicht ein Dogma oder eine Sammlung starrer Regeln und simpler Rezepte. Sie ist eher eine Quelle für Eltern. Sie müssen nicht mit allem übereinstimmen. Sie können in Ihr Familienleben aufnehmen, was Sie nützlich finden.

> **Gillian**, Anthropologin und Mutter von Jesse (7 Jahre alt), berichtet: „RIE hat mir Klarheit darüber vermittelt, wie ich die Dinge mit meinem Kind gerne hätte. Ich habe gelernt, dass es wichtig ist für mich selbst zu sorgen, dass ich wichtig bin und dass Jesse wichtig ist – als zwei getrennte Individuen –, und mich nicht schuldig zu fühlen. Es hat mir eine klare und direkte Möglichkeit eröffnet, Mutter zu sein, und das Elternsein durch Zuschauen befriedigender gemacht, dadurch dass diese kleine Distanz geschaffen wurde, aus der ich dann meinem Kind zuschauen konnte. RIE hat mir geholfen mein Leben leichter zu machen, weil ich mir immer gedacht hatte, dass ich eine überbehütende Mutter sei. Dadurch dass ich Jesse mehr Bewegungsfreiheit an einem sicheren Ort erlaubte, konnte ich gelassener sein. Ich habe entdeckt, dass ich seiner eigenen Einschätzung seiner physischen Fähigkeiten vertrauen und ihn in Ruhe lassen konnte und mir nicht dauernd Sorgen machen musste. Ich hörte auf meine eigenen Gefühle und meine Intuition, wobei ich RIE als Richtschnur benutzte. Ich verinnerlichte die Vorstellungen des RIE und passte sie so an, dass sie für unsere Familie passend waren. Es gibt tiefe Prinzipien, die zum RIE gehören – Zuschauen, Autonomie und Respekt – gegenüber Eltern und Kindern."

Ich verrate Ihnen ein Geheimnis. Dieses Buch kann als Führer dienen, aber die wirklichen Antworten können Sie hier nicht finden. Wenden Sie sich Ihrem Kind zu. Schauen Sie ihm zu. Von ihm können Sie viel lernen.

Wie RIE entstand

In Ungarn wurde erzählt, dass man, wenn man in einen Park oder auf einen Spielplatz ging, die „Pikler-Babys" von den anderen Kindern unterscheiden konnte. Sie waren aktiv und bewegten sich graziös, waren voller Vertrauen und besaßen ein starkes Selbstgefühl. Sie waren Kinder, die nach der Philosophie Emmi Piklers aufgewachsen waren.

Solche Babys durften sich in ihrem eigenen Tempo entwickeln, ohne dass man von ihnen mehr erwartete als sie ihrer jeweiligen Entwicklungsstufe entsprechend tun konnten. Man hatte ihnen innerhalb einer sorgfältig strukturierten, sicheren Umgebung Bewegungsfreiheit erlaubt, ihnen einfache Spielsachen zur Verfügung gestellt und sie selbst wählen lassen, womit sie spielen wollten. Sie interagierten mit anderen kleinen Kindern etwa desselben Alters. Dadurch dass sie lernen, ihrem Körper zu vertrauen, haben sie weniger Unfälle in ihrer Kindheit. Diese Babys können an allen Aktivitäten ihrer Pflege teilnehmen und ihr Mittun wird wertgeschätzt. Dadurch dass sie mit Respekt für ihre Gefühle, ihren Geist und ihren Körper aufwachsen können, besitzen sie Selbstvertrauen und sind wach und aufmerksam.

Emmi Pikler war der Auffassung, dass man ein Baby in seinem Gefühl seiner Kompetenz unterstütze, wenn man empfänglich für sein Bemühen um Kommunikation und um Initiative sei. In der Zeitschrift *Acta Paediatrica Scientiarum Hungaricae* schrieb sie (1979), dass dieser Grundsatz seinerseits Eltern befähige, „ruhigere, ausgeglichenere Kinder aufzuziehen ..., die wissen ... woran sie interessiert sind, und ihre Bedürfnisse nach Nahrung und Schlaf kennen." Wenn man diesem folge, dann vermeide man eine Reihe korrigierender erzieherischer Maßnahmen, die sonst in der Folge notwendig seien.

Sie war der Meinung, dass Kompetenz zu Unabhängigkeit im besten Sinne des Wortes führt, – dass sie ermöglicht, dass Kinder aktivere, autonomere, kooperativere Individuen und Mitglieder der Familie und später der Gesellschaft werden.

Die Anfänge

Schon früh in ihrer Laufbahn war Emmi Pikler von der Physiologie der grobmotorischen Entwicklung (der Entwicklung der großen Muskulatur, die einem Kind ermöglicht zu sitzen, zu stehen und zu gehen) bei Kleinkindern fasziniert, besonders bei den Kleinkindern, denen man erlaubt hatte sich ohne Einschränkung durch Geräte wie Kindersitze oder Gehhilfen zu entwickeln. Sie war der Überzeugung, dass die Einschränkung der Bewegungsfreiheit eines Babys nicht nur seine motorische Entwicklung behindere, sondern sich auch auf sein kognitives Wachstum, seine sozialen Fähigkeiten und seine Persönlichkeit auswirke.

Als sie Statistiken von Unfällen bei Kindern untersuchte, entdeckte Emmi Pikler, dass Kinder reicher Familien, die im Haus gehalten und von Kindermädchen erzogen wurden, sich häufiger Knochenbrüche und Prellungen zuzogen als Kinder, die auf der Straße spielten und denen man mehr Bewegungsfreiheit ließ. Die Kinder, die auf der Straße spielten und fallen lernten, waren sich anscheinend mehr ihrer physischen Fähigkeiten und Grenzen bewusst. Von daher hatte sie das Gefühl, es sei besser, einem heranwachsenden Kind unbehinderte Bewegungsfreiheit zu ermöglichen.

Emmi Pikler war der Überzeugung, dass ein Kind, dem man erlaube sich frei zu bewegen, die Fähigkeiten üben könne, die es brauche, um zur nächsten Entwicklungsstufe weiterzugehen. Zum Beispiel richtete man ein Baby, das noch nicht sitzen konnte, nicht mit Kissen in eine sitzende Position auf. Wenn es auf dem Rücken liegt, seine Arme und Beine bewegt und sich auf die Seite rollt, stärkt es auf natürliche Weise die Muskeln und entwickelt die Koordination, die es braucht, um sich aufzusetzen. Ein Kind in ihrer Obhut wurde nie in eine Position gebracht, in die es nicht aus eigener Kraft gelangen konnte. Es wurde für das wertgeschätzt, was es tun konnte, und man erwartete von ihm nicht, dass es etwas tat, was es noch nicht konnte.

Emmi Pikler folgte bei der Erziehung ihrer Tochter diesen Richtlinien. Da sie mit dem Ergebnis zufrieden war, setzte sie ihre Erfahrungen bei rund hundert Familien um, deren Kinderärztin sie war. Während der ersten zehn Tage im Leben eines Babys besuchte Emmi Pikler die Familie jeden Tag. Später machte sie wöchentliche Hausbesuche und verbrachte viele Stunden damit, die wechselseitige Anpassung eines jeden Kindes und seiner Familie zu begleiten und sich zu vergewissern, dass alles gut lief.

Lóczy – ein Kinderheim in Budapest, in dem gesunde Kinder aufwachsen

Emmi Pikler war sehr betroffen, als sie weltweit die Lebensbedingungen von Kindern untersuchte, die in Institutionen lebten. Mit dem Begriff „Hospitalismus", geprägt von René Spitz, beschrieb man das Syndrom auffälligen Verhaltens, das von einer Verzögerung physischer und mentaler Entwicklung verursacht wird und das man an Kindern beobachtete, die in Institutionen aufwachsen. Hospitalismus hat gewöhnlich verheerende Folgen für die spätere Entwicklung der Betroffenen. Man beobachtete, dass die Kinder passiv und teilnahmslos wurden und später schwere Persönlichkeitsstörungen entwickelten.

Im Jahr 1945 wurde Emmi Pikler gebeten die medizinische Leitung des Lóczy zu übernehmen, eines staatlichen Waisenhauses in Budapest. Sie nahm die Herausforderung an und versuchte die Zustände institutionalisierter Kinderpflege zu verändern, indem sie ihre Überzeugungen von kindlicher Entwicklung bei den Kindern umsetzte, die sie dort vorfand. Ich assistierte ihr bei der Ausbildung der Kinderschwestern.

Emmi Pikler war der Meinung, dass das Waisenhaus niemals eine liebevolle Mutter ersetzen konnte. Deshalb war es lebenswichtig, eine stabile Mutterfigur in Gestalt einer Pflegerin zur Verfügung zu stellen. Sie erkannte auch, dass eine unterstützende, nährende Umgebung lebenswichtig ist. Um stabile Bindungen zu ermöglichen, wurden die 70 Kinder im Lóczy in Gruppen von etwa neun Kindern eingeteilt, die jeden Tag für acht Stunden dieselbe Pflegerin hatten. Jedes Kind hatte eine bestimmte Pflegerin, die es badete und sich um seine Grundbedürfnisse kümmerte und so die Rolle der Mutter übernahm. Dieselben drei Pflegerinnen blieben bei den Kindern wenn möglich von der Geburt bis zum Alter von drei Jahren, in dem sie dann entweder zu ihren Familien zurückkehrten oder zu Adoptiveltern kamen. Wie die gesamte Literatur über kindliche Entwicklung zeigt, sind die ersten drei Lebensjahre entscheidend für die Bildung lebenslanger Muster dafür, wie man mit Problemen oder Beziehungen umgeht. Emmi Pikler wollte so dafür sorgen, dass die Kinder in ihrer Obhut einen gesunden Anfang erleben konnten.

Freiheit sich zu bewegen und Zugang zu einfachen Spielsachen lud die Kinder dazu ein, beim Spielen Initiative zu entwickeln. Kindern motorische Fähigkeiten beizubringen war nicht erlaubt. Das Ziel war, die Kinder dazu zu ermutigen, etwas allein zu meistern. Besondere Aufmerksamkeit wurde den Kindern während der Zeiten des Fütterns, Wickelns und Badens geschenkt, um jedem Kind unmittelbaren Kontakt zu ermöglichen. Die Pflegerin sprach mit jedem Kind, das sie gerade versorgte, und sagte ihm, was als Nächstes geschehen werde. Je nach der Entwicklungsstufe des Kindes wurde zum Mittun eingeladen und dieses willkommen geheißen. Die Kinder entwickelten durch die Regelmäßigkeit und Zuverlässigkeit der alltäglichen Gewohnheiten und der Kontinuität derselben Pflegerin ein Gefühl von Sicherheit und Bindung. Wenn ein Kind in einer liebevollen Begegnung hatte „auftanken" können, konnte es leichter die Trennung von einem Erwachsenen akzeptieren, um dann zu erforschen und zu spielen.

Emmi Pikler blieb 39 Jahre lang Direktorin des Lóczy, bis zu ihrem Tod im Jahr 1984. Danach wurde das Waisenhaus in Emmi-Pikler-Institut umbenannt. Tausende von Kindern sind in dem Institut nach der Pikler-Methode aufgewachsen. Im Laufe der Jahre wurden an Hunderten von Lóczy-Kindern, die alle Entwicklungsstufen selbständig und ohne Hilfe von Erwachsenen durchlaufen hatten, Studien durchgeführt. (Emmi Pikler, *The Exceptional Infant*, 2. Auflage 1971, hrsg. von Jerome Hellmuth)

Eine unabhängige, von der *World Health Organization* (WHO) finanzierte Folgestudie hat dokumentiert, wie gut sich die Lóczy-

Kinder nach der Adoption auf das Familienleben umstellen konnten. Es wurde gezeigt, dass sie ebenso gut sozialisiert waren wie Kinder, die in einer normalen Familie aufgewachsen waren. Eine weitere Folgestudie der WHO zeigte, dass diese Kinder, wenn sie in das Erwachsenenalter gekommen waren, heirateten, ihre eigenen Kinder aufzogen und gute Bürger waren, die ihren Lebensunterhalt selbst sichern konnten. Das Pikler-Institut arbeitet zurzeit mit drogenabhängigen Kindern und mit solchen, die Missbrauch erlebt haben, sowie mit Waisen. Die Pikler-Gesellschaft verbreitet ihre Philosophie in Europa und in anderen Teilen der Welt.

Emmi Piklers Arbeit im Lóczy beinhaltet eine wichtige Botschaft für Eltern. Wenn Kinder, die in einer öffentlichen Institution erzogen wurden, nicht nur überleben, sondern auch „aufblühen" können, können dann nicht Kinder überall einen besseren Start im Leben haben, wenn Eltern diesem Ansatz folgen? Das ist genau das, was ich dachte, als ich meine Ideen in die Vereinigten Staaten brachte und das RIE-Institut gründete.

DIP: Das amerikanische Modell

Im Jahr 1972 bat mich Dr. Tom Forrest, Kinderarzt und klinischer Assistenzprofessor für Kinderheilkunde an der *Stanford University*, um ein Treffen in Los Angeles. Er wollte mich um Rat für das Kinderprogramm fragen, das er für den *Childrens Health Council* (CHC) in Palo Alto in Kalifornien aufbaute. Das CHC arbeitete schon lange mit behinderten Kindern und wusste, wie entscheidend die ersten Jahre für die Entwicklung eines Kindes sind. Das Programm wurde von einer Stiftung finanziert und Ziel war die Prävention psychischer Probleme, das heißt, es sollte potentielle Probleme entdecken und sie korrigieren, bevor sie Teil der Persönlichkeit und des Verhaltens eines Kindes geworden waren. An dem Programm sollten so genannte „gefährdete" Kinder wie auch durchschnittliche, „normale" Kinder teilnehmen.

Dr. Forrest und ich stellten bald fest, dass wir ähnliche Vorstellungen von einem respektvollen Ansatz der Kindererziehung hatten, und er lud mich ein, Kodirektorin des Programms zu werden. Ich nahm gerne an und fuhr die nächsten vier Jahre wöchentlich einmal nach Palo Alto.

Dieses Programm diente der Demonstration, daher hieß es *Demonstration Infant Program* oder DIP. Uns war nämlich klar geworden, dass es eine Sache ist, eine Philosophie der Kindererziehung zu präsentieren, und eine ganz andere, sie in einer Familie oder einer Institution wie einer Kindertagesstätte im Alltag anzuwenden. Wie das gehen könnte, wollten wir in diesem Programm zeigen; und das sollte Eltern und Menschen, die professionell mit Kindern arbeiteten, als Modell dienen.

Jede Demonstrationsgruppe von vier oder fünf Babys etwa desselben Alters kam einmal in der Woche für eine zweistündige Sitzung zusammen. Die Gruppen bestanden aus fünf Monate bis 24 Monate alten Kindern und waren nach Entwicklungsstufen eingeteilt. „Normale Kinder" und „gefährdete" Kinder waren in denselben Gruppen.

Während der Sitzungen blieben entweder Forrest oder ich in einem Zimmer mit den Babys und dienten als Modell, während der andere von uns beiden in einem anliegenden Beobachtungsraum war und mit den Müttern, Besuchern und in der Ausbildung stehenden erörterte, was sie sahen.

Die Umgebung der Kinder war kindgemäß und erlaubte ihnen, sich frei zu bewegen, ihre Spielsachen auszusuchen und mit den anderen Kindern zu interagieren.

Bewusstes Intervenieren unterstützt Kompetenz

Forrest und ich dienten als Modelle für bewusstes Intervenieren und wir zeigten, wann und wie man in das Spiel der Kinder eingreifen soll, indem man erreichbar bleibt, ohne aber aufdringlich zu sein. Wir griffen ein, wenn es um die Sicherheit eines Kindes ging oder wenn das Kind bei der Lösung eines Problems zu große Angst hatte oder zu frustriert war. Das Ziel war, das Kind dazu zu ermutigen, sich an der Lösung zu beteiligen.

Das Team des DIP war der Überzeugung, das Nichtintervention oder Nichtunterbrechen des Spiels Kindern hilft, Kompetenz in den Fertigkeiten zu entwickeln, die sie beim Lösen von Problemen brauchen. Das verlangt wiederum Vertrauen auf Seiten der Eltern oder der Pflegepersonen. Wir vertrauten darauf, dass Kinder sehr gute Problemlöser seien, wenn man ihnen die Gelegenheit dazu gebe.

Wie RIE entstand

Die Philosophie des DIP ging davon aus, dass Kinder beim Lernen neuer Aufgaben und Finden eigener Lösungen für Probleme des Alltags (einen Gegenstand in eine Schachtel tun, auf einen Einrichtungsgegenstand klettern, einen Streit um Spielsachen ausfechten) in diesen Tätigkeiten selbst Befriedigung finden und dabei inneren Lohn im Gegensatz zu äußerem kennen lernen. Damit wird der Grund für lebenslanges Selbstvertrauen gelegt.

Jean Piaget, der bekannte Schweizer Biologe, der dann Psychologe wurde, hat gesagt: „Jedes Mal wenn wir einem Kind etwas beibringen, halten wir es davon ab, es selbst zu entdecken." Das DIP ermutigte die Freude am Entdecken. Wie im Lóczy wurde den Kindern nichts beigebracht und man brachte sie nicht in Positionen, in die sie nicht allein gelangen konnten, wie sitzen, stehen oder an der Hand eines Erwachsenen gehen.

Ich erinnere mich an ein Baby namens Beverly, das an unserem Programm teilnahm. Sie war zu einer diagnostischen Untersuchung bei Dr. Forrest gebracht worden. Das Problem? Beverly hatte seit ihrer Geburt fast ständig geweint. Ihre Eltern wurden immer gereizter, fühlten sich hilflos, frustriert, wütend und schuldig. Diese Gefühle durchdrangen ihr Leben, ihre Ehe und natürlich ihre ganze Beziehung mit dem Baby. Forrests Untersuchung ergab keinen Hinweis auf einen neurologischen Befund.

Am ersten Tag, als sie in unsere Gruppe kam, wurde Beverly, ein großes, starkes gesund aussehendes, sechs Monate altes Baby, auf seinen Füßen „gehend", aber an den Händen der Eltern hängend hereingeführt, in aufrechter Haltung hoch gehalten, ihr Körper so steif wie ein Brett. Zunächst hätte man dies zwar als eine für ihr Alter fortgeschrittene Position betrachten können, aber in Wirklichkeit war sie völlig immobilisiert und als man sie auf den Boden setzte, behielt sie diese steife Haltung bei und rührte sich nicht.

Beverly kam in eine Gruppe mit drei anderen Babys im Alter von sieben bis zwölf Monaten. Ihre Mutter war überrascht, als sie sah, wie sie friedlich ihre Umgebung erkundeten, und noch überraschter, als sie die Mütter sich von ihren Babys verabschieden und sich in den benachbarten Beobachtungsraum zurückziehen sah. Während der ganzen ersten Stunde, die Beverly mit uns im DIP verbrachte, schrie sie und platzte fast vor Wut.

Da unsere kindorientierte Umgebung jedes Baby dazu ermutigte, aufmerksam, aktiv und forschend zu werden, lernte

Beverly zusammen mit den anderen Babys sich zu interessieren und im Meistern neuer Aufgaben Zufriedenheit zu finden. Den Babys wurde Raum gegeben, in dem sie sich bewegen konnten, eine entsprechende Einrichtung und geeignete Gegenstände, mit denen sie etwas machen konnten, und es gab andere Babys, denen sie zuschauen und die sie nachahmen konnten. Es ist zwar noch nicht allgemein bekannt, aber wir haben beobachtet, dass Kleinkinder eine Menge voneinander lernen, auch in einem sehr frühen Alter.

Beverly weinte während der nächsten fünf Besuche immer weiter. Bei ihrem sechsten Besuch im DIP begann sie mit anderen Babys zu interagieren, mit Spielsachen zu spielen, sich im Zimmer umherzubewegen, und weinte nur noch kurz. Es ist gut möglich, dass Beverly, wenn sie nicht zum DIP gekommen wäre, weiter in dem Teufelskreis von unvollständigem Problemlösen, Frustration, Wut und Bewegungslosigkeit (durch ihr wütendes Weinen) geblieben wäre, sodass alle Versuche, ihr zu helfen, vergeblich geblieben wären und bei den Menschen um sie herum Frustration und Wut hervorgerufen hätten. Und das kann jedem gesunden, durchschnittlichen, intelligenten Kind und seinen wohlwollenden und guten Eltern passieren.

Kinder brauchen auch Grenzen

Zu einem bestimmten Zeitpunkt gab es während der DIP-Gruppe einen Imbiss. Das war eine Aktivität mit Grenzen oder Regeln. Ein kleiner Tisch umgeben von niedrigen Stühlen war für die Kinder da. Sie konnten essen, wenn sie wollten, aber sie durften kein Essen von dem Tisch mitnehmen. Die Kinder konnten entweder essen oder spielen, aber mussten sich zum Essen hinsetzen. Wir sprachen mit den Kindern in einem freundlichen, aber bestimmten Ton und erklärten, was wir von ihnen erwarteten.

Ein anderer Bereich, bei dem es um Grenzen ging, war Sicherheit. Den Kindern war es nicht erlaubt andere Kinder zu schlagen oder zu verletzen, wenngleich sie streiten durften, wobei ein aufmerksamer Mitarbeiter neben den Kindern am Boden saß und bereit war, wenn nötig zu intervenieren. Kindern, die sich um ein Spielzeug stritten, wurde zum Beispiel gesagt: „Ich lasse nicht zu, dass du Jake schlägst. Das tut ihm weh. Was kannst du denn sonst noch machen?" Die Kinder wurden ermutigt zu lernen, wie sie eine Lösung für ihren Streit aushandeln konnten.

Ziel des DIP war es, Kindern und ihren Eltern auf sanfte Weise zu ermöglichen, Fertigkeiten zu erwerben, die ihnen in ihrem Leben gut dienen würden. Sie lernten diese Fertigkeiten, indem man ihnen erlaubte, in einer sorgfältig strukturierten Umgebung frei und ohne Unterbrechung zu forschen. Beide Elemente, Freiheit und Struktur, fügten sich harmonisch zusammen und ergaben ein optimales Lernfeld. Das Verhalten der Kinder wurde durch die respektvolle Behandlung, die sie durch die Betreuer erfuhren, geprägt. Wechselseitigkeit ist ein Schlüsselelement, wenn es um Respekt geht.

Das Programm des DIP existierte von 1972 bis 1977 und Hunderte von Familien nahmen an ihm teil. Es bot auch ein Ausbildungsprogramm für Menschen an, die beruflich mit Kindern arbeiteten, sowie Beratung von Institutionen der Kinderpflege. Das DIP brachte die Lehre von Emmi Pikler einen Schritt weiter, indem es über die Arzt-Patient-Beziehung und über Institutionen hinausging und sie Familien mit ihren realen Problemen zwischen Kindern und Eltern zugänglich machte. Die Ergebnisse waren wieder erfreulich: Dieser respektvolle Ansatz der Kindererziehung konnte sowohl in einer ungarischen Institution als auch in einer Familie oder einer Spielgruppe in den Vereinigten Staaten funktionieren und erwies sich auch als viel versprechend für eine Institution wie eine Kindertagesstätte. Kinder blühen auf, wo sie mit Respekt behandelt werden.

Der Anfang von RIE

Das RIE führte diese Tradition weiter. Nach dem Erfolg des DIP wollten Forrest und ich Eltern und Menschen aus Berufen, die mit Kindern arbeiten, weiter dabei unterstützen, einen respektvollen Weg der Kindererziehung zu erlernen. Unsere Arbeit fokussierte auf Erziehung wie auf Pflege, deshalb prägte ich das Wort *educaring*. Im Jahr 1978 gründeten wir *Resources for Infant Educarers* (RIE), eine gemeinnützige Organisation, die sich Kindern und ihren Pflegerinnen widmet. Das RIE-Zentrum in Los Angeles wurde im Jahr 1980 eröffnet.

Im RIE-Zentrum bieten wie eine professionelle Ausbildung für diejenigen an, die auf dem Gebiet der frühen Kindheit arbeiten, wie auch Eltern-Kind-Gruppen. Zu der Zeit, da ich dieses Buch schreibe, leite ich RIE, eine Organisation, bei der man Mitglied werden kann und die jedes Jahr weiter wächst und neue Mitglieder willkommen heißt. Lehrer, Menschen aus Berufen der Kinderpflege, Kinderkrankenschwestern, Studenten und Eltern aus aller Welt nehmen an unserem Ausbildungsprogramm teil, das mit einem Zertifikat abschließt. Gegenwärtig finden die Eltern-Kind-Gruppen vor allem in Südkalifornien statt, aber es gibt sie mehr und mehr auch in andere Gegenden – je mehr RIE-Lehrer ihre Ausbildung abschließen und ihre Zulassung bekommen. Unser Ziel bei RIE ist es, dabei zu helfen, Kinder mit dem Respekt aufzuziehen, den jeder Mensch braucht und verdient.

Die ersten Monate
des Lebens –
von der Geburt bis zu
den ersten Schritten

3

Ihr neugeborenes Baby

Stellen Sie sich vor, was geschieht, wenn ein Baby geboren wird. Es kommt von einem dunklen, gemütlichen, höhlenartigen Ort, wo es neun Monate lang gelebt hat. Während dieser Monate hat es den regelmäßigen Herzschlag seiner Mutter und das Rauschen ihres strömenden Blutes gehört. Es kommt in eine Welt mit hellem Licht und leuchtenden Farben, fremden Geräuschen und sich bewegenden Dingen. Diese Welt kann manchmal Furcht erregend sein, aber für ein kleines Kind ist sie immer stimulierend. Es braucht Geduld und Verständnis, um sich daran gewöhnen zu können.

Das neugeborene Baby ist bis zum Alter von etwa drei Monaten zwischen Himmel und Erde, es ist noch nicht ganz hier. Eine Reihe von Reflexen, die manchmal abrupt oder ruckartig erscheinen können, helfen den Übergang vom Mutterleib und die Anpassung an die Welt zu bewältigen. Es gibt zwar eine große Spannweite von Temperamenten, aber kleine Babys sind immer äußerst sensibel für ihre Umgebung. Um sie darin zu unterstützen entspannt zu bleiben, muss man ruhig und gelassen mit ihnen umgehen. Aufgabe der Eltern ist es, das Neugeborene bei diesem Übergang in die Welt zu unterstützen. Wie kann man das auf eine respektvolle Weise tun?

Dazu gibt es verschiedene Ansätze. Zu den wichtigsten gehört, dass Sie Ihr Baby kennen lernen, um es zu verstehen, dass sie es darin unterstützen, eine Beziehung aufzubauen, indem Sie mit ihm sprechen und ihm sagen, was Sie tun wollen, und dass Sie langsam und sanft mit ihm umgehen und abwarten, bevor sie etwas tun.

Aufmerksam zuschauen

Meine Hauptregel dafür, wie Sie Ihrem Baby Respekt zeigen können, ist ein einfühlsamer Zuschauer zu werden. Zuschauen ist das Instrument, mit dessen Hilfe Sie es mit der Zeit verstehen können. Sie können Ihrem Baby in jeder Situation zuschauen – wenn Sie es halten, wenn es auf seiner Decke liegt, in seinem Bettchen, im Laufstall oder an jedem anderen sicheren Platz Ihrer Wahl.

Wenn Sie Zeit mit Ihrem Kind verbringen – ob Sie es nun wickeln, es halten oder ruhig da sitzen, während es neben Ihnen liegt –, versuchen Sie ganz bei ihm zu sein. Auf diese Weise „tankt es auf" für die Zeiten, wenn Sie nicht bei ihm sind, wenn es vielleicht schläft, sich still ausruht oder wenn Sie nicht zu Hause sind. Wenn Ihr Kind Ihre ungeteilte Aufmerksamkeit bekommt, solange Sie zusammen sind, wird es sich freier fühlen sich von Ihnen zu trennen. Das ist dann Zeit von besonderer Qualität. (Ich gehe später in diesem Kapitel ausführlicher darauf ein.)

Unglücklicherweise haben manche Eltern die Tendenz, ihrem Baby nicht die volle Aufmerksamkeit zu schenken, sondern alle möglichen anderen Dinge zu tun, während sie mit ihm zusammen sind. Babys werden gehalten, während Vater oder Mutter die Zeitung lesen, ihnen wird auf den Rücken geklopft, während man fernsieht, oder sie werden beim Telefonieren auf dem Knie geschaukelt. Seien Sie ganz bei ihm, geben Sie Ihre konzentrierte Aufmerksamkeit, wenn Sie zusammen sind, und Sie werden beide sehr davon profitieren.

Wenn Sie Ihrem Baby zuschauen, gleich was es tut – ein Lichtmuster an der Wand betrachtet, friedlich auf der Decke liegt oder schläft –, dann freuen Sie sich an dem, was Sie sehen. Sorgen Sie sich nicht um etwas, das Sie nicht sehen – natürlich weiß ich, dass Eltern nicht völlig sorgenfrei sein können. Wenn wir mit Babys zu tun haben, neigen wir dazu, etwas in sie hineinzuprojizieren, wovon wir glauben, dass sie es fühlen, – denn sie können ja noch nicht sprechen. Babys zeigen ein bestimmtes Verhalten – sie schlafen, sie lächeln oder sie weinen; Erwachsene lesen in dieses Verhalten hinein, was immer ihr eigener Hintergrund oder ihre Stimmung erlaubt oder nahe legt. Genaues Hinschauen kann da abhelfen.

3

Manche Theorien befürworten Stimulation für Babys – ihnen schwarzweiße Bilder zu zeigen, um ihre visuelle Aufmerksamkeit zu fördern; Rasseln vor ihrem Gesicht zu schütteln, um eine Reaktion hervorzurufen; oder sie in Gymnastikkurse für Babys zu bringen, um ihren Körper zu trainieren. Das wird mit der Absicht getan, ihre Intelligenz oder ihre physische Entwicklung zu stimulieren, aber diese entwickeln sich von selbst. Ich bin der Meinung, dass ein Baby, das eben aus dem Mutterleib auf die Welt gekommen ist, eine Übergangszeit mit Ruhe und Stille braucht, ganz ohne jede künstliche Stimulation. Das Leben selbst wird es mit der natürlichen Stimulation versorgen, die es braucht, um sich zu entwickeln. Sie fragen sich vielleicht, ob sich Ihr Baby dann so schnell oder so gut wie andere Babys entwickelt, wenn sie es nicht stimulieren. Meine Antwort lautet: „Ja." Vertrauen Sie darauf, dass es sich in seinem eigenen Tempo, in seinem eigenen Rhythmus und auf seine eigene Weise entwickelt. Schließlich: Wer weiß denn besser, wie man ein Baby ist, als ein Baby?

Neuere amerikanische Studien bestätigen diesen Ansatz der Kindererziehung mehr und mehr. Dr. J. Ronald Lally, der Direktor von *Child and Family Studies* am *WestEd*, einem pädagogischen Forschungslaboratorium in Sausalito, Kalifornien, schreibt in der Zeitschrift *Young Children* (November 1995), dass

> Vertreter traditioneller Anschauungen der Kindesentwicklung dafür plädierten, dass Kleinkinder und Kinder in dem Alter, in dem sie laufen lernen, stimuliert werden sollten, damit ihr intellektuelles Wachstum und ihre intellektuelle Entwicklung gefördert würden. Nach dieser Auffassung von Entwicklung besäßen Erwachsene den Schlüssel dazu, relativ hilflosen Kleinkindern beizubringen, wie man Informationen über die Welt erhalte und organisiere. Zur Unterstützung dieses Ansatzes habe man zahllose Spielsachen und Lernmaterialien entwickelt, um Babys einen bestimmten Stoff zu vermitteln. Aber welche Botschaft – so fragt R. Lally – vermittelt dieser Ansatz dem sich entwickelnden Selbst? Eine mögliche Botschaft lautet: „Du weißt nicht, wofür du dich interessieren oder wie du etwas tun solltest. Du brauchst Erwachsene, die dir zeigen, wie man denkt und worüber man nachdenken soll."

Lally stellt fest, dass Experten für frühkindliche Entwicklung anfangen zu entdecken, dass es ein gesunder Ansatz ist, wenn man Kleinkindern die Freiheit gibt, ihre Lernwege selbst zu wählen und die Welt auf ihre eigene Weise zu erfahren, statt sie zu stimulieren oder zu belehren. Da Kinder mit einem „Drang zu lernen" geboren werden, ist er der Überzeugung, dass Eltern ihr umfassendes Wachstum unterstützen können,

- „indem sie Babys und Kleinkindern nahe und einfühlsame Beziehungen zu ihren Pflegepersonen ermöglichen;
- indem sie ihnen eine sichere, interessante und entwicklungsgemäße Umgebung zu Verfügung stellen;
- indem sie Kleinkindern Zeit zum Erforschen geben, ohne sie dabei zu unterbrechen; und
- indem sie sich so auf Kleinkinder einstellen, dass sie emotional und intellektuell ihr Entdecken und ihr Lernen unterstützen."

Wenn Sie dasitzen und Ihrem Kind mit Interesse zuschauen, dann brauchen Sie es nicht zu unterhalten oder zu stimulieren. Ich finde, es ist spannend Kinder zu beobachten. Sie bemerken vielleicht, dass es zum ersten Mal seine Hände entdeckt oder sich auf den Bauch gedreht hat oder an einem Gegenstand im Zimmer interessiert ist.

Ein Kurs mit dem Titel „Wie man zuschaut", den ich am *Education Department* der *California State University* in Los Angeles hielt, war der schwierigste, den ich je gegeben habe. Die Studenten hatten es auch schwer. Es schien leichter, mit unserem Verstand oder unserem Körper beschäftigt zu sein, als einfach zu sitzen und aufmerksam zu sein. Da wir per Radio, Fernsehen und Internet ständig mit Informationen bombardiert und gefüttert werden, ist es schwer für uns, langsamer zu werden und wahrzunehmen.

Wie Sie Ihr Baby wahrnehmen können

Zuschauen ist ein Zustand ruhiger und fokussierter Aufmerksamkeit, zu dem es nicht kommen kann, wenn der Verstand in Bewegung ist. Je weniger Sie tun, umso mehr können Sie wahrnehmen. Beginnen Sie mit einer ruhigen und stillen Atmosphäre und lassen Sie ihren Verstand sich der Gegenwart öffnen. Lassen Sie Ihren Kopf leer werden. Lassen Sie alle Ihre

Sinne erwachen. Lassen Sie Ihre vorgefassten Anschauungen los. Zuschauen heißt offen und nicht identifiziert zu sein, damit Sie die Situation klarer sehen können. Wenn Sie zuschauen müssen Sie still werden und Vorurteile aufgeben. Der Wunsch, gut wahrnehmen zu können, ist das Wichtigste, was Sie brauchen.

Wenn Sie Ihrem Baby zuschauen, dann entspannen und konzentrieren Sie sich auf das, was Sie sehen und hören. Schauen Sie Ihr Kind an. Betrachten Sie sein Gesicht, seine Arme, seine Beine. Was sagt Ihnen seine Körpersprache? Schauen Sie, worauf es reagiert. Schauen Sie, was es beschäftigt. Der Prozess wird leichter, wenn Ihr Kind heranwächst, weil es dann deutlichere Signale gibt und Sie immer besser darin werden, sie zu lesen.

Wenn Sie Ihrem Neugeborenes aufmerksam zuschauen, werden Sie seine einzigartige Persönlichkeit entdecken. Sie werden Ihr Kind eher so sehen, wie es wirklich ist, statt das „imaginäre Kind" Ihrer eigenen Phantasie zu sehen. Sie schauen ihm zu, damit Sie mit der Zeit seine Vorlieben und Abneigungen, seine Stimmungen und Fähigkeiten verstehen. Und wenn Sie diese Dinge verstehen, wird Ihnen das helfen besser für es zu sorgen, mit ihm zu kommunizieren und Ihre Beziehung zu intensivieren.

Emmi Pikler schreibt in *Friedliche Babys – zufriedene Mütter*: „Das Wesentliche ist Zuschauen. Lernen Sie Ihr Kind kennen. Wenn Sie wirklich erkennen, was Ihr Kind braucht, wenn Sie fühlen, was es traurig macht, und fühlen, was es braucht, werden Sie auch auf angemessene Weise darauf antworten."

Bindung entwickeln

Das erste Bedürfnis des Babys ist, eine Bindung zu seinen Eltern zu entwickeln. Bindung bedeutet, dass das Kind eine gesunde Abhängigkeit von einem Elternteil (gewöhnlich der Mutter) entwickelt. Es fühlt sich sicher, wenn es weiß, dass die Eltern kommen, wenn es weint, und dass es gefüttert wird, wenn es Hunger hat. Die Eltern-Kind-Beziehung entwickelt einen eigenen Rhythmus, wenn das Kind dadurch, dass es eine Antwort auf sein Verhalten bekommt, erfährt, dass es seine Umgebung beeinflussen kann. Das gibt ihm das Gefühl von Kompetenz. Das unterstützt auch den wechselseitigen Respekt, indem Sie lernen sich aneinander anzupassen. Ziel ist es, einen regelmäßigen, verlässlichen Zeitplan für den Alltag zu entwickeln, der hilft Vertrauen zu entwickeln. Diese Verbindung zu den Eltern ist dafür, dass ein Kind sich sicher fühlt, und für seine zukünftige Autonomie entscheidend. Es muss sich erst sicher fühlen, um später echte Unabhängigkeit entwickeln zu können.

Eltern können diesen Prozess unterstützen, indem sie sich liebevoll der Grundbedürfnisse des Kindes annehmen: es füttern, wenn es hungrig ist, seine Windeln wechseln, es warm halten und sich ausruhen lassen, wenn es müde ist. Wenn Sie sich um seine Bedürfnisse kümmern, wenn es Hunger oder Müdigkeit signalisiert, hilft ihm das, ein Gefühl von Vertrauen zu entwickeln. Wenn Sie auf die Art des Weinens Ihres Kindes hören und sich damit vertraut machen, können Sie angemessen darauf antworten. Versuchen Sie, mit einem kleinen Baby sanft und ruhig umzugehen, denn Neugeborene sind leicht irritierbar.

Emmi Pikler schreibt in *Friedliche Babys – zufriedene Mütter*:

„Über die Hände erfährt das Kind die erste Verbindung mit der Welt (außer dem Stillen). Hände nehmen es hoch, legen es hin, waschen es, ziehen es an und füttern es vielleicht sogar. Wie anders kann es sein, was für ein anderes Bild von der Welt bekommt ein Kind, wenn ruhige, geduldige, sorgfältige und doch sichere und entschlossene Hände sich seiner annehmen – und wie anders erscheint die Welt, wenn diese Hände ungeduldig, grob oder hastig ... und nervös sind. Am Anfang sind die Hände alles für ein kleines Kind. Die Hände sind der Mensch, die Welt. Wie wir ein Kind berühren, es hoch nehmen und es anziehen: Darüber erfährt es uns noch präziser, noch charakteristischer als durch unsere Worte, unser Lächeln oder unseren Blick."

Wenn Sie mit ihrem Kind sanft und ruhig umgehen, dann wird ihm das ermöglichen sich sicher zu fühlen.

Bindung entwickelt sich mit der Zeit, wenn Ihr Kind Sie kennen lernt und sich bei Ihnen zu Hause sicher fühlt. Diese „Bindung" hilft ihm, emotionale Wurzeln wachsen zu lassen.

Eltern haben mich gefragt, ob eine Mutter oder ein Vater mit Erfolg eine Bindung zwischen sich und ihrem Kind aufbauen können, wenn sie täglich zur Arbeit gehen. Ich sage ihnen, dass sie sich keine Sorgen zu machen brauchen, denn Eltern bleiben immer Eltern und sind in der Regel die Menschen, mit denen das Kind die meiste Zeit zusammen ist. Eltern stehen nachts mit ihrem Kind auf und auch berufstätige Eltern übernehmen auf lange Sicht den größten Teil der Pflege. Zwar mag ein Kind auch eine Bindung zu den Menschen entwickeln, die zeitweise seine Pflege übernehmen, doch spürt es immer, wer seine Mutter und sein Vater ist.

Dennoch lege ich Ihnen dringend nahe, wenn irgend möglich Ihr Leben und Ihre Karriere so zu organisieren, dass ein Elternteil zu Hause bleiben kann, um Ihr Kind aufzuziehen, besonders in diesen frühen Jahren. Ich glaube fest daran, dass es wichtig ist, ein Kind zu Hause aufzuziehen, und dass ein Elternteil immer erreichbar sein sollte. Auf diese Weise kann es sich als das „geliebte Einzige" fühlen und ein Gefühl der Einzigartigkeit entwickeln, das auf diese Weise nicht möglich wäre, wenn es in einer Gruppe aufwächst. Es wäre ideal, wenn Sie zu Hause bei Ihrem Kind bleiben könnten, bis es die „wilden Zwei" hinter sich hat und drei wird.

Aber dieses Thema hat zwei Seiten. Alle Eltern haben ihre eigene Toleranzgrenze hinsichtlich des Zu-Hause-Bleibens. Wenn ein Elternteil unglücklich darüber ist, zu Hause bleiben zu müssen, und eine Leidenschaft für seine Karriere empfindet und wenn für das Kind gut gesorgt ist, dann kann das ganz in Ordnung sein, berufstätig zu sein. Und heutzutage müssen in vielen Familien beide Eltern ganztägig arbeiten, um genug zum Leben zu verdienen. Für die Pflege des Kindes sind die Eltern immer die erste Wahl. Andere Möglichkeiten können ein Verwandter, ein Kindermädchen oder Versorgung des Kindes in einer Gruppe sein. (Kapitel 6 befasst sich mit institutioneller Kinderpflege.) Aber ich habe das Gefühl, dass es für ein Kind von unschätzbarem Wert ist, wenn es von seinen Eltern begleitet und umsorgt wird. Karrieren kann man vorübergehend unterbrechen und auf „Halt" stellen, Ihr Kind nicht.

Mit Ihrem Kind sprechen

Ich bin der Ansicht, dass es gut ist, mit Ihrem Kind liebevoll und mit unverstellter Stimme zu sprechen. Es ist nicht nötig, dass Sie Babysprache sprechen. Babysprache ist nicht unsere Sprache, sondern eine künstliche, die wir erfinden, weil wir glauben, dass Kinder das mögen. Warum so künstlich mit Ihrem eigenen Kind umgehen? Warum nicht Ihre eigene Stimmlage und Sprechweise und ihre eigenen Worte benutzen?

Vielleicht benutzen wir Babysprache, weil wir nicht wissen, wie wir uns einem kleinen Kind gegenüber verhalten sollen. Ich habe das Gefühl, je früher wir uns unseren Kindern gegenüber echt verhalten, umso besser. Zeigen Sie Ihrem Kind, dass Sie glauben, dass es Sie verstehen kann. Man hat nachgewiesen, dass ein Kleinkind auf das Gesicht und den Geruch seiner Eltern reagiert. Erinnern Sie sich daran, dass ein Baby ein menschliches Wesen ist, das auf eine sanfte und freundliche menschliche Stimme anspricht.

Macht es Ihr Baby klüger, wenn Sie mit ihm sprechen? Viele neuere Studien haben dies gezeigt. Die Psychiaterin Janellen Huttenlocher von der Universität Chicago berichtete der Zeitschrift *Newsweek* (19. Februar 1996), dass ein Kind umso schneller eine Sprache lerne, je mehr Worte es höre. Das Gehirn baut dann die neurale Vernetzung auf, die es braucht, um immer mehr Worte aufzunehmen. Der Grund aber, weshalb ich der Meinung bin, dass es gut ist mit Ihrem Baby zu sprechen, ist der, dass wir Menschen auf diese Weise kommunizieren. Warum sollten Sie nicht auch mit Ihrem Baby so sprechen, wie Sie mit Ihrer Freundin oder Ihrem Ehepartner sprechen würden? Und vergessen Sie nicht, dass es genauso wichtig ist, Ihrem Kind zuzuhören.

Sagen Sie Ihrem Kind, was Sie tun wollen

Sagen Sie Ihrem Kind, was Sie tun wollen, bevor Sie es tun. Sagen Sie Ihrem Kind, bevor Sie es hochnehmen: „Ich werde dich jetzt hochnehmen." Sagen Sie ihm auch, wenn Sie es hinlegen wollen. Lassen Sie ihm ein wenig Zeit, damit diese Information ankommen kann. Warten Sie auf seine Reaktion. Es wird immer eine geben, gewöhnlich eine subtile Veränderung des Ausdrucks oder der Bewegung, die sein Interesse und seine Bereitschaft ankündigt. Es versteht Ihre Worte vielleicht noch nicht, aber eines Tages wird es sie verstehen und dann wird sich das gelohnt haben. Niemand weiß genau, wann ein Kind etwas versteht. Es ist ein langsamer Prozess, ein Lernprozess. Auch wenn Ihr Baby Sie jetzt noch nicht versteht, führen Sie damit eine gute Gewohnheit ein.

3

Wenn einem Kind nicht gesagt wird, was mit ihm geschehen wird, wird es wie ein Objekt behandelt. Hilft ein Arzt oder ein Zahnart seinem Patienten nicht, sich sicherer zu fühlen, indem er die Behandlung mit ihm durchspricht? Mit ihrem Kind zu sprechen, hilft ihm auch, eine Bindung zu Ihnen zu entwickeln. Es entsteht Vertrauen, wenn es mit der Zeit immer besser verstehen lernt, was mit ihm als Nächstes geschehen wird. Diese Vorhersagbarkeit führt zu Sicherheit, in jedem Alter. Sprechen Sie mit Ihrem Kind in einfachen, direkten Sätzen. Erklären Sie ihm, was mit ihm geschehen wird. Diese Gewohnheit wird für das ganze Leben angelegt.

Das erinnert mich an eine Geschichte, die ich oft erzähle. Während ich als Kindertherapeutin arbeitete, besuchte ich die Familien, mit denen ich arbeitete, gewöhnlich zu Hause. Bei einer Familie schaute ich zu, wie die Mutter schnell und schweigend ihr Baby wickelte, sich dann ihrem Hund zuwandte und erklärte: „Ich weiß, du bist hungrig, Mopsy, aber wenn du noch ein bisschen wartest, dann bringe ich dir dein Abendessen." Das Komische war, dass ihr gar nicht bewusst war, dass sie sich dafür entschied, mit ihrem Hund, aber nicht mit ihrem Kind zu sprechen.

Um dieses Thema weiter zu illustrieren, stellen Sie sich vor, wir bewohnten eine Welt von Riesen, in der wir Erwachsene die kleinen Leute wären. Wie würden wir uns fühlen, wenn wir von einem Riesen hochgehoben und weggetragen würden und nicht wüssten, wohin wir gebracht werden oder was mit uns passieren wird? Das kommt uns vielleicht wie eine Übertreibung vor, aber es kann Ihnen eine Vorstellung davon geben, wie sich ein Baby in einer Welt fühlen muss, in der ihm nicht gesagt wird, was mit ihm geschieht.

Becky Hopkins ist Kindertherapeutin und Mutter von Joseph, 5, und Brian, 10, und hat eine Teilzeitstelle als Dozentin für Entwicklungspsychologie an der *California State University*, Los Angeles. Sie berichtet:

„Viele meiner Studenten sind der Philosophie von RIE gegenüber skeptisch. Sie sagen mir: 'Wer spricht mit einem Baby? Warum sollte man ihm sagen, dass man es hochnehmen will?' Dann gehen sie in eine Familie, um sich mit einem Kind zu beschäftigen, mit dem sie arbeiten. Ich fordere sie auf, mit dem Baby zu sprechen und ihm zu sagen, was sie tun wollen, und auf seine Reaktion zu warten. Gewöhnlich kommen sie zurück und sagen mir: 'Ich habe gemacht, was Sie gesagt haben, und das Baby hat reagiert. Ich bin erstaunt, dass es funktioniert.'"

Diane, Hausfrau und Mutter von Marc, 1, und Jennifer, 6, fügt hinzu: „Ich erinnere mich, wie du uns gesagt hast, wir sollten mit unseren Babys in einem normalen Ton sprechen und erklären, was wir tun und wohin wir gehen, weil sie uns eines Tages verstehen würden. Und wir könnten nicht wissen, wann das sein werde. Wenn man schon gewohnt ist, mit seinem Baby so zu sprechen wie mit einem anderen Menschen, dann muss man später nicht plötzlich die Art verändern, wie man mit ihm spricht."

William, Vater von Juliana, 2, sagt: „Ich habe gelernt mit meiner Tochter zu sprechen, nicht zu ihr oder über ihren Kopf hinweg. Wenn sie im Zimmer ist und ich mit jemand anderem spreche, erkenne ich wenigstens ihre Anwesenheit an."

Anerkennung gibt Ihrem Kind das Gefühl gesehen zu werden und dazuzugehören.

Versuchen Sie die Perspektive Ihres Babys zu verstehen

Carol Pinto und ich arbeiten seit 25 Jahren zusammen. Sie lehrt Eltern und Menschen aus Berufen, die mit Kinderpflege zu tun haben, die RIE-Philosophie. Außerdem ist sie Lehrerin der Feldenkrais-Methode, einer Methode zur Schulung von Körper und Geist, die durch Bewegung lehrt, wie man die Fähigkeit eines Menschen, in seinen täglichen Aktivitäten zu funktionieren, verbessern kann. Ihr Respekt vor der Kompetenz von Kleinkindern und davor, wie gut sie lernen, durch ihre sensomotorische Entwicklung Sinn in der Welt zu finden, brachte sie dazu, Workshops für Erwachsene über Selbsterfahrung durch Bewegung zu entwickeln. Bei unserer jährlichen RIE-Konferenz leitet sie jedes Mal einen Workshop, in dem die Teilnehmer durch eine Folge entwicklungsbezogener Bewegungen geführt werden.

3

Carol berichtet: „Wie bei RIE geht es bei Feldenkrais um Selbsterfahrung und die Entwicklung der Urteilskraft. Erwachsene sehen Kleinkinder durch die Brille ihrer eigenen Wahrnehmungen. Diese Workshops haben zum Ziel, Erwachsenen eine neue Perspektive zu erschließen, nach Möglichkeit eine solche, die der eines Babys näher ist.

In den Workshops fangen die Teilnehmer damit an, dass sie am Boden auf dem Rücken liegen, in der Haltung, in der Kleinkinder die größte Sicherheit und die meiste Freiheit haben. Sie stellen sich vor, wie es sich vielleicht anfühlt, ein sehr kleines Baby zu sein, und sie experimentieren mit Spüren und Bewegen, wie Kleinkinder es auch tun könnten. Die Teilnehmer gewinnen in diesem Workshop ein Gefühl für die vielen Fähigkeiten, die Kleinkinder entwickeln, bevor sie stehen lernen. Kennenlernen der Schwerkraft, der räumlichen Beziehungen, der Augen-Hand-Koordination und die Erfahrung, wie man sich im eigenen Körper wohl fühlen kann, sind einige von ihnen.

Ich fordere die Teilnehmer des Workshops auf sich vorzustellen, wie es wäre, wenn Erwachsene auf sie zukämen. Geführte Imagination veranschaulicht, wie beruhigend es ist, wenn ein Erwachsener einem Baby sagt, was geschehen wird, bevor es hochgenommen wird, und wie erschreckend es sein kann, wenn man es ihm nicht sagt. Wenn man es ihm vorher sagt, dann hat es Zeit, sich auf das, was mit ihm geschehen wird, vorzubereiten."

Wenn Sie die Umgebung Ihres Babys zu Hause gestalten, dann kann es hilfreich sein, wenn Sie sich vorzustellen versuchen, was es vielleicht empfindet. Wenn Sie sich an seine Stelle versetzen (was natürlich realistisch betrachtet unmöglich ist), – was würde Sie beschäftigen? Das könnte zum Beispiel Folgendes sein: Fühle ich mich hier sicher? Habe ich es warm? Werden meine Eltern (oder Pflegepersonen) für mich da sein, wenn ich weine? Habe ich genug Raum, in dem ich mich bewegen kann? Sind meine Hände frei, sodass ich an ihnen saugen kann, wenn ich das brauche? Sind meine Beine frei, sodass ich mit ihnen treten und sie bewegen kann, wie ich will? Wird man mich ins Bett bringen, wenn ich müde bin?

Sich Zeit lassen

Kinder sind viel langsamer als wir. Ihre Denkmuster bilden sich erst und sie brauchen Zeit, um Informationen zu verarbeiten und dann auf uns zu reagieren. Werden Sie mit Ihrem Baby langsamer. Sie unterstützen es sehr damit.

Sie werden Ihr Kind auch besser verstehen lernen, wenn Sie sich Zeit nehmen. Ich sage Eltern oft: „Warten Sie ab." So vieles erledigt sich von selbst. Ich erinnere mich, wie in einer meiner Gruppen eine Mutter zuschaute, wie ihr sechs Monate altes Baby auf der Matte lag und zu weinen anfing.

„Was glauben Sie, was ist los?", fragte ich die Mutter.

„Ich weiß nicht genau", antwortete sie.

Ich wusste, es war das Beste, es sie herausfinden zu lassen, indem sie ihrem Sohn zuschaute. „Sie entscheiden, was Sie tun wollen", sagte ich.

Die Mutter wartete ein wenig und schaute ihrem Kind zu. Ich merkte, dass sie es nicht eilig hochnahm, um mit ihm auf und ab zu gehen oder es zu wiegen und dann zu versuchen herauszufinden, was los war. Sie nahm sich Zeit, es genau anzuschauen. Endlich sagte sie: „Ich glaube, es hat Hunger." Sie kniete sich neben ihr Baby und sprach mit ihm: „Ich werde dich jetzt hochnehmen und dich füttern." Sie ging mit dem Baby in das andere Zimmer.

„Ich fand schön, wie Sie sich Zeit dafür genommen haben, sich ein Bild von der Situation zu machen", sagte ich zu ihr, als sie zurückkam, lächelnd und glücklich, dass sie lernte die kleinen Hinweise ihres Kindes zu verstehen. Ich war auch froh zu sehen, wie langsam und ruhig sie mit ihm umging. Eltern haben mir oft gesagt, welche Ruhe das RIE-Zentrum ausstrahlt. Die Haltung der Betreuer und der Eltern spiegelt sich im Verhalten der Kinder.

Indem Sie selbst langsamer werden, vermitteln Sie Ihrem Baby Ruhe. Ihr Baby hat zwar sein eigenes individuelles Temperament, aber es nimmt auch auf, wie ruhig oder wie gestresst Sie sind.

Die häusliche Umgebung

Ich ermutige Sie dazu, eine ruhige und friedvolle äußere Umgebung für Ihr neugeborenes Baby zu gestalten. Stellen Sie sich wieder vor, wie es sich anfühlt, aus einer dunklen Höhle aufzutauchen. Die Welt ist eine Quelle ständiger Stimulation. Laute Geräusche, laute Menschen und schnelle Bewegungen können erschrecken und entnervend sein, auch für einen Erwachsenen. Weiches Licht, leise Stimmen und langsame Bewegungen helfen Ihrem Baby sich darauf einzustellen und tragen zu einer ruhigen, friedlichen Atmosphäre in Ihrer Wohnung bei. Mit älteren Geschwistern und bei den Aktivitäten des Haushalts ist dies nicht immer möglich, aber es ist ein Ziel, das man anstreben sollte. Überstimulierte Babys können quengelige Babys werden.

Babys brauchen nicht ständig Unterhaltung in Form von Schaukeln oder Hüpfen. Kinder schlafen gut, wenn man sie schlafen lässt. Wenn man sie zu sehr mit Unterhaltung anregt oder überstimuliert, schlafen sie schlechter. Kleine Babys sollten so viel wie möglich schlafen dürfen. Sie machen ununterbrochen Wachstumsschübe durch. Stellen Sie sich vor, wir würden in sechs Monaten unser Gewicht verdoppeln! Es scheint eine spezifisch amerikanische Haltung zu sein, dass man immer mit etwas beschäftigt sein sollte und dass Schlafen Zeitverschwendung ist. Als ich noch in Europa lebte, war Schlaf eine viel höher geschätzte Annehmlichkeit und man erwartete von Babys, dass sie einen großen Teil der Zeit schliefen. Es scheint, als projizierten wir unsere Konsumhaltung auf unsere Kinder und erwarteten von ihnen, dass auch sie unser hektisches Leben führen. Ein Baby hat einen altersspezifischen Tagesablauf, und dieser besteht aus Essen, Schlafen, Erforschen seiner neue Welt und Versorgtwerden.

Wenn Sie Musik mögen und sie auch gerne in der Umgebung Ihres Babys genießen möchten, dann ist das in Ordnung, aber ich würde laute durchdringende Musik vermeiden. Sanfte Musik zu hören hat keine schädlichen Nebenwirkungen. Jedoch ist es besser, nicht ständig Musik zu hören, da sie sonst zum Hintergrundgeräusch wird.

Vorhersehbarkeit ist hilfreich

Kleinkinder sollten die ersten Wochen und Monate zu Hause bleiben. Routine zu Hause führt dazu, dass Kinder ein Gefühl von Sicherheit entwickeln. Babys schlummern dort entspannter und bequemer. Ideal ist es, wenn Besorgungen gemacht werden können, wenn der Vater, die Großmutter oder jemand anders auf das Baby aufpasst. Eine zuverlässige Routine entwickelt sich für ein Kind, wenn dieselben Dinge (Mahlzeiten, Schlafen zwischendurch, Baden, Ins-Bett-gehen) jeden Tag zur selben Zeit am selben Ort stattfinden. Eine ruhige Umgebung ist auch dem Schlaf förderlich.

Wenn Ihr Baby lernt, sich auf das nächste Ereignis seiner täglichen Routine einzustellen, verringern sich viele seiner Konflikte. Es wird weniger Energie brauchen, um sich auf neue oder sich verändernde Situationen einzustellen, und wird mehr Energie dafür haben, seine Umgebung zu erforschen. Auf diese Weise entwickelt sich eine wechselseitige Anpassung zwischen seinen biologischen Rhythmen und dem normalen Tagesablauf in Ihrer Familie. Sie können dann Ihre eigene Zeit um sein Essen, Schlafen und seine Spielzeiten herum planen. Seien Sie sich aber bewusst, dass sich seine Gewohnheiten, und folglich dann auch Ihre, ändern können, wenn es in seiner Entwicklung fortschreitet und bestimmte Schritte macht, zum Beispiel lernt, sich auf den Bauch zu drehen, oder emotionale Phasen wie Trennungsangst, Wachstumsschübe oder eine Phase von besonderem Stress durchmacht.

Wie Ihr Baby lernt sich auf seine täglichen Gewohnheiten einzustellen und sie im Voraus zu ahnen, so lernen Sie sich auf seine Bedürfnisse einzustellen. Sich auf die Bedürfnisse und Reaktionen Ihres Babys einzustellen unterstützt wechselseitiges Verstehen, Annehmen und Grundvertrauen zwischen Ihnen und Ihrem Baby. So wird dieses Sich-aufeinander-Einstellen und Vorausahnen zum Vorläufer von Kommunikation.

Überschaubarkeit statt Überraschung durch Neues führt zu Sicherheit, besonders für Ihr Neugeborenes.

Wo und wie sollten Babys ihre Zeit verbringen?

Wenn Ihr Kind nicht in seinem Bettchen liegt und sie es nicht halten oder sich um seine Bedürfnisse kümmern, dann wäre es ideal, wenn es drinnen und draußen einen sicheren Platz hätte, wo es sein kann und wo Sie es auf den Rücken legen können. Sie denken vielleicht, dass es besser für Ihr Baby sei, auf dem Bauch zu liegen, aber beobachten Sie es einmal, wenn es auf dem Bauch liegt. Sein Bewegungsradius ist begrenzt. Sein Hals wird von der Anstrengung schließlich müde. Es kann nur den Bereich unter sich sehen. Auf seinem Rücken hat es die größte Bewegungsfreiheit und Unterstützung. Es ist freier, seine Arme, Beine und den ganzen Körper zu bewegen und zu tun, was es allein tun kann. Es kann leichter atmen, denn die Vorderseite seiner Brust kann sich leichter ausdehnen und zusammenziehen. Es kann auch den ganzen Raum überblicken. Wenn es älter wird und sich vom Rücken auf den Bauch drehen kann, dann ist es seine Entscheidung. Kleine Kinder auf den Rücken zu legen wird auch als Prävention gegen den plötzlichen Kindstod empfohlen, worüber ich weiter unten in diesem Kapitel sprechen werde.

Wählen Sie einen besonderen oder für diesen Zweck bestimmten Platz aus, an dem Ihr Baby sich mit der Zeit wohl fühlen kann. Vielleicht möchten Sie zum Beispiel im Wohnzimmer ein „Laufgitter"* haben und wenn möglich ein anderes draußen an einer schattigen Stelle, mit einer sanften Brise und den Geräuschen der Natur. Draußen gibt es reichlich natürliche Stimulation. Ich empfehle auch, ein zweites Bettchen draußen zu haben, wenn das Wetter es zulässt. Babys können lernen auch draußen sehr gut zu schlafen. Bei einem gesunden Baby können Sie etwa nach einem Monat damit anfangen, zuerst mit sehr kurzen Aufenthalten. Ihr Baby sollte auf jeden Fall an einem sicheren Platz und in der Nähe eines Erwachsenen sein.

Ich habe nicht das Gefühl, dass ein Baby seine Mutter (oder Pflegeperson) immer in seiner Nähe haben muss. Ich denke, dass

---

* Damit ist nicht nur der übliche Laufstall von 80x80 cm gemeint, sondern eine Vorrichtung, die es ermöglicht einen großzügigen Spielbereich für Ihr Baby abzugrenzen. Bezugsquellen erfahren Sie über den Verein „Mit Kindern wachsen", siehe S.287

man der Vorstellung, das eigene Baby zu halten und zu berühren, nur so als Selbstzweck, zu viel Bedeutung beimisst. Was ist der Wert des Gehaltenwerdens oder der Berührung, wenn es nur die Haut ist, die in Kontakt ist? Ich glaube, es kommt darauf an und ist besser, mit Ihrem Baby dann zusammen zu sein, wenn Sie ihm Ihre ganze Aufmerksamkeit schenken können (gleich ob Sie es halten, sich um seine Bedürfnisse kümmern oder ihm zuschauen), als es in einen Kindersitz geschnallt, in einer Tragevorrichtung auf Ihrem Rücken oder auf dem Arm von Zimmer zu Zimmer mit sich herumzutragen, während Sie mit anderen Sachen wie Telefonieren, Lesen oder Kochen beschäftigt sind. Wie steht es mit Ihrer inneren, geistigen Verbindung oder – um es mehr philosophisch auszudrücken – mit der Verbindung Ihrer Seelen?

Natürlich ist Berührung ein elementares Bedürfnis. Im Jahr 1959 hat Harry Harlow ein berühmtes Experiment mit Rhesusaffen durchgeführt, bei dem er zeigte, wie Affenbabys, denen man die Berührung durch ihre Mütter nahm und stattdessen Puppen aus Stoff oder Draht gab, sich abnorm entwickelten und antisoziale Züge zeigten. Das ist ein anderes Extrem. Babys brauchen Aufmerksamkeit und Körperkontakt mit einem liebevollen Erwachsenen. Wenn Sie Ihr Baby halten oder es einfach beobachten, versuchen Sie ganz bewusst und innerlich ganz bei ihm zu sein. Dann sind Sie beide freier, sich wenn nötig zu trennen, und fühlen sich von dem anderen „erfüllt". Meiner Ansicht nach sind ein paar Minuten dieser besonderen Empfänglichkeit viel wertvoller für Sie beide, als wenn Sie das Gefühl haben, Sie müssten dauernd bei dem Baby bleiben, ohne ihm wirklich Aufmerksamkeit zu schenken.

Schaffen Sie ihm einen sicheren Platz, wo es spielen und seine Umgebung erforschen kann. Es wird an seiner Unabhängigkeit bald Befriedigung und Freude empfinden und Sie werden freie Zeit für sich haben. So werden Ihrer beider Bedürfnisse befriedigt. Ich bin der Überzeugung, wenn Ihr Kind Zeit an seinen ein oder zwei Plätzen verbringt, dann gibt ihm das mehr das Gefühl von Sicherheit, als wenn Sie es von Zimmer zu Zimmer mitnehmen, während Sie putzen, telefonieren und so weiter. Natürlich müssen Sie sich um seine Grundbedürfnisse kümmern und in regelmäßigen Abständen nach ihm sehen. Ein Babyphone ist nützlich, sofern Sie nicht in Sicht oder in seiner Hörweite sind.

Wenn Sie dann zu ihm zurückkommen, dann werden Sie beide „aufgetankt" und bereit sein, in einer ruhigeren, liebevolleren Weise etwas miteinander zu tun. Wenn es größer wird, können Sie es dazu ermutigen, längere Zeit allein an seinem sicheren Platz zu sein und zu spielen. (Mehr darüber in Kapitel 5)

Wie ist es mit Spielzeug?

Neugeborene brauchen kein Spielzeug oder das, was ich Spielsachen nenne, aber sie sind ein wichtiger Teil der Umgebung eines älteren Babys. Die ganze Welt – Lichtmuster, Geräusche und ihre eigenen Körperwahrnehmungen – ist neu für sie. Ihr schnell wachsendes Bewusstsein von ihrer Umwelt und ihrer Anpassung an sie ist die ganze Stimulation, die ein Neugeborenes braucht.

Ein Neugeborenes hat den Greifreflex. Wenn man ihm ein Spielzeug oder eine Rassel in die Hand gibt, zwingt man es, etwas zu halten, was es nicht willentlich loslassen kann. Und das Geräusch, das eine Rassel erzeugt, kann verwirrend sein, denn das Baby kann nicht sehen oder verstehen, was es verursacht. Wenn man ein Mobile über das Bettchen eines sehr kleinen Kindes oder über seinen Spielbereich hängt, kann dies das Kind davon ablenken, seine Hände anzuschauen und sich in seiner Umgebung einzuleben, – und es kann nicht vermeiden dieses anzuschauen.

Haben Neugeborene Langweile?

Ich glaube nicht an Langeweile. Ich vermute, dass das, was üblicherweise Langeweile genannt wird, Müdigkeit oder Mangel an Interesse an dem ist, was angeboten wird, oder das Kind ist mit dem, was es tun soll, nicht einverstanden. Ich glaube nicht, dass Babys sich in einer ihnen angemessenen Umgebung „langweilen". Es ist eher unsere Projektion: Wir glauben, sie langweilten sich. Was aber sein kann ist, dass sie vielleicht eine hohe Toleranz gegenüber Stimulation oder ein Bedürfnis danach entwickeln, wenn sie ständig stimuliert oder unterhalten werden. Und um welchen Preis? Die Eltern müssen dann immer bessere Unterhalter werden.

Haben Sie Vertrauen in Ihr neugeborenes Baby. Es weiß, was am besten für es ist, ob es das Saugen an seinen Fingern ist oder zu schauen, wie das Sonnenlicht durch das Fenster strömt. Babys tun das, was sie können und wozu sie bereit sind. Nicht mehr und nicht weniger.

Neugeborene brauchen in den ersten Monaten ihres Lebens Vorhersehbarkeit dessen, was mit ihnen geschieht, und nicht Unterhaltung. Diese Vorhersehbarkeit wird es Ihrem Baby erleichtern, Gewohnheiten zu entwickeln und sich auf Ihre Familie einzustellen. Neugeborene brauchen stille, ruhige Zeit und einen langsamen Übergang in unsere geschäftige Welt.

Die Mahlzeiten

Ob man ein Kind stillt, ihm die Flasche gibt oder sich für eine Kombination aus beidem entscheidet, ist eine sehr persönliche Entscheidung. Jede Mutter muss entscheiden, was zu ihr und ihrem Lebensstil passt. Studien weisen daraufhin, dass Muttermilch aus verschiedenen Gründen die beste Nahrung für das Kind ist. Sie ist am leichtesten zu verdauen, enthält perfekt zusammengestellte Nährstoffe und ist voller schützender Antikörper. Ferner kann die nötige Saugaktivität Infektionen der Ohren vorbeugen. Stillen ist eine natürliche und gesunde Möglichkeit. Ein großer Teil der Philosophie von RIE beruht darauf, dass man einem Kind erlaubt, in einer möglichst natürlichen Umgebung zu leben, und das Stillen ist vollkommen natürlich.

Stillen ist auch leichter für die Mutter. Muttermilch ist immer frisch, steht immer zur Verfügung und hat immer die richtige Temperatur. Für berufstätige Mütter ist Abpumpen der eigenen Milch eine Alternative zu anderer Babynahrung.

Wie können Sie wissen, wann Ihr Baby Hunger hat oder was es braucht? Am Anfang ist es schwierig, jedes Mal genau zu wissen, was Ihr Baby braucht, wenn es schreit oder Unwohlsein ausdrückt. Neugeborene sollten gefüttert werden, wenn sie es verlangen, und brauchen vielleicht häufige Mahlzeiten, weil ihr Magen klein ist. Füttern ist ein Prozess der Synchronisierung, in dem Sie herauszufinden versuchen, wie der körperliche Rhythmus Ihres Kindes ist – wie sein Muster von Hunger und Sättigung sich entwickelt –, und das Füttern um diese Zeiten herum planen. Das ist der Anfang eines überschaubaren Zeitplans für Sie beide.

Sie entwickeln eine neue Fertigkeit: die Zeichen zu lesen, die Ihr Baby gibt. Lernen Sie es kennen und haben Sie Geduld.

Wo Sie Ihr Baby füttern sollten

Füttern Sie Ihr Baby an einem stillen, bequemen Platz, am besten immer an denselben ein oder zwei Plätzen, dann entwickelt sich daraus eine Gewohnheit für Ihr Baby. Konzentrieren Sie sich ganz auf den gegenwärtigen Moment und die angenehmen Gefühle, die Sie während des Stillens empfinden. Achten Sie auf die Reaktionen Ihres Babys.

Wenn Sie Ihr Baby mit der Flasche füttern, dann halten Sie es und seien Sie während des Fütterns mit Ihrer ganzen Aufmerksamkeit bei ihm. Diese besondere, gemeinsame Zeit dient nicht nur der physischen Ernährung, sondern das Baby bekommt auch emotionale Nahrung und Intimität kann zwischen Ihnen wachsen.

Achten Sie darauf, dass Sie das Baby nur füttern, wenn Sie annehmen, dass es Hunger hat. Versuchen Sie zu vermeiden, dass Sie das Füttern als Beruhigungsmittel einsetzen. Sonst kann sich die Gewohnheit entwickeln die Brust oder die Flasche als „Schnuller" zu benutzen.

Seien Sie auch respektvoll zu sich selbst, indem Sie es sich bequem machen, bevor Sie anfangen Ihr Baby zu füttern. Sorgen Sie dafür, dass Sie Kleidung tragen, die leichten Zugang erlaubt, wenn Sie stillen (falls Sie sich dafür entschieden haben). Passen Sie die Beleuchtung an, arrangieren Sie die Kissen, wenn Sie solche benutzen, und stellen Sie ein Glas Wasser oder Saft bereit. Es ist gut, sich von Anfang an daran zu gewöhnen, es sich bequem zu machen, denn Sie werden viele Stunden damit verbringen, Ihr Baby zu füttern.

Das Schlafen

Eltern fragen sich oft, ob ihr Baby in einem eigenen Bettchen oder bei ihnen im Bett schlafen sollte. Das ist ein weiteres sehr persönliches Thema. In vielen Kulturen schlafen Eltern mit ihren Kindern zusammen. In manchen Ländern nimmt die Großmutter das Kind in ihr Bett, damit Mutter und Vater schlafen können. In diesen Kulturen geht man davon aus, dass Kinder immer einen warmen Körper neben sich brauchen. In anderen Kulturen und in vergangener Zeit war jedoch auch die Kindersterblichkeit hoch. Oft gab es nur ein Bett oder eine gefährliche Umgebung. Es ist deshalb schwer, andere Kulturen mit unserer zu vergleichen.

Die Schriften von Margaret Mead und anderen Anthropologen beschreiben, wie Menschen auf den Feldern arbeiteten und ihre Kinder um der Sicherheit des Kindes willen auf ihren Rücken gebunden hatten. Sie konnten ihre Kinder nicht absetzen, weil der Erdboden kalt und nass war. Es ist ganz anders, wenn Sie in einem geheizten Haus mit einem Kinderbett leben.

Ich habe das Gefühl, dass es für ein Kind wichtig ist, allein in seinem Bettchen einzuschlafen; so lernt es ein Verhalten, das ihm ein Leben lang nützlich sein wird. Jeder sollte in der Lage sein allein zu schlafen. Auf diese Weise lernt man, zeitweise zusammen und dann wieder getrennt, für sich zu sein, und man lernt, dass Getrenntsein nicht dasselbe ist wie Verlassensein. Ein Kind, das in seinem eigenen Bett schläft, weiß immer noch, dass seine Eltern da sind, wenn es weint oder wenn etwas passiert.

Neun Monate lang wird ein Kind im Körper seiner Mutter getragen. Ich habe das Gefühl, wenn es dann zur Welt gekommen ist, sollte es lernen, in dieser Welt zu leben und in seinem eigenen Bett zu schlafen.

Wie wirkt es sich auf eine Ehe aus, wenn die Eltern ein Baby bei sich im Bett haben? Mit Sicherheit schränkt es ihre Intimität ein. Eltern fühlen sich dann vielleicht nicht frei. Die Frage ist: Wer sollte sich anpassen? Sich aufeinander einzustellen und anzupassen ist eine lebenswichtige Fertigkeit, die gelernt sein will. Wie auch immer: Wenn es einem Elternpaar damit gut geht, ihr Baby in ihrem Bett zu haben, würde ich ihnen nicht davon abraten. Niemand hat bewiesen, dass die Kinder, die bei ihren Eltern schlafen, ein besseres Leben haben, und umgekehrt auch nicht.

Kinder jeden Alters brauchen Grenzen. Neugeborene haben lieber kleine, gemütliche Räume. Kinderbettchen sind am Anfang gut. Ein Kind sollte den Übergang von einem kleinen Platz zum Schlafen (einem Bettchen) zu einem weiteren Raum (einem Kinderbett) dann machen, wenn es so weit ist. Zum Schlafengehen wickeln Sie Ihr Baby am besten locker in eine Decke. Ich empfehle einen Schlafsack, der Ihr Baby warm hält und ihm zugleich Bewegungsfreiheit lässt. Einwickeln engt ein Kind ein und hindert es daran, sich zu bewegen.

Für ein kleines Kind ist es am besten, wenn man seine Spielsachen aus seinem Bettchen herauszuhalten versucht. Die Botschaft sollte sein, dass es um Schlafen und nicht um Spielen geht. Für ein älteres Kind ist es in Ordnung, beim Einschlafen mit einem Bären oder einer Decke zu schmusen. Sie können ein älteres Kind auch fragen, ob es mit einem bestimmten Gegenstand zum Schmusen haben möchte.

Ein ruhiger Tagesablauf erleichtert es Ihrem Baby in der Nacht zu schlafen

Es gibt eine Beziehung zwischen der Überstimulierung eines Babys durch zu viel Aktivität und Lärm im Laufe des Tages und der Unfähigkeit nachts zu schlafen. Je ruhiger sein Tag, umso größer die Aussichten, dass Ihr Baby gut schläft und nachts durchschlafen kann. Es gibt einen alten Spruch: „Je mehr man schläft, desto mehr kann man schlafen." Babys reagieren auf den Rhythmus eines überschaubaren Zeitplans – eines Ablaufs, der nicht willkürlich aufgezwungen ist, sondern der eher mit dem Rhythmus ihres Körpers abgestimmt ist.

Die Fähigkeit eines Kleinkindes die Nacht durchzuschlafen, variiert von Baby zu Baby und hängt von der Reife seines Nervensystems ab. Sie hängt auch davon ab, wie sein Tag aussieht. Betrachten Sie den Tagesablauf Ihres Babys und fragen Sie sich, ob er still und ruhig genug ist. Versuchen Sie nötige Anpassungen vorzunehmen, um ihn noch stiller und ruhiger zu machen. Wenn ein Baby die Nächte durchgeschlafen hat und plötzlich damit aufhört, dann fordere ich die Eltern auf, ihren Tagesablauf anzuschauen, um zu sehen, ob sich irgendetwas verändert hat. Veränderungen der Gewohnheiten eines Babys oder Stress können es überstimulieren und nachts Unruhe verursachen.

Wenn es sich immer noch dagegen sträubt, sich für ein Schläfchen zwischendurch oder abends zu beruhigen, bringen Sie es früher ins Bett, damit es nicht übermüdet wird und gegen den Schlaf ankämpft. Es wird lernen seine eigenen Signale zu erkennen und anfangen, selbstberuhigende Verhaltensweisen zu lernen, zum Beispiel an seinen Fingern zu saugen. Wenn es gelingt, es an regelmäßige Schlafzeiten zu gewöhnen, dann wird es mit der Zeit lernen sich selbst zu regulieren.

Wie Sie Ihr Baby ins Bett bringen können

Machen Sie das Schlafengehen dadurch attraktiv, dass Sie Ihrem Baby früher am Abend sagen: „Zuerst bekommst du dein Abendbrot, dann wird Mama dich baden (oder was immer sie als Gewohnheit einführen wollen) und danach wird sie dich ins Bett bringen." Lassen Sie im Ton Ihrer Stimme anklingen, dass das Ins-Bett-Gehen eher ein positives Ereignis ist und nicht ein negatives. Wenn Sie selbst davon überzeugt sind, dass das so ist, dann hilft das dabei, das Schlafengehen zu einem natürlichen Teil der Gewohnheiten Ihres Babys zu machen, auf den es sich freut. Dann bringen Sie Ihr Baby ins Bett, etwas früher als Sie glauben, dass es müde sein könnte, damit es nicht übermüdet wird und es dann schwer hat sich zu beruhigen und auf das Schlafengehen einzulassen.

Wenn es Zeit wird ins Bett zu gehen, dann sprechen Sie mit Ihrem Baby. Sagen Sie ihm, dass es Zeit ist auszuruhen. Lassen Sie es wissen, dass es sich gut ausruhen wird, damit es am nächsten Morgen wieder munter sein kann.

Ein Ritual zum Schlafengehen, zum Beispiel ein Bad oder Schmusen oder eine Geschichte, ist wichtig, damit schon ein Neugeborenes zu verstehen beginnt, was Schlafengehen bedeutet. Sorgen Sie vor dem Ins-Bett-Gehen für eine ruhige Atmosphäre. Schlaflieder sind beruhigend und die beste Einschlafhilfe ist die sanfte Stimme von Mutter oder Vater. Singen Sie für Ihr Kind.

Beginnen Sie mit dem Schlaflied, während Sie es noch auf dem Arm haben, und hören Sie auf, wenn Sie es in sein Bett legen, wenn möglich noch wach. Wenn Sie es vor dem Schlafengehen stillen oder ihm die Flasche geben, hören Sie mit dem Füttern auf, bevor es einschläft. So wird es nicht mitten in der Nacht aufwachen und dann nicht wissen, wie es von Ihren Armen in das Bett gelangt ist. Das allein kann Tränen verursachen. Wenn es während des Fütterns eingeschlafen ist, legen Sie es in sein Bettchen. Am besten weckt man ein schlafendes Baby nicht auf. Am nächsten Tag beginnen Sie früher mit dem gesamten Abendritual, damit es nicht während des Fütterns einschläft.

Ihr Baby weint vielleicht, wenn Sie es in sein Bettchen gelegt haben und das Zimmer verlassen. Gehen Sie noch einmal zurück und sprechen Sie mit ihm. Sagen Sie ihm, dass es lernt für sich alleine einzuschlafen. Wenn es weiter weint, müssen Sie entscheiden, ob und an welchem Punkt Sie es aufnehmen. Machen Sie sich klar, dass allein einschlafen zu lernen ein allmählicher Prozess ist. Mit der Zeit lernen Sie bei Ihrem Baby die Anzeichen für Müdigkeit zu erkennen. Zugleich lernt es selbst, immer deutlichere Zeichen zu geben. Das erfordert Vertrauen und auf Ihrer Seite die Überzeugung, dass Ihr Baby lernen kann und wird, sich selbst zu beruhigen und allein einzuschlafen.

Wenn Ihr Baby nachts aufwacht

Wenn Ihr Baby im Laufe der Nacht aufwacht, sagen Sie zu ihm: „Es ist Nacht. Die Zeit für dich, wieder einzuschlafen." Wenn Sie es nachts füttern oder wickeln, vermeiden Sie helle Beleuchtung und machen Sie alles so still und unauffällig wie möglich.

Babys werden ihr Verhalten schließlich auf das abstimmen, was wir von ihnen erwarten. Wenn ein Baby nachts aufwacht und weint und die Eltern gehen zu ihm hin, nehmen es hoch, schaukeln es und gehen mit ihm auf und ab oder fangen sogar an mit ihm zu spielen, dann wird es noch häufiger aufwachen, weil es sich daran gewöhnt, auf diese Weise stimuliert zu werden. Vergessen Sie nicht, dass das Erlernen der Fähigkeit, sich selbst in den Schlaf gleiten zu lassen, ein langsamer Prozess ist und nicht etwas, das über Nacht geschieht.

Braucht ein Baby eine Wiege oder einen Schaukelstuhl?

Ich glaube nicht, dass wir Babys schaukeln müssen, um sie zu beruhigen oder beim Einschlafen zu unterstützen. Sowohl Schaukelstühle als auch Wiegen führen zu einem veränderten Bewusstseinszustand und das ist letztlich eine Flucht vor der Wirklichkeit. Ich habe von verzweifelten Eltern gehört, die ihr Kind (in einem Autokindersitz angeschnallt) auf einen laufenden Wäschetrockner gesetzt haben, und von anderen Eltern, die ihr

Kind nachts im Auto herumgefahren haben, bis es einschlief. Es gibt im Norden Kaliforniens eine Brücke, die zittert und rappelt, wenn man darüber fährt. Das wurde ein berühmter Tipp für Eltern aus dieser Gegend, die zu sagen pflegten, wenn ihr Kind nicht schliefe, dann brauchten sie nur so lange über die Brücke hin und her zu fahren, bis es einschliefe.

Warum werden wir Eltern zu solchen Extremen getrieben? Erwachsene und auch Kinder tun besser daran zu lernen, mit den Realitäten umzugehen. In diesem Fall ist die Realität, dass jetzt Zeit ist schlafen zu gehen und dass das Kind lernt einzuschlafen. Das ist eine Fertigkeit, die zu lernen Zeit braucht. Lassen Sie Ihrem Baby die Zeit, die es braucht, um zu entdecken, wie es sich selbst beruhigen kann. Haben Sie Vertrauen, dass es das wird.

Geben Sie Ihrem Kind nicht das Gefühl verlassen zu sein, indem Sie es zu lange weinen lassen, aber springen Sie auch nicht sofort bei jedem Zeichen von Unwohlsein. Schon bald werden Sie ein Gefühl dafür entwickeln, ob Ihr Baby Sie braucht, oder ob es selbst mit der Situation zurecht kommt.

Zeit von besonderer Qualität

Es wird gegenwärtig viel über Zeit von besonderer Qualität (engl.: quality time) geredet. Es scheint so zu sein, dass Eltern sie immer suchen und sich immer schuldig fühlen, weil sie nicht genug davon für sich selbst und für ihre Kinder erübrigen. Tägliche Gewohnheiten der Pflege wie Füttern und Wickeln bieten eine Quelle von Gelegenheiten zum Zusammensein von Eltern und Kind. Bedenken Sie, wie oft ein Kind in seinem Leben gewickelt wird: etwa sechstausend Mal. Wie oft wird es gefüttert? Noch viel öfter. Das sind Momente, so häufig und intim, die das Wachsen von Bindung unterstützen und natürliche Gelegenheiten für echte Zeit von besonderer Qualität sind.

All diese Stunden des Miteinanders haben eine tiefgreifende Wirkung auf Ihr Kind. Wie wird Ihr Baby auf sie zurückschauen? Welche Gefühle wird es in Bezug auf die Begegnungen beim Wickeln haben? Das ist vielleicht ein winziger Punkt, aber ich denke, dass diese Begegnungen sich mit der Zeit addieren und uns negativ oder positiv beeinflussen.

3

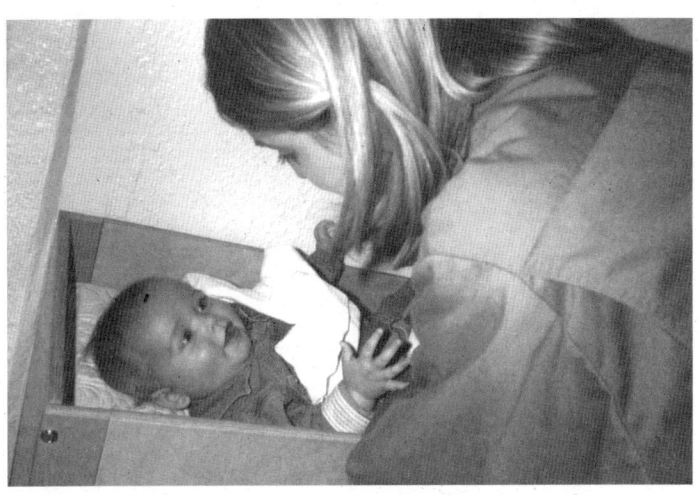

Stellen Sie sich diese beiden Szenarios vor:

1. Eine Mutter nimmt ihr Kind schnell hoch und sagt: „Deine Windel ist schmutzig." Sie legt es auf den Wickeltisch, hat aber den Waschlappen vergessen. Sie nimmt das Kind hoch und geht zum Schrank, um ihn zu holen. Das Telefon klingelt und sie nimmt ab. Sie führt ein kurzes Gespräch, während sie das Baby auf dem Arm hat. Ein älteres Kind ruft von unten: „Mama, wann gibt es Abendessen?" Sie ruft zurück: „In ein paar Minuten, Schatz. Ich möchte, dass du dich umziehst und erst deine Hausaufgaben machst. Und stell bitte den Fernseher ab." Sie nimmt den Lappen und legt das Kind wieder auf den Wickeltisch. Sie wickelt es schnell, verzieht beim Anblick der schmutzigen Windel das Gesicht und sagt schließlich: „Jetzt können wir etwas Lustiges machen." Sie nimmt es hoch und geht mit ihm hinunter.

2. Eine andere Mutter sagt zu ihrem Baby: „Deine Windel ist schmutzig. Ich werde sie jetzt wechseln." Sie wartet einen Moment, bis ihre Blicke sich treffen, nimmt das Baby dann langsam hoch und geht mit ihm zum Wickeltisch. Die Utensilien zum Wickeln liegen bereit. Das Telefon klingelt und der Anrufbeantworter nimmt den Anruf entgegen. Ein älteres Kind ruft von unten: „Mama, wann gibt es

Abendessen?" Sie sagt: „Ich komme gleich. Ich wickle gerade Theresa." Die Mutter wendet sich wieder ihrem Baby zu und sagt. „Es wird sich gut anfühlen, wenn du eine frische Windel anhast. Ich werde dir erst die schmutzige ausziehen. Kannst du deinen Po hochheben? Ich mache dich jetzt sauber und ziehe dir eine neue Windel an. Ja, es fühlt sich weich an." Das Baby lächelt und die Mutter küsst seine Wange. „So. Wir sind fertig. Jetzt gehen wir runter. Ich nehme dich auf den Arm." Sie nimmt das Baby langsam hoch und sie gehen nach unten.

Wenn Eltern und Baby wie im zweiten Beispiel miteinander umgehen, dann lernen sie, sich an dieser Art der Zusammenarbeit zu freuen. Die Eltern erledigen dann nicht eine lästige Aufgabe an einem Objekt oder manipulieren das Kind wie eine Puppe, sondern beteiligen es an einem Prozess, den es dann als angenehm empfinden wird und auf den das Kind sich freut. Wichtig ist, dass die Körperfunktionen und ihre Pflege als angenehm und lustvoll empfunden werden, nicht als schmutzig oder lästig und etwas, was man schnell hinter sich bringen muss.

Die Mutter im zweiten Beispiel zeigt Respekt für die Fähigkeit des Kindes, an der Pflege teilzunehmen, und die liebevolle Beziehung wird jedes Mal erneuert, wenn es zu dieser Aktivität kommt. Ihr Kind, gleich wie alt, wird auf Ihre gesammelte Aufmerksamkeit reagieren, wenn auch das Wickeln eines älteren Kindes, das schon laufen lernt, vielleicht mehr Geduld verlangt. Die Art und Weise, wie Sie ihm begegnen, wird sich auf alle zukünftigen Interaktionen mit ihm auswirken. Das ermutigt auch Ihr Kind, ein aktiver Teilnehmer zu sein, und das bereitet es auf seine Rolle bei seiner Selbstpflege in späteren Jahren vor.

Es ist nicht schwer diese Ebene der Interaktion aufrechtzuerhalten. Sie können den Anrufbeantworter einschalten und andere Aktivitäten ein paar Minuten ruhen lassen. Sie können Ihrem Baby sagen: „Ich stelle das Telefon ab, denn ich möchte jetzt Zeit mit dir verbringen." Sie sagen Ihrem Kind damit: „Du bist wichtig. In diesem Moment bist du die Nummer eins." Diese Botschaft lohnt sich.

Es gibt einen indianischen Spruch, der mit seiner sanfter Weisheit diese Auffassung illustriert:

Sag es mir und ich werde vergessen.
Zeige es mir und ich werde mich wahrscheinlich nicht erinnern.
Beteilige mich und ich werde verstehen.

Füttern, Baden und Anziehen sind andere Gelegenheiten für Beteiligung des Kindes und für Zeit von besonderer Qualität. Hier sind die Schritte dieselben. Sagen Sie Ihrem Kind, was als Nächstes geschehen wird, und gehen Sie langsam und auf sanfte Weise vor. Alle Aktivitäten der Pflege vermitteln Nähe, wenn diese Haltung aufrechterhalten wird.

Zeit von besonderer Qualität: wenn Sie etwas von Ihrem Kind wollen

Ich nenne diese Art kooperativer Aktivität Zeit von besonderer Qualität, in der Sie etwas von Ihrem Kind wollen. Das ist dann der Fall, wenn Sie und Ihr Kind ein Ziel haben, das Sie zusammen erreichen wollen. Das Ziel besteht darin, die Kooperation Ihres Kindes zu gewinnen; das wird durch seine aktive Beteiligung angeregt. Lassen Sie es wissen, was Sie von ihm erwarten, was es tun soll, auch wenn es noch nicht sofort mitmachen kann.

Ein Kommentar einer RIE-Mutter dazu: „Ich habe gelernt, dass es bei Aktivitäten der Pflege darum geht, langsam zu machen und den Prozess zu genießen – nicht nur darum, die Kleider anzuziehen. Es ist eine Möglichkeit, in eine Beziehung mit meinem Kind zu treten. Mit meinem Kind am Boden zu sitzen und zu spielen muss nicht ein Moment von größerer Qualität sein als ihm die Windel anzuziehen."

Die Aktivitäten der Pflege als Zeit von besonderem Wert zu sehen, wird Ihrem Baby das Gefühl vermitteln, dass Sie die Zeit genießen, die Sie zusammen verbringen, und wird ihm das Gefühl vermitteln, dass es wertgeschätzt wird.

Zeit von besonderer Qualität: wenn Sie *nichts* von Ihrem Kind wollen

Zeit, in der Sie „nichts von Ihrem Kind wollen", ist die Zeit, wenn Sie kein Ziel haben, das Sie mit Ihrem Kind erreichen wollen, wie zum Beispiel Füttern oder Anziehen. Sie sind für es da, schauen ihm zu, hören ihm zu, sind einfach mit ihm zusammen, ob es in seinem Bettchen liegt, in seinem Laufgitter spielt oder auf einer Decke auf dem Boden. Das ist der Zustand einfühlsamen Zuschauens, der Ihnen hilft es kennen zu lernen. Statt zu erwarten, dass Ihr Kind „etwas tut", lassen Sie es forschen, während Sie bei ihm bleiben. Lassen Sie es durch Ihre ruhige, aber aufmerksame Präsenz wissen, dass es nichts leisten muss, damit Sie an ihm interessiert sind.

Das kann eine ganz stille Erfahrung für Sie sein, wie mir viele Eltern in unseren Gruppen erzählt haben. Es ist eine unterstützende und Maßstäbe setzende Erfahrung für Ihr Kind, weil es sein und tun darf, was es möchte (in seiner sicheren Umgebung), während Sie zuschauen. Lassen Sie es ein Initiator und ein Forscher sein, auch wenn es einfach nur seine Hände untersucht, während Sie am Rande dabei sind.

Der Vater von Haylie (2 Jahre) sagte: „Ich habe gelernt mich zurückzuhalten und meiner Tochter zuzuschauen. Ich habe viel Freude daran, ihr dabei zuzuschauen, wie sie etwas untersucht und spielt. Und ich fühle mich weniger unter Druck, sie ständig unterhalten zu müssen."

Ganz für Ihr Kind da zu sein, ohne etwas von ihm zu wollen, das ist Zeit von besonderer Qualität.

Weinen – die Sprache Ihres Kindes

Weinen ist die Sprache eines Säuglings. Es ist seine Weise, seinen Eltern seine Bedürfnisse mitzuteilen. Jedes durchschnittliche, gesunde Kind weint. Es ist die Weise, wie ein Baby seine Gefühle ausdrückt, und man sollte ihm erlauben das zu tun. Statt zu versuchen Ihr Kind – indem Sie es ablenken – dazu zu bringen, dass es mit Weinen aufhört, versuchen Sie lieber herauszufinden, warum es weint, damit Sie ihm helfen können. Verstehen Sie sein Weinen als seine Möglichkeit, mit Ihnen zu kommunizieren.

3

Ich habe das Gefühl, man dürfte einem Baby niemals sagen, es sollte nicht weinen, und es dürfte niemals vom Weinen abgelenkt werden, auch wenn es für die Eltern schwer mit anzuhören ist. Ich sage den Eltern oft: Wenn Sie Ihrem Kind sagen, es solle nicht weinen, dann sollten sie am besten gleich eine Menge Geld zur Seite legen, damit sie es zur Psychotherapie schicken können, wenn es erwachsen wird. Menschen gehen zur Therapie, weil sie nicht länger ihren Gefühlen trauen und denken: „Ich bin verzweifelt, aber vielleicht bin ich es gar nicht. Vielleicht geht es mir letztlich gut."

Eltern haben mich gefragt: Wenn Weinen die Sprache eines Kindes ist, sagt es uns dann damit nicht, wir sollten etwas tun? Meine Antwort lautet: nicht notwendigerweise. Es ist anders, als wenn ein Erwachsener weint. Für das Baby ist es die Weise, wie es sich ausdrückt. Da ein Baby nicht sprechen kann, ist Weinen die einzige Möglichkeit, wie es sein Unwohlsein ausdrücken kann. Babys weinen auch, um Energie zu entladen. Sie rennen und spielen nicht wie ältere Kinder.

Statt ein weinendes Baby dazu zu bringen, dass es still ist, oder ihm zu sagen, dass ihm nichts fehle, wäre es eine bessere Antwort, wenn man ihm sagte: „Ich hoffe oder ich wünschte, dir ginge es gut", oder: „Ich höre dich weinen. Ich hoffe, ich werde bald verstehen warum, damit ich dir helfen kann", oder: „Was kann ich für dich tun? Was brauchst du? Bist du müde? Oder hast du Hunger?"

Es tut weh einem weinenden Baby zuzuhören. Erwachsene neigen dazu, auf das Weinen eines Kindes übersteigert zu reagieren. Warum? Weil Weinen oft schmerzhafte Erinnerungen aus der eigenen Kindheit und Themen von Verlassenheit und Angst anrührt. Vielleicht durften wir selbst als Babys oder kleine Kinder nicht weinen und wurden abgelenkt oder man hat uns Vorwürfe gemacht, wenn wir geweint haben. Die Tränen unseres Kindes können uns mit diesen verschütteten Erinnerungen an Wut, Hilflosigkeit oder Schrecken in Kontakt bringen und uns in jene frühen Jahre zurückversetzen. Die Botschaft unseres Babys kann dann mit unseren eigenen Themen durcheinander geraten. Versuchen Sie auf Ihr Baby zu hören, um zu verstehen, was es sagt.

Mit der Zeit werden Sie ein wenig Toleranz entwickeln und herausfinden, warum es weint. Das Weinen wird mit der Zeit als das Weinen aus Hunger oder das Weinen aus Müdigkeit erkennbar.

Wenn Sie zwischen den verschiedenen Arten des Weinens unterschieden haben, können Sie entscheiden, ob Sie etwas für es tun müssen oder nicht.

Weinen ist irritierend, ohne Zweifel. Es soll auch irritierend sein, ein Ruf nach Aufmerksamkeit. Niemand hat es gern. Aber Sie müssen doch darauf hören. Wenn Sie Ihrem Kind sagen, es solle nicht weinen, würden Sie vielleicht später zu ihm sagen: „Sprich nicht. Ich bin nicht daran interessiert, was du sagst." Das Schlimmste, was man tun kann, wäre ein Kind davon abzuhalten zu weinen. Das vermittelt ihm: „Sag mir nicht, wie es dir geht." Stellen Sie sich vor, wie Sie reagieren würden, wenn Sie aufgeregt wären, hätten einen schlechten Tag gehabt oder wären deprimiert, und der Mensch, auf den Sie sich verlassen, sagte: „Dir geht es doch gut." Damit lässt er Sie fallen.

Wenn Ihr Kind drei Jahre älter wäre, dann könnte es mit Ihnen sprechen und sagen: „Mama, ich habe Hunger", und Sie würden verstehen, was es will. Versuchen Sie die Sprache Ihres Babys zu verstehen.

Aletha Solter, Entwicklungspsychologin und Mutter zweier Kinder, ist Autorin des Buches *Warum Babys weinen* und Gründerin des *Aware Parenting Institute* in Südkalifornien. In einem Artikel in *Educaring* (Winter 1994), dem Newsletter von RIE, schreibt sie:

> „Weinen ist eigentlich für Menschen jeden Alters sehr wohl tuend. Forschungen haben gezeigt, dass es im Körper während des Weinens zu hilfreichen physiologischen Veränderungen kommt. William Frey, ein Biochemiker, hat menschliche Tränen analysiert und Substanzen in ihnen gefunden, die im Körper unter Stress produziert werden. Diese Substanzen, die nicht mehr gebraucht werden, wenn das Ereignis, das den Stress hervorgerufen hat, vorbei ist, halten den Körper in einem unnötigen Zustand von Spannung und Erregung, bis sie durch Tränen eliminiert werden. Physiologen haben eine Abnahme an Spannung bei Menschen festgestellt, nachdem sie richtig geweint haben. Wenn wir uns daran erinnern, dass wir Weinen als einen heilenden Mechanismus sehen können, dann ist es leichter, mit Weinen in einer liebevollen und unterstützenden Weise umzugehen."

Die Atmosphäre einer gesunden Beziehung zwischen Ihnen und Ihrem Kind ist das Ziel. Ihre Aufgabe ist es zu verstehen, was das Weinen Ihres Babys bedeutet, eine Fähigkeit, die sich in dem Maße entwickelt, wie sich Ihre Beziehung vertieft und wie Sie Ihr Kind besser verstehen.

Wie Sie auf Weinen reagieren können

Ein weinendes Baby reagiert auf Freundlichkeit und Ruhe. Reagieren Sie langsam und erkennen Sie an, dass es weint, indem Sie zum Beispiel sagen: „Du weinst. Was ist los?"

Als Nächstes vergewissern Sie sich, dass seine Grundbedürfnisse befriedigt sind, dass es gefüttert ist und warm hat. Manche Babys reagieren auf eine nasse Windel sensibler als andere, also schauen Sie nach. Wenn es weder Hunger hat noch müde ist und auch keine anderen dringenden Bedürfnisse zu haben scheint, dann achten Sie weiter darauf, ob Sie die mögliche Ursache für sein Unwohlsein entdecken.

Teilen Sie ihm mit, dass Sie zu verstehen versuchen, was es möchte. Sie können es sanft halten oder hinlegen. Es muss nicht geschaukelt oder gewiegt werden – das beunruhigt es vielleicht nur noch mehr. Achten Sie darauf, dass Licht und Geräusche in der Nähe des Babys gedämpft sind und es nicht stimulieren.

Stille beruhigt ein Baby. Ich würde vielleicht leise mit ihm sprechen. Ich würde es vielleicht halten – manche Kinder liegen allerdings lieber still. Ich würde es nicht tätscheln oder schaukeln. Tätscheln kann aufdringlich sein. Es ist eine sanfte Form von Schlagen. Ich habe schon gesehen, wie ein zunächst sanftes Tätscheln immer weniger sanft wurde, wenn das Baby nicht aufhörte zu weinen. Stellen Sie sich vor, was Sie mögen, wenn Sie aufgeregt oder ängstlich sind. Würden Sie lieber sanft gehalten und freundlich angesprochen oder auf und ab geschüttelt und auf den Rücken geklopft werden? Ich glaube auch nicht, dass einem Kind auf den Rücken geklopft werden muss, damit es aufstößt.

All die Formen dessen, was wir Trösten nennen – ein Kind auf dem Knie hopsen lassen oder es in einem Schaukelstuhl schaukeln –, drücken oft unsere eigene nervöse Energie und Frustration aus, wenn wir mit einem weinenden Baby konfrontiert sind. Vielleicht beruhigt es uns selbst mehr als das Baby, wenn wir das tun. Eltern machen vieles aus Verzweiflung, in der Absicht, das Baby trösten zu wollen, und Kinder gewöhnen sich an das, was die Eltern tun. Babys können lernen sich zu beruhigen, indem sie sich an alles gewöhnen, was wir mit ihnen machen oder nicht machen, wenn sie weinen.

Was sollten Sie tun, wenn Ihr Baby beim Baden, Anziehen oder Wickeln weint? Versuchen Sie zu sehen, was ihm hilft. Versuchen Sie herauszufinden, ob es vielleicht friert oder Hunger hat. Versuchen Sie, so anwesend wie möglich zu sein, um Hinweise zu bekommen und passen Sie sich dementsprechend an. Versuchen Sie es ihm recht zu machen, in der Hoffnung und der Erwartung, dass es sich auf das einlässt, was Sie tun. Machen Sie langsam. Langsamer werden bewirkt automatisch mehr Ruhe und Kooperation.

Eine Frage, die mir von jungen Eltern mehr als oft gestellt worden ist, lautet: Wie lange sollte man das Baby weinen lassen, bevor man es hochnimmt? Es gibt darauf wirklich keine Antwort, wenn Sie eine bestimmte Zeitangabe haben wollen. Wenn für seine Grundbedürfnisse gesorgt ist, hängt es von Ihrer eigenen Intuition ab. Versuchen Sie, es zu verstehen, sprechen Sie mit ihm. Ihre Anwesenheit und sanfte Stimme beruhigt es vielleicht.

Das Weinen trifft einen direkt ins Herz und das soll es auch. Es ist der Überlebensmechanismus des Babys, das, was mitten in der Nacht erschöpfte Eltern in tiefem Schlaf erreicht. Respektieren Sie Ihr Baby, indem Sie ihm zuhören, auch wenn es weint. Lassen Sie sich Zeit es zu verstehen.

Was von Tragetüchern, Schaukeln und Hüpfbällen zu halten ist

Eltern tun viele Dinge, um dem Weinen vorzubeugen, um Weinen zu beenden und um ein Baby zu trösten. Es gibt auf dem Markt ein Angebot an Tragetüchern, Schaukeln und Hüpfbällen, sogar elektronischen Hüpfgeräten und Videos für Babys. Die Konsumindustrie für Babys möchte uns glauben machen, dass wir all diese Dinge brauchen, um zu überleben. Sie wissen, dass Eltern, besonders ängstliche und junge Eltern, versucht sind alles Mögliche zu tun, um ein weinendes Kind zu beruhigen und ein Baby „glücklich" zu machen.

3

Es kann sehr verführerisch sein, Kinder in mechanische Schaukeln oder Hüpfgeräte zu setzen. Diese Babysitter aus dem Laden werden als Helfer der Mutter angepriesen, aber die Ruhe, die sie produzieren, ist künstlich erzeugt und bringt Ihr Baby in einen veränderten Bewusstseinszustand, ähnlich wie ein Schaukelstuhl oder ein Wiege; diese Dinge machen es, wie ich das nenne, zu einem „Zombie". In solchen einschränkenden Geräten kann sich ein Baby nicht frei bewegen. Es ist mehr oder weniger ein Gefangener. Das natürliche, angeborene Verlangen eines Babys sich zu bewegen sollte von der Umgebung nicht behindert werden.

Ich möchte kurz einige der Geräte, die Eltern vielleicht zu benutzen gedenken, vorstellen und diskutieren, was ich für die Nachteile halte:

Babytragegestelle: Wenn Sie ein Tragegestell für Babys benutzen (oder ein Tragetuch), dann hängt Ihr Baby in einer passiven Haltung von Ihrem Körper herunter und kann sich nicht bewegen. Ich setze Liebe mit einfühlender Aufmerksamkeit gleich und nicht nur mit physischer Nähe. Das heisst aber nicht, dass ein Tragetuch in bestimmten Situationen, zum Beipiel wenn man mit dem Baby einkaufen muss, nicht das Mittel der Wahl ist.
Kindersitze oder Hüpfbälle: Auch diese halten ein Kind davon ab, sich auf eine natürliche Weise und selbständig zu bewegen.
Schaukeln: Sie hypnotisieren Kinder mit ihrer Hin- und Herbewegung. Ich finde es gut, wenn Kinder sich dessen bewusst sind, was sie tun und wie sie sich fühlen, auch wenn das, was sie fühlen, Müdigkeit, Hunger oder Frustration ist. Schaukeln fördern Passivität. Was erreicht man, wenn man sein Kind nicht der Realität ins Gesicht sehen lässt? Eine Schaukel ist erst für ein älteres Kind geeignet, das allein auf- und wieder absteigen und sie selbst in Schwung bringen kann. Dabei kann es dann selbst aktiv sein.

Theodor D. Wachs unterstützt diese Idee in seinem Buch *Early Experience and Human Development* (Plenum Press, 1982). Er führt viel Beweismaterial dafür an, dass „physische Einschränkungen der Versuche des Kindes zu forschen – vor allem durch Mangel an räumlicher Freiheit auf dem Boden und möglicherweise durch körperliche Barrieren verursacht –, dazu tendieren in Beziehung zu einer verringerten kognitiv-intellektuellen Entwicklung zu stehen."
Gehhilfen: Der Begriff „Gehhilfe" ist eine falsche Bezeichnung. Es

ist ein Gerät auf Rädern, in dem ein baumelndes Baby über den Fußboden rollt. Um laufen zu lernen muss ein Baby lernen, wie es sein Gewicht tragen und auf einem Fuß balancieren kann. In einer Gehhilfe muss es keins von beiden. Außerdem haben Untersuchungen gezeigt, dass Gehhilfen gefährlich sind.

Die Februarausgabe 1987 von *Child Health Alert* berichtet darüber, dass Untersuchungen in den USA und Kanada gezeigt haben, dass Gehhilfen in der Mehrzahl der Familien mit Kindern benutzt werden und dass – obwohl Eltern sie verwenden, um Kinder vor Schaden zu bewahren – 40 Prozent der Kinder Verletzungen erleiden, von eingeklemmten Fingern bis zu Stürzen von einer Treppe. Da Gehhilfen sich mit einer Geschwindigkeit von einem Meter pro Sekunde bewegen können, können Eltern vielleicht nicht rechtzeitig reagieren, um Verletzungen zu verhindern. Außerdem stellt der Bericht fest, dass Gehhilfen die motorische Entwicklung verlangsamen können.

Ich möchte, dass ein Kind sich natürlich entwickelt und das tut, was es selbst tun kann. Manche Kinder bewegen ihren Kopf hin und her und schaukeln in ihrem Bett, um sich zu beruhigen. Das ist natürlich. Wenn ein Kind in ein Hüpfgerät oder eine mechanische Schaukel gesetzt wird, dann ist es angeschnallt. Und es kann dann vielleicht von künstlichen Mitteln abhängig werden, um sich zu entspannen oder einzuschlafen. Außerdem sind Eltern mit ihrem Kind umso weniger in Kontakt, je mehr Ablenkungen sie zur Verfügung stellen. Lassen Sie zu, dass es sich frei bewegen und sich frei fühlen kann, ohne einer unnatürlichen Position ausgesetzt zu sein.

David, leitender Finanzbeamter und Vater von D. J., 18 Monate, sagt: „Wir hatten immer eine Gehhilfe und einen Hüpfball und versuchten D. J. beim Bewegen, Sitzen und Laufen zu helfen. Wir wollten ihm alle Frustrationen nehmen. Von Ihnen haben wir gelernt uns rauszuhalten, zuzuschauen und ihn sein zu lassen. Als wir das machten, schien er viel zufriedener zu sein und seine Entwicklung begann erst so richtig."

Wenn Sie Ihr Kind weinen lassen und nicht sofort losstürzen, um es zu beruhigen, dann ermutigen Sie es dazu, Fähigkeiten zu entwickeln, mit solchen Situationen selbst fertig zu werden. Es wird entdecken, was es tun kann, damit es ihm besser geht. Wenn man ihm die Gelegenheit und Begleitung gibt, sich selbst zu trösten, kann ein Kind lernen, an seinem Handgelenk oder Daumen zu lutschen, eine tröstende Körperhaltung zu finden oder sich auf einen Gegenstand im Raum zu konzentrieren, wie William A. H. Sammons in *The Self-Calmed Baby* (Little, Brown, 1989) vorgeschlagen hat. Diese Fertigkeiten werden ihm noch lange dienen, nachdem die Schaukel im Schrank verschwunden ist.

Braucht Ihr Baby einen Schnuller?

Der Schnuller ist ein weiterer Gegenstand zum Trösten. In früheren Zeiten waren Schnuller Stoffsäckchen, die mit Mohnsamen gefüllt waren – der Rohstoff der schlaffördernden Droge Morphium –, und Beruhigung trat planmäßig ein. Das Problem mit dem Schnuller heute ist, dass er ein Objekt ist, das dem Kind unpraktischerweise aus dem Mund fällt. Noch unangenehmer ist: Das Kind hat keine Kontrolle über ihn. Eltern entscheiden, wann ihr Kind an ihm saugen sollte, und stecken ihn ihm in den Mund oder nehmen ihn wieder heraus. Wenn man dem Kind den Mund verstopft, bekommt es die Botschaft: „Halt den Mund." Die Eltern entscheiden auch, in welchem Alter er wieder verschwinden sollte.

Der Daumen ist der perfekte, dem Kind von der Natur mitgegebene Schnuller, über den Ihr Kind die Kontrolle hat. Wenn Kinder selbst Entscheidungen treffen, haben sie das Gefühl, dass auch sie Macht haben. Es ist immer das Beste, wenn man ein Kind in seinem Leben Entscheidungen selbst treffen lässt – wenn das sicher und vernünftig ist.

In manchen Kulturen scheint es ein instinktives, soziales Vorurteil gegen Daumenlutschen zu geben. Eine deutsche Kindergeschichte über den „Struwwelpeter", die auf das Jahr 1845 zurückgeht, fällt mir ein, in der einem daumenlutschenden Kind mit einer großen Schere die Daumen abgeschnitten werden. Babys sind von Natur aus Daumenlutscher und saugen oft sogar schon im Bauch der Mutter. Lassen Sie Ihr Kind tun, wozu es von Natur aus den Impuls hat.

Wie Sie Ihr Baby darin unterstützen können, sich selbst zu trösten

Ich glaube, dass es gut ist, ein Baby während seiner wachen Zeiten, die es nicht in seinem Bettchen verbringt, auf seinen Rücken zu legen, auf eine Decke oder einen Quilt oder in seinen Laufstall, drinnen oder draußen, was immer der dafür bestimmte, sichere Platz ist. Auf diese Weise kann es umherschauen und seine Arme und Beine frei bewegen. Es kann seinen Körper und seine Welt erforschen. Stille ist beruhigend. Wenn nötig können Sie mit ihm sprechen, um es zu trösten. Wenn es nicht bei dem leisesten Anzeichen von Unwohlsein hochgenommen wird, wird es lernen sich selbst zu beruhigen. Es klingt einfach, aber es geht. Kinder brauchen nicht ständig gehalten zu werden und wollen vielleicht nicht einmal gehalten werden, wenn sie weinen oder sich aufregen. Eltern assoziieren mit Weinen oft Schmerz. Das Weinen eines Kleinkindes kann in uns Gefühle von Angst oder Schmerz wachrufen, die aus unserer eigenen Kindheit stammen, und wir nehmen dann vielleicht an, dass unser Baby denselben Schmerz erlebt. Bei Babys ist das nicht notwendigerweise so.

Ein Kind kann sich selbst beruhigen, indem es an seiner Decke oder seinem Daumen saugt. Manche Kinder weinen, um sich selbst zu beruhigen. Dies ist gewöhnlich ein stetiges, rhythmisches Weinen. Ein Kind passt sich schnell an das an, was Eltern tun, um es zu beruhigen. Ein elektronisches Hüpfgerät beruhigt es vielleicht, wenn das das Ziel ist, aber es hilft ihm nicht, sich selbst zu helfen. Wie immer bei Babys brauchen sie Zeit, um eine neue Fertigkeit zu lernen. Je mehr Zeit es auf seinem Rücken verbringt, umso mehr wird es sich daran anpassen. Und in dieser Position kann es seine Umgebung erforschen.

Kleinkinder auf ihren Rücken zu legen wirkt auch gut bei Babys, die zu Koliken neigen, denn sie können dann ihre Beine bewegen, um Spannungen im Bauch zu lösen. Der Bauch wird durch die Beinbewegungen massiert.

Wenn Ihr Baby Koliken hat

Es gibt eine Zeit während der ersten paar Monate, in der manche Babys Koliken bekommen, bis ihr Körper lernt, die Luft in ihren Verdauungsorganen loszuwerden. Sie können ein wenig Druck auf den Bauch des Babys ausüben, um zu erreichen, dass die Luft herauskommt, indem Sie eine warme Hand oder einen Waschlappen auflegen. Wenn Sie das Kind auf den Rücken legen, kann es mit seinen Beinen treten, um die Blähungen zu lösen. Es ist manchmal weniger hilfreich, es auf den Arm zu nehmen. Sehr dünner Kamillentee, abgekühlt in einer Flasche gegeben, kann hilfreich sein. Babys mit Koliken brauchen auch eine ruhige Umgebung, denn sie sind gegenüber Überstimulierung besonders empfindlich.

Zina, eine frühere Grundschullehrerin und Mutter von Emily, 10 Monate, sagt: „Von Geburt an weinte Emily wirklich laut und schrill über alles, was sie störte, sodass es schwer war herauszufinden, was sie wollte. Es war schwer sie zum Schlafen zu bringen, Sie begann dann zu rülpsen und zu spucken und sich selbst aufzuwecken. Die Kinderschwester, die für ihre zweiwöchentliche Untersuchung zu uns nach Hause kam, legte ihre Hand auf Emilys Unterleib und sagte, sie könne die Luft spüren. Eines Tages fing Emily um vier Uhr nachmittags an zu weinen und hörte bis abends um elf nicht auf. Danach hatte ich jedes Mal, wenn sie anfing zu weinen, diese Angst, wenn sie nicht gleich aufhörte, würde sie endlos weinen. Als Ergebnis nahm ich die Gewohnheit an, sie sofort zu stillen oder hochzunehmen, wenn sie anfing zu quengeln. RIE half mir aus dieser Gewohnheit wieder herauszukommen. Ich lernte zu warten und zu versuchen herauszufinden, was los war. Ich gab ihr eine Chance, das Problem zu lösen, ohne sofort aufzuspringen, um sie hochzunehmen und zu schaukeln."

Es gibt ein Mantra, das sie benutzen können: „Auch dies wird vorbeigehen." Koliken hören nach den ersten paar Monaten von allein wieder auf.

„Plötzlicher Kindstod" und wie Sie ihm vorbeugen können

In den letzten Jahren hat es viele Kontroversen darüber gegeben, was die sicherste Position für ein kleines Baby ist: Bauch, Seite oder Rücken. Der so genannten plötzliche Kindstod stand im Mittelpunkt der Diskussion. Ich bin immer eine Vertreterin der Auffassung gewesen, dass man kleine Babys auf ihren Rücken legen sollte, zum Schlafen wie auch in Wachzeiten.

Unter Medizinern gibt es zunehmende Unterstützung dafür, dass man diese Position statt der Seiten- oder Bauchlage wählen sollte, um den Kindstod zu vermeiden. Eine neuere Studie, die umfangreichste ihrer Art, erfasst mehr als 350.000 Geburten während zweier Jahre, wurde von Peter Fleming an der Universität Bristol in England durchgeführt und im *British Medical Journal* publiziert. In ihr fand Fleming heraus, dass das Risiko des Kindstodes um 50 Prozent reduziert wird, wenn man ein Baby auf seinem Rücken statt auf der Seite oder auf dem Bauch schlafen lässt. Folge dieser Untersuchung war eine Kampagne in England („Back to Sleep"). Als Ergebnis zunehmenden öffentlichen Bewusstseins ist die Häufigkeit dieser Todesart in England in den letzten fünf Jahren um zwei Drittel zurückgegangen (*Los Angeles Times*, 26. Juli 1996).

Ende 1996 bestätigte die *American Academy of Pediatrics* (AAP) ihre „back-to-sleep"-Empfehlung. In der Februar/März-Ausgabe 1997 von *Healthy Kids* stellte Robert Hannemann, Präsident der AAP, fest, dass seit 1992 in den USA die Fälle von plötzlichem Kindstod um fast 30 Prozent zurückgegangen sind.

Bedenken Sie, dass es andere Risikofaktoren für diesen plötzlichen Kindstod gibt, wie Rauchen der Eltern, das feste Einwickeln des Babys in Betttücher und ein Mangel an Vorsorge vor der Geburt. Allerdings kann es aus bestimmten medizinischen Gründen nötig sein, dass ein Kleinkind auf seinem Bauch schläft. Besprechen Sie dies auf jeden Fall mit Ihrem Kinderarzt.

Eltern haben mich gefragt, was sie tun sollten, wenn ihr Baby lieber auf seinem Bauch schläft und protestiert, wenn sie es auf den Rücken legen. Ein Baby kann sich an bestimmte Positionen gewöhnen, in die man es gebracht hat, bevor es alt genug war, sich allein auf den Bauch zu drehen. Oder Eltern interpretieren oder missinterpretieren, was ihr Baby möchte. In jedem Fall ist das

Schlafen auf dem Bauch am wenigsten sicher, deshalb würde ich nicht dazu raten, ein kleines Baby auf den Bauch zu legen. Natürlich trifft ein älteres Baby, das sich allein umdrehen kann, seine eigene Entscheidung und man sollte es nicht davon abhalten, auf seinem Bauch zu schlafen.

Können wir unsere Babys verwöhnen?

Wenn wir an verwöhnte Kinder denken, dann denken wir an die, die grob oder dickköpfig sind, die sich anscheinend nur um sich selbst drehen. Wie kommt es zu diesem Prozess, der ein kleines Baby, das die Welt ganz neu erfährt, in ein Kind verwandelt, mit dem niemand zusammen sein möchte?

Ich meine mit einem verwöhnen Kind eines, dessen Fähigkeit mit der Welt umzugehen beschädigt oder verdorben worden ist. Vielleicht haben sich seine Eltern so sehr Sorgen gemacht, dass sie versucht haben, jedes Hindernis oder jede Herausforderung aus seinem Weg zu räumen. Vielleicht haben sie sich angewöhnt, Unterhalter zu sein, oder so viel Ablenkungen angeboten, dass es seine natürliche Neugier verloren und niemals gelernt hat, wie es sich selbst unterhalten kann. Vielleicht haben sie sein Spiel und seine Erfahrungen zu sehr bestimmt, sodass es sich niemals frei gefühlt hat. Oder vielleicht haben Sie keine angemessenen Grenzen gesetzt.

Auf Ihr Baby in liebevoller Weise einzugehen ist nicht dasselbe wie es zu verwöhnen. Es zeigt Ihre Liebe. Während Sie sich um seine Bedürfnisse kümmern, lassen Sie ihm den Raum, die Zeit und die Unterstützung das zu tun, was es allein tun kann – ob es sich selbst tröstet, weint, wenn es weinen muss, oder seine Umgebung erforscht. Durch Beobachtung werden Sie lernen, die feine Linie zwischen seinen Bedürfnissen und den Ihren zu erkennen, und Sie werden lernen, wie Sie ihm helfen können sich selbst zu helfen.

Die Mühe wird sich gelohnt haben, wenn Ihr Kind zu einem Menschen mit Selbstvertrauen heranwächst, der seine Eltern respektiert, weil sie es respektiert haben.

Die „neugeborenen" Eltern

Nehmen wir einmal an: Sie sind soeben mit Ihrem Baby aus der Klinik oder einem Geburtshaus nach Hause gekommen. Davon haben Sie geträumt: dieses neue, kleine Wesen in Ihrer Familie willkommen zu heißen. Das bedeutet für alle Beteiligten eine große Anpassungsleistung, für die Mutter und den Vater wie für das Baby; Sie sind nun sozusagen „neugeborene" Eltern.

Der Körper der Mutter heilt nach der Geburt des Babys und erholt sich von den hormonellen Veränderungen. Ihre Milch kommt und sie ist vielleicht müde. Der Vater stellt sich nun ebenfalls um, auf das Baby und darauf, dass seine Frau jetzt eine Mutter geworden ist. Beide Eltern haben gerade eine emotionale Achterbahn hinter sich und sind vielleicht körperlich und emotional ausgelaugt, und das umso mehr, wenn es bei der Geburt Komplikationen bei der Mutter oder dem Kind oder beiden gegeben hat. Es war einmal üblich, dass die Mutter, wenn sie in einem Krankenhaus entbunden hatte, sich dort mindestens zehn Tage ausruhte und erholte. Leider sind (in den USA) jetzt zweitägige Aufenthalte die Norm.

Die Zeit nach der Rückkehr aus dem Krankenhaus kann eine Zeit großer Ängstlichkeit wie auch eine Zeit großer Freude sein. Wenn man ein Baby bekommt, bringt das eine sehr bedeutsame Veränderung im Leben mit sich. Elternschaft ist eine Beziehung für immer. Nehmen Sie sich Zeit, sich darauf vorzubereiten.

Hilfe für den Haushalt suchen

Es ist wichtig früh genug zu planen, dass man Hilfe im Haushalt hat, sei es eine Freundin, die kocht, sei es die Großmutter, die auf das Baby aufpasst, während die Mutter schläft, oder sei es eine Nachbarin, die beim Einkaufen hilft. „Neugeborene" Eltern sollten nichts anderes tun als sich auf ihr Kind und aufeinander zu konzentrieren. In vielen Ländern stellt die neue Familie eine *doula* an – das ist ein griechisches Wort und bedeutet: „jemand, der dient". Eine *doula* ist dazu da, die Mutter zu „bemuttern" – ihr im Haushalt zu helfen. Manche *doulas* helfen auch bei den Wehen und bei der Entbindung. Eine *doula* versorgt und unterstützt die Mutter, damit die junge Mutter und der junge Vater Zeit mit ihrem Baby verbringen können. Der neuen Familie wird auf diese Weise Respekt erwiesen.

Für „neugeborene" Eltern haben während der ersten Wochen Ruhe und Stille Vorrang. Je länger beide Eltern sich Zeit nehmen können, um sich auszuruhen und mit ihrem Baby zusammen zu sein, umso besser. Um ihr Kind mit Respekt behandeln zu können müssen Eltern zuerst sich selbst mit Respekt behandeln.

Versuchen weniger zu tun

Unsere Gesellschaft sagt uns, wir sollten vor allem aktiv sein: machen, machen, machen. Eine Menge tun. Noch mehr tun. Und wenn man nicht aktiv ist, soll man wenigstens so tun, als wäre man aktiv. Geschäftigkeit gilt als Tugend und wenn man nicht geschäftig ist, dann gilt man als faul. Faulheit oder was als Faulheit angesehen wird – oft nur ein langsameres Tempo –, wird in unserer schnelllebigen Zeit nicht wertgeschätzt.

Ich glaube, dass es wichtig ist langsamer zu werden und weniger zu tun. Nach der Geburt ihres Kindes brauchen Eltern Zeit zum Heilen, physisch, mental und emotional. Lassen Sie äußere und unwichtige Dinge weg. Halten Sie Ihr Kind während der ersten zweieinhalb Jahre die meiste Zeit über zu Hause. Sorgen Sie für einen sicheren Spielbereich und einen Platz zum Spielen draußen. Führen Sie ein einfaches Leben. Manche Menschen nennen das vielleicht langweilig. Es ist aber bestimmt nicht langweilig für Ihr

Kind. Kinder brauchen Regelmäßigkeit. Auf diese Weise entwickeln sie innere Rhythmen von Schlafen, Hunger und Sättigung. Gewohnheit und Regelmäßigkeit hilft ihnen sich langsam in einen Zeitplan einzuleben, der auf wechselseitiger Anpassung beruht.

Ich vertrete die Auffassung, dass Kinder Schlaf, Ruhe und Stille brauchen. Statt unsere Babys zu stimulieren sollten wir die enormen Veränderungen respektieren, zu denen es kommt, wenn ein Kind den Übergang vom Mutterleib in die Welt macht, und ihn langsam geschehen lassen. Weniger mit Ihrem Baby zu tun (weniger an geplanten Aktivitäten und Unterbrechung seines Spielens) bedeutet, dass Sie auch selbst weniger tun.

Eltern bekommen vielleicht Angst bei dem Gedanken, mit ihrem Kind zu Hause zu bleiben, und fürchten, sie verlören ihren Schwung zu arbeiten oder andere Ziele zu verfolgen. Ich würde ihnen raten, sich keine Sorgen zu machen. Wenn Sie ein kleines Kind haben, möchten Sie vielleicht mit Ihrem ganzen Wesen mit Ihrem Kind zusammen sein. Wenn Ihr Kind heranwächst und unabhängiger wird, schwingt das Pendel gewöhnlich in die andere Richtung.

Bleiben Sie gelassen und freuen Sie sich an Ihrem Kind. Lassen Sie es sich an seine neue Welt anpassen, so wie Sie sich an das Kind anpassen.

Sich Zeit nehmen

Indem Sie langsam werden und sich Zeit nehmen, erweisen Sie nicht nur Ihrem Kind einen großen Dienst, sondern auch sich selbst. Dadurch dass Sie Ihr Kind beobachten, seine kleinen Zeichen lesen lernen, und sich nicht gleich einmischen, um zu versuchen, jedes Problem, das ihm begegnet, zu lösen gestalten Sie für Ihr Kind eine Umgebung, die nach innen orientiert ist und in der es aufblühen wird. Sie sparen auch Ihre eigene Energie für die Zeiten auf, wenn Sie sie brauchen. Versuchen Sie in Ihren Zeitplan „Sperrzeiten", Zeitreserven einzubauen, die Ihnen dieses wichtige Zusammensein mit Ihrem Kind (ohne gehetzt zu sein) ermöglichen.

Geralynn, 32, Dozentin für Entwicklungspsychologie und Mutter von Delanie, 2, wurde Hausfrau, als sie ihr Kind bekam, und bemerkt: „Das Wichtigste, was ich von RIE gelernt habe, ist zu warten. Im Zweifelsfall, wenn ich nicht weiß, was meine Tochter braucht, und besonders wenn ich in Eile bin und vielleicht ihre Signale missverstehe, dann atme ich tief durch, warte und beobachte sie. Delanie hat ganz früh gelernt, was das Wort bedeutet, weil sie mich so oft zu mir selbst hat sagen hören: „Warte."

Abraham Lincoln hat einmal gesagt: „Nichts Wertvolles kann dadurch verloren gehen, dass man sich Zeit nimmt."

Auf das Weinen Ihres Kindes hören

Ich glaube nicht, dass ich zu viel über Weinen sprechen kann. Es ist einer der schwierigsten Bereiche, mit dem junge Eltern umgehen lernen müssen. Eine Geschichte ist manchmal ein besserer Lehrer, deshalb erzähle ich hier noch eine.

Ich erinnere mich an eine Eltern-Kind-Gruppe bei RIE, in der es viele Paare gab, die zum ersten Mal Eltern geworden waren, und kleine Babys, ungefähr fünf, sechs Monate alt. Ich sah zu, wie eines der Babys, das auf einer mit einem Tuch bespannten Matte lag, anfing zu quengeln, was sich zu einem Weinen steigerte. Die Mutter sah besorgt aus und wendete sich an ihren Mann: „Was meinst du, was sie braucht?", fragte sie ihn.

Der Mann betrachtete das Baby nachdenklich: „Ich weiß nicht. Sie ist gefüttert worden, hat aufgestoßen und ihre Windel ist gewechselt." Sie beobachteten beide einen Moment lang ihr weinendes Baby und wandten sich dann an mich.

„Was sollen wir machen?", fragte die Mutter.

„Vielleicht friert sie", meinte ich, denn ich bemerkte, dass es draußen auf der Plattform angefangen hatte windig zu werden.

Die Mutter zog eine Decke aus der Windeltasche, deckte das Baby zu und sah dann mich an: „Oh je! Ich habe vergessen es ihr zu sagen."

Ich lächelte und sagte: „Das ist verzeihlich."

Das Baby weinte weiter und die Mutter sah mich wieder an. „Wie lange soll ich sie weinen lassen?"

„So lange, wie Sie es mit anhören können", sagte ich. „Wenn Sie nicht glauben, dass sie wirklich etwas Ernstes hat. Weinen ist ihre Sprache. Für mich ist es in Ordnung, wenn sie weint, wenn Sie sie damit nicht alleine lassen. Es bedeutet nicht, dass sie Schmerzen hat."

Ich beobachtete, wie die Mutter etwa eine Minute wartete und dann ihrer Tochter sagte, sie werde sie jetzt hochnehmen. Wie beim Dominoeffekt stimmten die anderen Babys ein und fingen auch an zu weinen, eins nach dem anderen.

„Sie machen eine Symphonie", sagte ich. Die Eltern lachten, manche nervös. Ich konnte sehen, dass es ihnen schwer fiel ihren Kindern beim Weinen zuzuhören.

In der Gruppe ging es zu wie bei Ebbe und Flut. Es gab Momente der Ruhe, wenn die Babys hinauf in den Gummibaum über der Plattform schauten und seine Muster von Licht und Schatten betrachteten. Dann wieder untersuchten sie ihre Hände, langten nach Spielsachen in ihrer Nähe oder schliefen. Es gab Momente wie die, die ich beschrieben habe, wenn alle Kinder weinten. Es gab einen Moment, als eine Mutter Tränen der Frustration vergoss, weil sie nicht in der Lage war ihr weinendes Kind zu beruhigen. „Es ist sehr schwer für Sie Ihr Kind weinen zu hören", sagte ich zu ihr. Unsere Unterstützung half ihr da hindurch.

Als ich da saß und die Gruppe beobachtete, fragte mich einer der Väter, wie ich während all des Weinens so da sitzen könne. „Sie müssen daran gewöhnt sein", sagte er.

„Ich mache es schon sehr lange", antwortete ich. „Aber ich weiß auch, dass Weinen in Ordnung ist. Es gehört dazu, wenn man ein Baby ist. Einem Kind erlauben zu weinen und es dabei nicht zu verlassen ist für Eltern und Kinder gesund."

Das ist vielleicht eine Lektion, die schwer zu lernen ist – dem Weinen Ihres Kindes zuzuhören –, aber schließlich werden Sie verstehen, was es Ihnen sagt. Nehmen Sie sich Zeit dafür.

Eigenschaften guter Eltern

Ich bin oft gefragt worden, welche Eigenschaften gute Eltern haben sollten. Ich halte Optimismus für eine gute Eigenschaft. Vertrauen in sich selbst ist auch wichtig. Wenn ein Vater oder eine Mutter einmal versagt oder einen Fehler macht, können sie sagen: „Das nächste Mal gebe ich mir mehr Mühe oder passe besser auf." Es ist hilfreich auf natürliche Weise optimistisch zu sein, ohne dabei nachlässig oder gedankenlos zu werden.

Aber niemand ist immer ein idealer Vater oder eine ideale Mutter. Eltern werden müde, regen sich auf und sind frustriert. Im wirklichen Leben passieren Fehler. Menschen werden ärgerlich, manchmal zu Unrecht. Die Begegnung mit der Echtheit der Eltern, ob in der Form einer negativen oder einer positiven Emotion, bereitet ein Kind auf das Leben vor. Ist das Leben fair? Manchmal nicht. Sie müssen dann Frieden schließen und weitergehen.

Seien Sie mit Ihrem Kind aufrichtig. Es ist in Ordnung zu sagen: „Ich bin gerade müde. Ich höre dir zu, aber ich bin müde." Das lehrt ein Kind Realität. Sie müssen auch auf Ihre eigenen Bedürfnisse hören. So werden Sie ihm helfen, auf seine zu hören.

Die folgenden Vorschläge bieten Orientierungspunkte dafür, wie Sie Ihre Aufgabe als Eltern gut erfüllen können:

1. Fühlen Sie sich sicher, aber werden Sie nicht rigide. Eltern, die sich sicher fühlen und deren eigene Bedürfnisse befriedigt sind, können sich besser entspannen. Sie fühlen sich flexibler und sind besser in der Lage mit ihrem Kind umzugehen. Mit Flexibilität kann man mit jeder Lebenssituation besser fertig werden als mit Rigidität. Ihr Kind verändert sich jeden Tag ein bisschen. Wenn Sie auf die Wochen, Monate und Jahre des Elternseins zurückschauen, dann kommt es Ihnen so vor, als wäre die Zeit verflogen. Kinder wachsen schnell. Es ist hilfreich, wenn Eltern so flexibel sind, sich den Anforderungen eines jeden Tages zu beugen, sich anzupassen und zu verändern was nötig ist.

2. Seien Sie tolerant, aber setzen Sie auch Grenzen. Berücksichtigen Sie die jeweilige Entwicklungsphase Ihres Kindes und seinen Zustand (das heißt den physischen Zustand – sei es dass Ihr Kind krank ist oder gerade Zähne bekommt – oder seine Stimmung). Grenzen sind wichtig, damit Ihr Kind sich der Regeln bewusst ist. Erkennen Sie jedoch immer an, was es möchte, auch wenn Sie es das nicht tun lassen oder es nicht bekommen kann, was es möchte. Sie könnten zum Beispiel sagen: „Du möchtest jetzt gleich aus dem Auto springen, aber ich lasse dich das nicht tun, weil es gefährlich ist." Wünsche sollten anerkannt und angenommen, aber Regeln sollten dabei nicht übergangen werden.

3. Seien Sie erreichbar, aber nicht aufdringlich. Erreichbar sein bedeutet, dass Sie bei Ihrem Kind sind ohne zu versuchen ihm zu diktieren, was es tun oder womit es spielen sollte (solange es sicher ist). Diesen inneren Zustand der Erreichbarkeit, ohne aufdringlich zu sein, muss man erst lernen. Es gibt jedoch einen großen Unterschied zwischen aufmerksamen Eltern, die beobachten, und Eltern, die ihr Kind verlassen. Aufmerksame Eltern sind achtsam und auf das eingestellt, was ihr Kind tut. Sie haben die Entscheidung getroffen, das Kind allein forschen zu lassen und nicht einzugreifen, außer wenn eine Veränderung der Situation, wie die Notwendigkeit weg zu gehen oder schlafen zu gehen, es plausibel macht.

4. Seien Sie geduldig, aber sich selbst treu. Ihre Geduld, auch wenn es manchmal schwer ist, sie zu bewahren, unterstützt Ihr Kind in seinem Wachstum und Selbstvertrauen, indem sie ihm Zeit lässt, seine inneren Prozesse durchzumachen. Wir alle haben jedoch individuelle Stärken und Schwächen. Diese kommen ins Spiel, wenn wir mit unseren Kindern interagieren. Seien Sie so geduldig, wie Sie können, aber seien Sie sich auch der Verhaltensweisen bewusst, die Sie wirklich stören, und fühlen Sie sich frei, darauf zu reagieren. Überlegen Sie erst, wie Sie es dem Kind am besten sagen, aber lassen Sie es die Realität der Situation wissen, indem Sie etwa sagen: „Ich möchte nicht, dass du deine Schuhe auf die Couch setzt. Der Stoff wird schmutzig." Oder: „Ich möchte nicht, dass du Essen vom Tisch mitnimmst. Ich möchte, dass du hier am Tisch isst." Respektieren Sie die Stellen, an denen Sie selbst verletzlich sind.

5. Seien Sie realistisch, aber konsequent in Ihren Erwartungen. Erwarten Sie nur, was Ihr Kind fertig bringen kann. Wenn es nur krabbeln kann, dann erwarten Sie nicht von ihm, dass es läuft, und helfen Sie ihm auch nicht zu laufen. Drücken Sie konsequent aus, welches Verhalten Sie erwarten – sei es seine Kooperation beim Wickeln oder dass es das Essen auf dem Tisch lässt. Erziehung bedeutet, dass Sie ein bestimmtes Ziel haben und beständig mit Ihrem Kind daran arbeiten, dieses Ziel zu erreichen ohne Gewalt oder Macht anzuwenden. Es ist schwieriger ruhig zu bleiben, wenn Sie müde oder ärgerlich sind. Wenn Sie Ihre eigenen Bedürfnisse konsequent erfüllen (genug Schlaf, Zeit zur Entspannung oder einfach Freizeit von der Versorgung Ihres Kindes zu bekommen), ist es wahrscheinlicher, dass es Ihnen gelingt mit Ihrem Kind konsequent zu sein.

6. **Seien Sie so weise neuen Moden zu widerstehen.** Wenn ein neues Buch oder eine neue Idee populär wird, können sich Eltern gedrängt fühlen dies auszuprobieren. Leitmotive unserer Gesellschaft wie „Immer weiter" und „Je schneller und früher, desto besser" begünstigen diese Mentalität, sich an Moden zu orientieren. Seien Sie so klug und widerstehen Sie flüchtigen Moden. Einfachheit, Beobachten und Zeithaben ohne Eile veralten nie.

7. **Versuchen Sie ein Gleichgewicht zwischen Zeit von besonderer Qualität für Ihr Kind und auch für sich selbst zu erreichen.** Wenn Sie nur geben, werden Sie erschöpft sein. Es ist hilfreich, wenn beide Eltern bei der Begleitung ihres Kindes zusammenarbeiten und so beide auch Zeit für sich selbst haben können. Sie können überlegen, ob Sie für ein paar Stunden eine Pflegeperson anstellen, damit Sie Zeit für sich allein haben können. Oder organisieren Sie mit anderen Eltern wechselseitiges Babysitten. Versuchen Sie Möglichkeiten zu finden, wie Sie sich an Ihrem Kind freuen können, ohne sich ganz zu verausgaben.

8. **Versuchen Sie einen Zustand von Selbstrespekt zu erreichen und erweisen Sie Ihren Kindern den gleichen Respekt.** Respektieren Sie Ihre eigenen Stärken und Schwächen ebenso wie Ihre Neigungen und Abneigungen. Machen Sie sich Ihr Leben so leicht und einfach wie möglich. Dann ist die Wahrscheinlichkeit viel größer, dass Sie Ihr Kind respektieren und bessere Eltern werden. Wenn Sie zufrieden und glücklich sind, werden Sie mit Ihrem Kind eher auf eine gesunde Weise umgehen. Und es ist auch wichtig, dass Sie Ihren Humor behalten.

Ausgehen und sich vergnügen

Mit Babys zu leben ist schwierig. Eltern sollten keine Schuldgefühle dabei haben, wenn sie das denken oder empfinden. Auch kleine Engel gehen heiligmäßigen Eltern gelegentlich auf die Nerven.

Die „neugeborenen" Eltern

Babys können sehr anstrengend sein – das sage ich, wenngleich ich Babys liebe und gerne mit ihnen zusammen bin. Elternsein ist jedoch ein Vierundzwanzig-Stunden-Job, und das sieben Tage die Woche. Eltern müssen immer da sein. Sie haben keine Pause.

Wir leben in einer Zeit, in der die im weiteren Sinne zur Familie gehöhrenden Menschen meist räumlich weit voneinander getrennt leben. In vergangenen Zeiten lebten große Familien zusammen und auch Großeltern, Tanten, Vettern und Basen kümmerten sich um die Kinder. Mütter und Väter waren nicht die einzigen, die sich um sie kümmerten, wie es heute in vielen Familien ist und was die Belastung der Eltern noch verstärkt.

Ich schlage vor, Sie suchen sich eine dem Kind bekannte Pflegeperson, der Sie vertrauen können, und gehen aus und vergnügen sich, ein- oder zweimal die Woche. Gehen Sie tanzen, gehen Sie ins Kino. Verlassen Sie ab und zu die häusliche Umgebung. Sie werden erfrischt heimkommen und froh sein, wieder mit Ihrem Kind zusammen zu sein. Kinder aufzuziehen ist nicht leicht und es ist wichtig, für sich selbst zu sorgen.

Möglichkeiten schaffen, Zeit alleine zu verbringen

Eines der Grundprinzipien von RIE ist es, den Kindern Zeit für nicht unterbrochenes Spielen zu geben. Die Kinder können das sehr gut an einem sicheren Platz tun, ganz allein, wenn Sie gelegentlich nach ihnen schauen. Sie können Ihr Baby, solange es noch nicht sehr mobil ist, auf eine Decke an einen sicheren, mit einem Gitter gesicherten Platz oder in einen Laufstall legen und ihm sagen, dass Sie das Zimmer für ein paar Minuten verlassen. Wenn es ein bisschen älter ist und sich umherbewegen kann, können Sie einen Ball oder ein paar einfache Spielsachen in seine Reichweite legen. Ein älteres Kleinkind oder ein Kind, das schon laufen lernt, kann in seinem sicheren Bereich oder Zimmer alleine spielen. So entwickelt sich eine Gewohnheit, die es beibehält, wenn es größer wird. Und Sie machen sich Ihr Leben leichter, indem Sie es darin unterstützen autonom zu werden.

Geralynn, die Mutter, die ich bereits zitierte, berichtet: „Seit Delanie drei Wochen alt war, legte ich sie in ein Laufgitter und ließ sie allein spielen. Ein Besucher von auswärts hat einmal bemerkt: 'Ich habe noch nie ein so kleines Kind so lange allein spielen gesehen.' Das bestätigt etwas, was Sie einmal in einem Kurs über Kleinkinderziehung am College gesagt haben, dass man nämlich kleine Kinder auf den Rücken legen solle, damit sie ihren Körper und ihre Welt erforschen können. Mit zwei Monaten hat Delanie schon 30 bis 35 Minuten allein gespielt. Nach dem, was ich gesehen habe, beginnt die Fähigkeit, sich am Alleinsein zu erfreuen, schon im Kleinkindalter; ich sage das, obwohl ich gelesen habe, dass die Forschung meint, das beginne erst im Schulalter."

Die Prinzipien von RIE nutzen

Wenn Sie dem an Respekt orientierten RIE-Ansatz für Kleinkinderziehung folgen, machen Sie sich Ihr Leben leichter, auf kurze und auf lange Sicht. Wenn Sie Ihr Kind sich selbst beruhigen, Zeit allein verbringen und seine Konflikte selbst durcharbeiten lassen, wird es auch lernen, mit sich selbst zufrieden zu sein. Wenn Sie das Fundament so legen, wie ich es empfehle, glaube ich, dass es ein glücklicheres, kooperativeres Kind werden wird.

Patty, Professorin für Entwicklungspsychologie am *Los Angeles City College* und Mutter von Laurel, 15, und Robert, 23, berichtet:

„Mein Sohn war zehn Monate alt, als ich RIE kennen lernte. Ich hatte schon bestimmte Muster mit ihm entwickelt – ich schaukelte und stillte ihn in den Schlaf und er beherrschte die Familie. Bei meiner Tochter fing ich an, von Beginn an dem RIE-Ansatz zu folgen. Sie hatte einen sicheren, abgeteilten Bereich zum Spielen. Ich brachte sie zum Schlafen wach in ihr Bett. Für micht ist es unschätzbar, beide Erfahrungen gemacht zu haben, vorher und nachher, denn wenn ich den RIE-Ansatz unterrichte, haben meine Studenten es mit jemandem zu tun, der beides persönlich erfahren hat. Laurel war eine ziemlich aktive kleine Person, die eine zuverlässige

Umgebung und regelmäßigere Zeiten brauchte als mein Sohn. Ich habe das Gefühl, ich habe meinen Sohn zu sehr bemuttert. Ich hatte ihn auf dem Küchentisch, wenn ich das Essen kochte. Ich hatte nie die Gelegenheit ihn zu sehen, wie er die Arme nach mir ausstreckte, um auf den Arm genommen zu werden, weil ich niemals lange genug wartete."

Becky meint: „RIE gab mir die Erlaubnis müde zu sein, nicht die vollkommene Mama zu sein, mich um mich selbst zu kümmern. Es hat sich darauf ausgewirkt, wie ich als Therapeutin arbeite, insofern als ich das Vertrauen habe, dass meine Klienten die Antworten selbst haben, und ich warte ab, um zu sehen, wie sie ein Problem lösen werden."

Zina fügt hinzu: „Weil ich an der Schule unterrichtet und mein ganzes erwachsenes Leben lang mit Kindern zu tun gehabt hatte, dachte ich, es wäre leicht Mutter zu sein. Emily war ein Baby, das zu Koliken neigte, das keine regelmäßigen Schläfchen kannte oder die Nacht durchschlief, bis sie zwei war. Ich lernte mich zurückzuhalten und sie besser kennen zu lernen, mich nicht in ihr Spielen mit anderen Kindern einzumischen und ihrem Urteil zu vertrauen. Ich lernte, eine bessere und weniger nervöse Mutter zu werden."

Iris, halbtags arbeitende Büroleiterin, Mutter von Angelica, 18 Monate, sagt: „Nur in sehr wenigen Büchern über das Selbstwertgefühl von Kindern und effektives Elternsein geht es darum, wie man mit einem Baby umgehen soll. In den meisten steht im Vordergrund, wie man sich mit einem älteren Kind auseinander setzt. Selbstwertgefühl beginnt in der Kindheit. RIE hat dieses wichtige Prinzip beachtet und wendet es auf Babys an. Weil Sie so viele Jahre Erfahrung haben, stellen Sie alles in eine langfristige Perspektive, während Eltern mehr auf das unmittelbare Problem fokussiert sind."

Elisabeth Memel, Kleinkindspezialistin und RIE-Lehrerin, hat in ihrer Magisterarbeit mit dem Titel „RIE und die Familie: die

Wirkung der Unterstützung durch die Familie auf Eltern und sehr kleine Kinder" (1991, *Pacific Oaks College*, Pasadena, CA) das sehr niedrige Stressniveau von RIE-Eltern dokumentiert. Das Instrument, das sie verwendet hat, war *The Parenting Stress Index/Short Form*, publiziert von der Universität von Virginia im Jahr 1990. Im Vergleich mit den 800 Familien in der standardisierten Norm zeigten die 23 Familien aus den RIE-Eltern-Kind-Gruppen niedrigere Stressniveaus durch starkes Abweichen von Testaussagen wie den folgenden:

- Mein Kind scheint mehr als andere Kinder zu weinen oder zu quengeln.
- Mein Kind stellt mehr Forderungen an mich als andere Kinder.
- Mein Kind regt sich leicht über Kleinigkeiten auf.
- Der Zeitplan meines Kindes für Essen und Schlafen war viel schwerer zu etablieren, als ich mir vorgestellt habe.

Die Schlussfolgerung dieser (nicht publizierten) Arbeit ist, dass „RIE eine sehr starke Auswirkung auf die Menschen hatte, die an dieser Studie teilnahmen".

Sich selbst respektieren

Damit Sie genug Energie haben, um Ihr Kind zu begleiten und zu respektieren, müssen Sie zuerst sich selbst respektieren. Kümmern Sie sich um sich selbst und Ihre Bedürfnisse, und zwar ohne Schuldgefühle. Seien Sie freundlich zu sich selbst und verzeihen Sie sich. Elternsein ist keine Wissenschaft. Vielmehr ist es ein Lernprozess, der ein Leben lang dauert.

Wenn Sie tagsüber arbeiten, dann behalten Sie genügend Energie für das Zusammensein mit Ihrer Familie übrig. Versuchen Sie Menschen zu finden, die Sie bei der Betreuung des Babys unterstützen, während Sie sich ausruhen oder ausgehen. Initiieren Sie eine Zusammenarbeit mit zwei oder drei anderen Müttern, mit denen Sie sich in der Kinderbetreuung abwechseln. Es ist in Ordnung, wenn Sie manchmal das Gefühl haben, dass es Ihnen reicht und Sie entnervt sind. Zuerst fühlen sich die Tage und besonders die Nächte endlos an, aber das Baby wächst und verändert sich und die nächste Entwicklungsstufe mit neuen Herausforderungen beginnt. Bei Babys hat man ein verändertes Zeitgefühl. Ein Tag dauert ewig und die Jahre vergehen wie im Fluge. Was immer Sie auch durchmachen, denken Sie daren: Auch das wird vorübergehen.

Ungefähr nach den ersten drei Monaten, am Ende der für Sie wie für Ihr Kind „neugeborenen" Phase, lernt es sich an Sie und sein Zuhause anzupassen. Seine Tage und Nächte werden übersichtlicher und das Familienleben bekommt eine in gewissem Sinn überschaubare Routine. Ihr Baby hat Ihnen sein erstes Lächeln geschenkt und die schlaflosen Nächte scheinen sich zu lohnen. Sie sind auf dem Weg erfahrene Eltern zu werden.

# Die ersten Monate mit Ihrem Baby

Nach der Neugeborenen-Phase hat Ihr Baby sich an das Leben „draußen" gewöhnt. Seine ruckartigen Reflexe haben sich gegeben und seine Bewegungen sind fließender geworden. Es wird sich seiner Umwelt mehr bewusst. Wenn seine Bedürfnisse erfüllt werden und wenn Sie ihm zur Verfügung stehen und auf es eingehen, fühlt es sich sicher.

Dieses und die folgenden zwei Kapitel über die Entwicklung des Kindes betrachten Kinder eher im Hinblick auf ihre Entwicklungsstufen als auf ihr Alter, da Kinder sich verschieden schnell entwickeln, und Sie sollten nur das erwarten, was für Ihr Kind angemessen ist, ohne Vergleiche anzustellen.

Am Ende dieser Neugeborenen-Phase fängt Ihr Baby an sich umherzubewegen und sich vom Rücken auf die Seite zu rollen. Danach wird es sich auf seinen Bauch rollen und schließlich wieder auf seinen Rücken. Falls es genügend Platz dazu hat, wird ein Baby sich so durch ein ganzes Zimmer rollen. Wenn es auf seinem Bauch liegt, wird es lernen sich hochzudrücken und sich mit seinen Unterarmen abzustützen und es wird schließlich anfangen zu krabbeln. Das ist die gewöhnliche Abfolge der grobmotorischen Entwicklung bei einem Baby, wenn es diese Phase auf natürliche Weise durchlaufen kann. Es gibt einen großen Spielraum für den Zeitpunkt, wann ein Kind bestimmte motorische Fertigkeiten erwirbt. Manche Babys bewegen sich vielleicht viele Monate lang nicht und manche lernen ziemlich früh zu rollen und zu krabbeln.

Ich bin der Überzeugung, dass es gut ist, wenn Sie Ihrem Baby einen sicheren Raum geben, in dem es spielen kann, und wenn Sie es sich frei bewegen und entwickeln lassen, ohne ihm dabei zu helfen. Verzichten Sie darauf, es mit Hilfe von Kissen in eine sitzende Position zu bringen oder ihm beim Rollen zu helfen. Es hat einen angeborenen Drang, diese Entwicklungsschritte zu durchlaufen, und ein angeborenes Wissen, wie es dies auf eine Weise tun kann, die „richtig" für es ist. Es macht dies in seinem eigenen Tempo und es hat Freude daran.

Emmi Pikler spricht darüber in ihrem Buch *Friedliche Babys – zufriedene Mütter.*

> „Am wichtigsten ... ist nicht das Ergebnis, sondern die Art und Weise, wie man es erreicht. Der Lernprozess wird im gesamten späteren Leben des Menschen eine große Rolle spielen. Durch diese Art von Entwicklung erwirbt das Kleinkind seine Fähigkeit, etwas selbständig, mit geduldigem und beständigem Bemühen zu tun. Während es im Zuge der Entwicklung motorischer Fähigkeiten lernt, sich auf den Bauch zu drehen, zu rollen, zu kriechen, zu sitzen, zu stehen und zu gehen, lernt es nicht nur diese Bewegungen, sondern auch, wie man lernt. Es lernt etwas selbständig zu tun, sich für etwas zu interessieren, etwas auszuprobieren, zu experimentieren. Es lernt, Schwierigkeiten zu überwinden. Es lernt die Freude und die Befriedigung kennen, die es bei seinem Erfolg erfährt, dem Ergebnis seiner Geduld und Ausdauer."

Schauen Sie sich zum Beispiel die Tiere an. Ein Fohlen kann schon ein paar Augenblicke nach seiner Geburt stehen, ohne dass man es ihm beigebracht hat. Eine Katze und ein Fuchs, auch ein Elefant und eine Giraffe bewegen sich mit graziöser, kompakter Leichtigkeit – jede Tierart auf ihre „richtige" Art und Weise. Ihr Baby wird das Gleiche tun, wenn Sie es lassen. Liebevolle Eltern können mit ihrem Eifer zu helfen das Wachstum ihres Babys behindern, indem sie es animieren sich auf eine Weise zu bewegen, die ihm noch nicht entspricht. Ich möchte Sie dazu ermutigen sich zurückzuhalten und Ihrem Baby einfach nur zuzuschauen, während es jede Phase seiner körperlichen Entwicklung durchläuft. Auf diese Weise werden Sie gelassen bleiben und sich an Ihrem Baby freuen können und es wird in Ihrer Achtsamkeit und Ihrem Interesse Unterstützung finden.

Ihr Zuschauen verfeinern

Während Ihr Kind wächst, werden auf jeder Entwicklungsstufe dieselben Grundprinzipien und Prozesse von RIE angewandt, die wir in Bezug auf Kleinkinder besprochen haben. Der Schlüssel zum Respekt ist einfühlsames Beobachten Ihres Kindes. Schauen Sie, woran es interessiert ist. Respekt entsteht dadurch, dass Sie sich selbst etwas zurücknehmen, eine gewisse Distanz zwischen sich und Ihrem Kind schaffen, damit Sie es mit Frische und Objektivität sehen können.

Gehen Sie nicht von der Annahme aus, dass alle Babys das Gleiche mögen oder nicht mögen. Zum Beispiel mögen nicht alle Babys die gleiche Menge an Körperkontakt. Manche möchten mehr als andere kuscheln. Manche werden gern mit einer Decke zugedeckt, andere nicht. Achten Sie auf die Vorlieben Ihres Kindes.

Ihr Kind durch Zuschauen kennen zu lernen ist deshalb so entscheidend, weil die Art und Weise, wie Sie es wahrnehmen, sich darauf auswirkt, wie Sie es behandeln. Wenn Sie Ihr Kind als einen kompetenten Problemlöser sehen, werden Sie lernen, seinen Fähigkeiten zu vertrauen. Wenn Sie es als hilfloses Baby sehen, dann werden Sie es als solches behandeln und vielleicht überbehütend werden. Je weniger Sie für es tun, umso mehr werden Sie ihm zuschauen.

Ein empfindsamer Beobachter ist ruhig und still. Kinder nehmen Angst und Spannung unmittelbar wahr. Entspannen Sie sich und beobachten Sie, womit Ihr Kind beschäftigt ist. Welche Dinge im Zimmer erregen seine Aufmerksamkeit? Wie reagiert es, wenn Sie seine Wange streicheln? Zuckt es bei lauten Geräuschen zusammen? Ist es von dem Muster auf seiner Decke fasziniert oder ist es damit zufrieden, seine Hände zu betrachten?

Indem Sie Ihr Kind wahrnehmen, entdecken Sie seine einzigartige Persönlichkeit. Und indem Sie seine Individualität verstehen, lernen Sie mit seinen Bedürfnissen umzugehen. Durch einfühlsames Beobachten können Sie die Fundamente für eine gute Kommunikation mit Ihrem Kind legen. Wenn Sie sich schon in diesem Alter auf diese Weise auf Ihr Kind einstellen, wie viel besser werden Sie einander verstehen, wenn das Kind größer wird.

Einige Beispiele: Ihr Kind weint; durch sorgfältiges Beobachten finden Sie vielleicht heraus, dass es nicht nur nörgelig ist, sondern dass seine Hand unter seinem Körper eingeklemmt ist. Indem Sie das wahrnehmen, können Sie etwas über seine Frustrationstoleranz erfahren. Oder Sie entdecken vielleicht, dass Ihr Kind früher bettreif ist, als Sie für angemessen hielten, wenn Sie sehen, dass es seine Augen reibt. Oder Sie nehmen vielleicht den freudigen Ausdruck Ihres Kindes wahr, wenn es ein bestimmtes Stofftier hält. Das sind alles Hinweise, mit deren Hilfe Sie die Persönlichkeit Ihres Kindes entdecken können.

Ich erinnere mich an eine Zeit, als mein Sohn noch ein Baby war und am Boden lag und immer wieder am Teppich kratzte. Ich saß da und schaute ihm zu und war nicht in der Lage herauszufinden, was er da eigentlich machte. Indem ich ihn weiter beobachtete, kam ich schließlich darauf, dass er immer wieder versuchte, die rote Farbe aus dem Teppich zu nehmen.

Eine interessante Sache ist zu beobachten, wie Ihr Kind seine Hände entdeckt. Das erste „Aha-Erlebnis" eines Kindes ist die Entdeckung seiner Hände. Sie bewegen sich hin und her, verschwinden auf geheimnisvolle Weise und sind dann wieder da. Das Spielen mit den Händen ergibt sich bei Babys ganz natürlich und sie verbringen viele Stunden damit.

Babys lassen sich von dem fesseln, was sie interessiert

Es ist eine falsche Vorstellung, dass Babys eine kurze Aufmerksamkeitsspanne hätten. Ich habe viele Kleinkinder dabei beobachtet, wie sie ein bestimmtes Spielzeug entdecken und lange Zeit mit ihm spielen. Eine Mutter hat mir einmal erzählt, dass sie beobachtet habe, wie ihr Kind dreißig Minuten lang mit seinen Fingern durch die gelben Haare seiner Puppe fuhr. Das Entscheidende war, dass das Kind mit einem Spielzeug seiner eigenen Wahl beschäftigt war und nicht mit einem, auf das seine Mutter sein Interesse zu lenken versucht hatte.

Kinder lassen sich darauf ein, was sie interessiert – dies erinnert mich an eine andere Geschichte. Ich erinnere mich an einen kleinen Jungen, dem verschiedene Erwachsene und ich beim Spielen zuschauten. Er war in einem Zimmer am Fenster und auf eine traumhafte Weise machte er greifende Bewegungen zum Fenster hin und wiederholte diese Bewegungen immer wieder. Niemand konnte sich vorstellen, was er da machte.

Eine lange Zeit lang sah ich ihm beim Spielen zu und wie er diese langsamen, wischenden Bewegungen machte, als ob er etwas fangen wollte. Schließlich ging mir auf, dass er versuchte einen Sonnenstrahl zu greifen. Es war ein stark berührendes Erlebnis. Diese Geschichte kann uns daran erinnern, niemals zu beurteilen, was ein Kind beim Spielen tut, auch wenn es dumm aussieht oder wir es nicht verstehen. Kinder mit ihrer frischen Sicht des Lebens sehen die Welt anders als wir und man sollte ihnen das erlauben.

Der französische Philosoph Jean-Jacques Rousseau schrieb in *Émile*, einem Buch über seine Auffassung von Erziehung: „Die Kindheit hat ihre eigene Art zu sehen, zu denken und zu fühlen und nichts ist törichter, als zu versuchen, unsere Art an ihre Stelle zu setzen."

Ankündigen, was Sie als Nächstes tun

Sie können das innere Sicherheitsgefühl Ihres Kindes verstärken, wenn Sie ihm immer mitteilen, was Sie als Nächstes tun werden. Das Wissen davon, was als Nächstes geschehen wird, vermittelt ihm ein Gefühl von Kontrolle über sein Universum. Auf diese Weise wird es nicht dauernd von Ereignissen überrascht. Vielmehr hat es Zeit sich auf sie einzustellen.

> **Stacy**, Mutter von Christopher, 2, sagt: „Ich habe gelernt, wie wichtig es war, von Anfang an mit Christopher zu sprechen. Mit Christopher sprechen und ihn mitentscheiden lassen war hilfreich, weil es mich bei der Sache hielt und mich seiner bewusst sein ließ. Ich wäre vielleicht eine Mutter geworden, die ihr Kind wickelt und umzieht, es umherbewegt und füttert, ohne ihm zu sagen, was ich tue. Ich habe die Gewohnheit entwickelt, Christopher zu sagen, was ich vorhabe und ihn nicht zu überraschen oder zu erschrecken. Das hat ihn seiner Umgebung bewusster werden lassen.

Wenn ich sage: „Ich werde jetzt das Zimmer verlassen. Ich gehe nach nebenan", erfährt er, dass ich nicht auf unvorhersehbare Weise in sein Leben komme und wieder heraustrete. Ich habe für ihn so viel Respekt wie für einen Arbeitskollegen, dem ich zum Beispiel sage: „Ich gehe jetzt zur Toilette. Nimmst du bitte meine Anrufe für mich an?" Das bedeutet Achtsamkeit und Respekt gegenüber der anderen Person."

Erweisen Sie Ihrem Kind den gleichen Respekt.

Um Kooperation bitten

Wenn das Kind heranwächst und „reifer" wird, kann man es bitten, mitzuhelfen und mehr an Aktivitäten der Pflege teilzunehmen. Fragen Sie zum Beispiel beim Baden Ihr Kind, ob es den Waschlappen halten möchte oder ob es seinen Po anheben kann. Ein fünf Monate altes Baby kann vielleicht noch nicht die Frage beantworten, aber es kann sich an Ihren Tonfall und Ihren Gesichtsausdruck gewöhnen und wird schließlich beginnen zu kooperieren.

Es ist wichtig ihm zu erklären, was Sie tun und was als Nächstes geschehen wird: „Jetzt werde ich dir mit dem Waschlappen und mit der Seife deinen Bauch waschen. Dann werde ich dich mit dem Handtuch abtrocknen." Das Einbeziehen des Kindes verändert seine Rolle von der eines passiven Empfängers zu der des aktiven Beteiligten. Sie können Zeit von besonderer Qualität miteinander verbringen, indem Sie Ihr Kind so viel tun lassen, wie es gemäß seiner Entwicklungsstufe kann. Fragen Sie: „Kannst du mir einen Fuß geben? Ich möchte ihn abtrocknen." Mit der Zeit wird es aktiv an seiner Pflege teilnehmen.

Kooperation beim Wickeln

Beim Wickeln ist Kooperation besonders hilfreich, weil Kinder Perioden durchmachen, in denen sie es nicht mögen, gewickelt zu werden, und Widerstand dagegen leisten. Es kann frustrierend sein, wenn man versucht, einem weinenden Kind eine schmutzige Windel auszuziehen und es sauber zu machen.

Sagen Sie Ihm zuerst, dass Sie ihm die Windel wechseln wollen. Wenn es nicht nötig ist, die Windel sofort zu wechseln, schauen Sie, ob Sie einen Moment warten können, bis es so weit ist. Bitten Sie es mitzumachen. Fragen Sie es zum Beispiel, ob es die saubere Windel oder die Creme halten will. Ein langsames, ruhiges Tempo auf Ihrer Seite ist nützlich. Wenn Ihr Kind immer noch Widerstand leistet und Sie die Windel wechseln möchten, können Sie ihm sagen, dass Sie verstehen, dass es das Wechseln der Windel nicht mag, aber dass Sie es nun doch tun werden. Machen Sie freundlich, aber bestimmt, weiter.

Ablenkungen wie ein Spielzeug oder eine Rassel schwächen den Geist der Zusammenarbeit und der Beteiligung, den Sie gerade unterstützen wollen. Wenn Sie eine Ablenkung benutzen, um „die Sache hinter sich zu bringen", vermitteln Sie Ihrem Kind, dass es nicht mitzumachen braucht, und lenken seine Aufmerksamkeit in eine andere Richtung. Wenn Sie ein Spielzeug vor sein Gesicht halten, um es abzulenken, behandeln Sie Ihr Kind als ein Objekt, an dem eine Aufgabe durchgeführt werden muss. Nehmen Sie sich Zeit. Sagen Sie Ihrem Kind: „Ich warte auf dich." Versuchen Sie Ihr Tempo an seines anzupassen.

Achten Sie darauf, dass Sie Ihrem Kind keine negative Botschaft über seine schmutzige Windel vermitteln, indem Sie das Gesicht verziehen oder negative beschreibende Worte wie „stinkig" gebrauchen. Dies vermittelt einem kleinen Kind negative Gefühle zu seinen körperlichen Funktionen und kann ein älteres Kind beschämen.

Kooperation beim Anziehen

Auch bei sehr jungen Babys kann Anziehen eine gemeinsame Unternehmung sein. Hier ein Beispiel:

Mutter (schaut ihr Baby an, das auf dem Wickeltisch liegt, lächelt und sagt): „Es ist Zeit für dich, deinen Schlafanzug auszuziehen und dich anzuziehen."
Kind schaut hoch und lächelt, hat Blickkontakt.
Mutter: „Lass uns deinen Schlafanzug ausziehen. Kannst du mir helfen und einen Arm herausziehen?"
Kind: lächelt.

Mutter: „Ich werde dir helfen." (Sie zieht sanft den Arm des Kindes aus dem Ärmel.)
Kind: lächelt.
Mutter: „Zieh den anderen Arm heraus."
Kind: zieht seinen anderen Arm heraus.
Mutter: „Ich werde das Oberteil über deinen Kopf ziehen." (Sanft zieht sie es über seinen Kopf.)
Kind: fängt an zu weinen.
Mutter: „Ich verstehe, du magst nicht, dass ich es dir über dein Gesicht ziehe." Sie macht eine Pause.
Kind: hört auf zu weinen.
Mutter: „Kannst du deinen Fuß herausziehen?"
Kind: lächelt.
Mutter: „Ich helfe dir deinen Fuß herausziehen."
Kind: wehrt sich dagegen.
Mutter: „Du möchtest deinen Fuß nicht aus dem Schlafanzug ziehen."
Kind: lächelt.
Mutter (lächelt zurück): „Ich warte, bis du so weit bist."
Kind: zieht seinen Fuß aus dem Schlafanzug.
Mutter: lächelt.
Kind: lächelt zurück.

Dieses Beispiel zeigt, wie Aktivitäten der Pflege zu Momenten der Freude werden können, wenn man ein langsames Tempo zulässt und sich auf das Kind einlässt. Auch sehr junge Babys können necken und Spaß daran haben. Alle Kinder mögen Versteckspielen. Aber nur sichere Kinder necken, weil zum Necken gehört, dass ein Kind sich sicher genug fühlt, Eltern oder eine Elternfigur herauszufordern. Einen Moment lang ist es in Ordnung, wenn ein Kind bei der Pflege spielt oder einen neckt, dann sollte man zu der Aufgabe zurückkehren, die ansteht. Sorgen Sie dafür, dass in Ihrem Tagesplan für diese Art langsamer Interaktion Zeit genug bleibt, statt mit dem Anziehen bis zur letzten Minute zu warten und sich dann beeilen zu müssen.

Füttern – eine Zeit von besonderer Qualität

Füttern kann eine wichtige Quelle der Freude und Befriedigung für Eltern und Kinder sein. Während der ersten Monate ist ein Kind auf die Brust oder die Flasche als Nahrungsquelle angewiesen. Sagen Sie Ihrem Kind wie bei anderen Aktivitäten, dass es Zeit ist zu essen und dass es jetzt gefüttert wird. Dies hilft ihm, sich darauf einzustellen und sich auf das Füttern zu freuen, und das stärkt auch sein Gefühl von Sicherheit.

Wie das Baden und Wickeln sollte auch das Füttern an einem stillen, intimen Ort stattfinden. Gedämpfte Beleuchtung ist beruhigend. Nahrung wird in Ruhe besser aufgenommen und verdaut. Die Mutter, der Vater oder die Pflegeperson sollten es sich auch bequem machen. Die Wechselseitigkeit des Respekts erfordert auch für die Eltern Bequemlichkeit und gute Gefühle. Für das Füttern sollte man sich Zeit nehmen und sich entspannen und so das Fundament für gute Essgewohnheiten legen.

Den „neuen Esser" füttern

Abgesehen davon, dass ich das Stillen empfehle, ziehe ich es vor, mich nicht dazu zu äußern, womit man ein Kind füttern soll, denn das ist ein medizinisches Thema und eine Frage, die besser von einem Arzt oder den Eltern selbst beantwortet wird. Was ich allerdings vorschlage ist, jedes Nahrungsmittel getrennt zu füttern und zum Beispiel nicht Früchte und Körner oder Obst und Gemüse zu mischen. Das ermöglicht es Ihrem Kind, den unterschiedlichen Geschmack der Nahrungsmittel und Temperaturen (süß und sauer, warm und kalt) zu unterscheiden, was zur Entwicklung seiner Wahrnehmung beiträgt.

Ich möchte anregen, ein Kind auf Ihrem Schoß zu füttern, wenn es anfängt, festere Nahrung zu essen. So wird die Erfahrung des Essens intimer. Ein Kind, das sich noch nicht allein aufsetzen kann, können Sie in einer diagonalen Position auf Ihrem Schoß halten, wobei es Sie anschaut und von Ihrem Arm im Rücken unterstützt wird. Nachdem Sie Ihm gesagt haben, dass es jetzt etwas zu essen gibt, zeigen Sie Ihrem Kind das Essen auf dem Löffel und führen ihn zu seinen Lippen. Wenn Ihr Kind zeigt, dass es essen möchte, indem es seinen Mund öffnet, dann geben Sie es ihm. Wenn es in irgendeiner Weise anzeigt, dass es das Essen nicht möchte, indem es den Kopf zur Seite wegdreht oder den Mund fest schließt, sollte man ihm das Essen nicht geben.

Ein Kind sollte niemals zum Essen gezwungen werden. Das Ziel ist es, Ihr Kind zu füttern und ihm dabei zugleich gesunde, lebenslange Essgewohnheiten zu vermitteln. Das kann nur mit der Bereitschaft und unter Mithilfe Ihres Kindes erreicht werden. Auf der anderen Seite sollte Nahrung nicht unnötig verschwendet werden, auch wenn ich zugeben muss, dass Babys „unmanierliche" Esser sein können.

In einem Artikel in der Zeitschrift *Acta Paediatrica Academiae Scientiarum Hungaricae* schreibt E. Pikler:

> „Wenn [ein Kind] sein Essen nicht mag, dann wird es dieses aus seinem Mund laufen lassen und es mit seiner Zunge wegschieben. Wenn es das Essen mag, dann wird es aktiv saugen und schlucken, auch von einem Löffel, und vielleicht sogar einen schmatzenden Laut von sich geben. Wenn man diese frühen, subtilen Zeichen des Kindes bemerken würde, kämen Alarmsymptome wie Ausspucken oder Erbrechen weniger häufig vor. Das Kleinkind, auch das Neugeborene, informiert den Erwachsenen ziemlich deutlich – auch schon bevor es anfängt zu weinen – , ob es sein Essen genießt oder nicht."

Manche Kinder zeigen Interesse am Essen, indem sie kauende Bewegungen machen, wenn sie sehen, wie andere Familienmitglieder essen, oder indem sie noch eine Flasche oder noch einmal die Brust wollen. Manche Kinder interessieren sich erst später für feste Nahrung. Das ist völlig in Ordnung. Wenn Sie unsicher sind, warten Sie ab. Falls Ihr Kind Nahrung ablehnt, versuchen Sie es ein anderes Mal. Es gibt keinen Grund zur Eile. Jedes Kind wird schließlich einmal lernen, wie man isst.

Zahnen – ein Teil des Lebens

In den ersten Monaten fängt Ihr Kind vielleicht an zu zahnen. Manche Kinder bekommen ihre ersten Zähne nicht vor ihrem ersten Geburtstag, aber alle Kinder zahnen. Zahnen ist für jedes Kind eine andere Erfahrung. Manche Kinder machen den ganzen Prozess unter nur geringen Schmerzen durch, manchen ist von Zeit zu Zeit unwohl und wieder andere haben die ganze Zeit über Schmerzen, bis mit etwa zwei Jahren alle Babyzähne da sind.

Leider können Sie nicht viel tun, um die Schmerzen Ihres Kindes zu erleichtern. Es ist schwer Ihr Kind leiden zu sehen. Aber kann man ohne Leiden leben? Das Leben ist gelegentlich unfair und schmerzhaft. Ihr Kind kann aber von Ihrer Haltung lernen, dass die Schmerzen vorübergehen werden. Versuchen Sie es ihm so angenehm wie möglich zu machen. Geben Sie ihm Gegenstände, die es in den Mund nehmen und an denen es kauen kann.

Ihr Kind ist vielleicht gereizt oder wacht nachts mit Schmerzen vom Zahnen auf und braucht in dieser Zeit vielleicht besonderen Beistand. Es kann nötig sein, dass man es hält, seinen Gaumen massiert oder ihm ein Mittel gibt, das beim Zahnen hilft. Sprechen Sie mit Ihrem Kinderarzt, aber ich empfehle Ihnen, wenn Sie Medikamente geben möchten, diese sehr sparsam zu verwenden, da sie wie Drogen wirken.

Weinen – und wie Sie damit umgehen können

Während Ihr Kind allmählich älter wird, wird sein Weinen immer spezifischer. Eltern lernen das Weinen aus Müdigkeit, das Weinen aus Hunger und das wütende Weinen zu erkennen. Je mehr Sie Ihr Kind wirklich wahrnehmen, umso schneller erkennen Sie diese verschiedenen Arten von Weinen. In dem Maße, in dem die Kommunikation zwischen Ihnen und Ihrem Kind zunimmt, wird sein Weinen Ihnen immer verständlicher. Wird auf sein Weinen angemessen geantwortet, so fühlt es sich sicher und getröstet. Weinen nimmt ab, wenn Ihr Kind älter wird und differenziertere Möglichkeiten der Kommunikation lernt wie Lautemachen, Gestikulieren und später dann Sprechen.

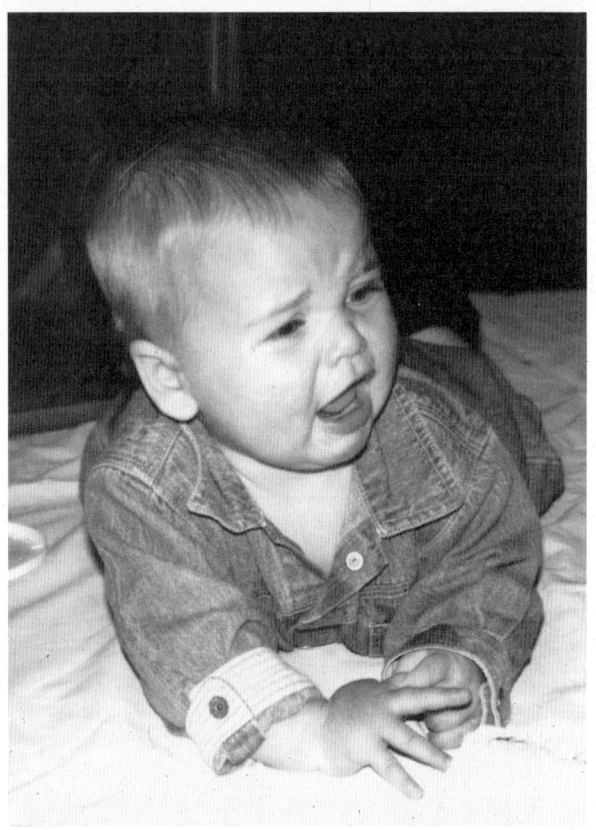

Es bleibt allerdings immer schwierig Weinen mit anzuhören. Es kann Eltern auf die Nerven gehen, aber man kann sich auch daran gewöhnen, es zu ertragen. Eine Mutter hat mir einmal erzählt, als ihr Sohn ein paar Wochen alt war, habe sie ihn nicht länger als ein paar Sekunden weinen lassen, bevor sie ihn hochnahm. Sie erzählte, als er dann sechs Monate alt gewesen sei, sei ihre Toleranz gewachsen und die extreme Angst, die sie zu Anfang hatte, sei verschwunden.

Weinen hat Signalwirkung und Menschen reagieren darauf wie auf ein Reizmittel und wollen, dass es aufhört. Unser Ziel sollte nicht sein, das Weinen so schnell wie möglich abzustellen, sondern zu verstehen, was es bedeutet, und zu entscheiden, ob man etwas tun sollte oder nicht. Einem Kind Weinen zu erlauben verlangt mehr Wissen, Zeit und Energie, als es einfach hochzunehmen und zu streicheln.

Bedenken Sie, dass ein weinendes Kind sich vielleicht einfach nur beschwert. Sie tun ihm vielleicht gar keinen Gefallen, wenn Sie gleich aufspringen und es hochnehmen. Es will vielleicht gar nicht hochgenommen werden. Ist für die Grundbedürfnisse des Kindes gesorgt, dann sollte man ihm erlauben Gefühle zu haben und durch Weinen auszudrücken. Babys benutzen Weinen um Energie loszulassen. Ein wütend weinendes Kleinkind ist vielleicht dabei sich zu entspannen oder es versucht sich selbst zu trösten. Weinen ist eine gute Form körperlicher Entspannung. Fühlen wir (Erwachsene) uns nicht auch gelöst, nachdem wir so richtig geweint haben?

Weinen ruft bei denen, die es hören, oft starke Gefühle hervor, auch wenn es für ein Baby etwas anderes bedeutet als für einen Erwachsenen. Es ist die Form, in der ein Kind in diesem Alter kommuniziert und sich ausdrückt. Sprechen Sie mit Ihrem Kind, fragen Sie es, warum es weint, und sagen Sie ihm, dass Sie es verstehen wollen. Dann entscheiden Sie, wie viel Weinen sie gut ertragen können, bevor Sie eingreifen.

Josephine Klein unterstützt diesen Vorschlag in ihrem Buch *Our Needs for Others* (Tavistock Publications, 1987), in dem sie schreibt, dass „genaue Empathie" und nicht das „Tun" der erste Schritt zur Stärkung des Selbstwertgefühls eines Kindes sei. Sie fügt hinzu, einem Kind zu erlauben noch etwas länger seinen Zustand zu ertragen, bevor wirklich etwas getan wird, sei eine Gelegenheit dafür, dass sich auf eine vertrauensvolle, langsame Art Ich-Funktionen entwickeln können.

Weinen beim Abschied

Eltern fragen mich oft, was sie tun sollen, falls ihr Kind weint, wenn sie das Zimmer oder das Haus verlassen. Meine Antwort lautet: zuerst die Gefühle des Kindes anerkennen. „Du weinst, aber Großmama wird bei dir bleiben. Ich bin bald zurück." Dann gehen Sie am besten für kurze Zeit. Eltern haben mich auch gefragt, ob sie ein weinendes Kind mit auf die Toilette nehmen sollten. Ich bin der Meinung, ein Kind sollte in seiner eigenen, „natürlichen" Umgebung gelassen werden. Sie gehen hinein. Sie kommen heraus. Nehmen Sie es nicht auf die Toilette mit, auch wenn es laut weint. Kinder können verzweifelt weinen. Das bedeutet nicht unbedingt, dass Ihr Kind so verzweifelt ist, wie sein Weinen Sie glauben machen könnte. Und Ihr Kind weint vielleicht auch ganz unabhängig davon, was Sie tun.

Es gibt ein paar ungeschriebene Regeln für unsere Eltern-Kind-Gruppen. Eine von ihnen ist die, dass die Kinder im Spielbereich bleiben sollen. Eine andere ist, dass ein Spielzeug, das Kinder aus dem Spielbereich hinauswerfen, dort bleibt, bis die Gruppe vorbei ist.

Es gibt auch Regeln für Eltern. Zunächst muss man die Schuhe ausziehen und bei der Tür lassen, damit kein Straßenschmutz in den Spielbereich getragen wird. Zweitens: Wenn eine Mutter ihr Kind füttern möchte, dann bringt sie ihr Baby dazu in das Wohnzimmer, damit sie ihm ungeteilte Aufmerksamkeit schenken kann. Ferner: Falls Eltern zur Toilette gehen müssen, dann gehen sie allein, auch wenn das Kind weint.

Die Eltern sagen ihrem Kind: „Ich gehe jetzt auf die Toilette. Ich bin in ein paar Minuten wieder da." Falls das Baby weint, nachdem die Mutter das Zimmer verlassen hat, gehen entweder ich oder einer der anderen assistierenden *Educarer* zu dem Kind und sagen: „Deine Mama (oder dein Papa) ist auf die Toilette gegangen. Sie (er) kommt gleich wieder. Ich bin da, wenn du mich brauchst." Das Kind wird nicht bemitleidet und es wird ihm nicht gesagt: „Armes Baby." Vielmehr wird ihm ermöglicht den Schmerz der Trennung und danach die guten Gefühle zu empfinden, wenn seine Mutter oder sein Vater zurückkommt. Dies, so glaube ich, bereitet es auf das Leben vor.

Sie können in Versuchung kommen, Ihr Kind vom Weinen abzuhalten, besonders wenn Sie müde oder in Eile sind. Dazu schreibt Iris, eine der RIE-Mütter:

> „Neulich gingen Angelica (18 Monate) und ich zu unseren Nachbarn. Angelica stieß sich irgendwo ihren Kopf an und fing an zu weinen. Sofort sagte meine Nachbarin: 'Lass uns was tun, um sie vom Weinen abzulenken.' Ich sagte, ich würde das lieber nicht tun, sondern sie nur halten. Nach etwa zehn Sekunden hörte sie auf zu weinen. Ablenken ist etwas, was Erwachsene üblicherweise tun und was ich auch getan hätte, hätte ich nicht RIE kennen gelernt. Wir versuchen Kinder abzulenken, weil uns Weinen so unangenehm ist. Das zu achten, was mein Kind fühlt, ist eine wichtige Lektion für mich und etwas anderes als das, womit ich aufgewachsen bin.

Wir vergessen, dass Babys bewusste Wesen sind. Wir neigen dazu zu denken, dass es reicht, wenn wir sie einfach halten oder bei ihnen sind, ohne ihnen unsere ganze Aufmerksamkeit zu schenken. RIE hat mir das bewusst gemacht. Wenn Angelica sich an mich klammert, sitze ich eine Viertelstunde lang bei ihr und bin auch innerlich ganz bei ihr. Dann ist sie zufrieden und lässt mich gehen. Ich habe das Gefühl, das ist besser, als sie eine Stunde lang zu halten, während ich fernsehe."

Gesunde Schlafgewohnheiten entwickeln

In den ersten Monaten ist neben dem Weinen auch das Schlafen ein Hauptthema für Eltern. Eltern tauschen miteinander Geschichten um das Schlafen aus, erkundigen sich, wie viel die Babys der anderen tagsüber schlafen, wie viel Schlaf die Eltern bekommen und besonders wie lange die Babys nachts schlafen. Viele haben die falsche Vorstellung, dass gerade ihr Kind nicht gut schlafe.

Vielleicht haben Schlafprobleme bei unseren Kindern tiefere Wurzeln. Haben wir Amerikaner vielleicht ein kulturelles Vorurteil gegen Schlafen? Haben wir das Gefühl, dass das Zeitverschwendung ist? Haben wird das Gefühl, dass das Zeit ist, die wir besser damit verbringen sollten, etwas zu tun? Nehmen Sie zum Beispiel den englischen Ausdruck für Einschlafen: *falling asleep* (wörtlich: in Schlaf fallen). Fallen ist ein Bild, das Angst machen kann, Kindern wie Eltern. Die Schlafprobleme unserer Kinder oder ihre Unfähigkeit zu schlafen können eine subtile Wirkung unserer eigenen Haltung sein.

Ich erinnere mich an einen Tag in der Gruppe, als ein Vater sich an mich wandte und fragte: „Annie will nicht schlafen. Was sollen wir machen?"

Wie auf ein Stichwort drehte die sechs Monate alte Annie sich zu mir um und schaute mich an. Ich schaute zurück, wie sie einen Ball auf der Matte rollte. „Wir sprechen über deinen Schlaf", sagte ich zu ihr und wandte mich dann an ihren Vater. „Erwachsene sehen Schlaf aus ihrer Sicht. Viele Menschen denken, es sei Zeitverschwendung, Zeit, die man besser damit verbrächte, etwas zu tun. Das Wort *crib* (Kinderbettchen) hat einen negativen

Unterton. Mancher denkt dabei an *crib-death* (plötzlicher Kindstod). Das Bettchen sollte aber ein wunderbarer Platz sein." Annie setzte sich auf und sah mich an, während ich sprach. Ich lächelte sie an. „Wenn Sie Annie ins Bett bringen möchten, dann gebrauchen Sie das Wort Ruhe. Das Wort Schlaf weckt auch das müdeste Baby auf. Sagen Sie zu ihr: „Ich muss ausruhen. Ich bringe dich in dein Bettchen und ich werde mich auf der Couch (oder wo auch immer) ausruhen." Es kann auch nicht schaden, wenn Sie sie früher ins Bett bringen, als Sie annehmen, dass sie müde ist. Wenn Kinder übermüdet werden, fällt es ihnen schwer loszulassen. Und je weniger Sie tun, umso besser."

Ein respektvolles Verhältnis zum Schlaf Ihres Kindes zu haben heißt es dabei zu unterstützen gute Schlafgewohnheiten zu entwickeln. Sie können das tun, indem Sie einen regelmäßigen Tagesablauf mit Ihrem Kind einhalten. Sein Körperrhythmus kommt dann mit den Zeiten in Einklang, zu denen es aufwacht, isst und schläft, und es wird dahin gelangen, sich ganz auf diesen Ablauf einzustellen. Ich meine, dass es gut ist, wenn man Kinder früh ins Bett bringt. Sechs oder spätestens sieben Uhr ist eine optimale Zeit. Viele Eltern haben mir gesagt, dass sie überrascht sind, wenn sie herausfinden, dass ihre Kinder länger schlafen und weniger aufwachen, wenn sie sie früh ins Bett bringen. Kinder müssen ihrem eigenen Zeitplan folgen und nicht dem eines Erwachsenen.

Wie Sie Ihr Kind auf das Schlafengehen vorbereiten

Achten Sie bei Ihrem Baby auf ganz kleine Andeutungen der Müdigkeit, bevor es anfängt seine Augen zu reiben: zum Beispiel wenn es langsamer wird oder seine Konzentration nachlässt. Dann können Sie anfangen es auf das Bett vorzubereiten. Sagen Sie Ihrem Kind, dass es Zeit wird an das Bett zu denken, damit es anfangen kann, sich darauf einzustellen: „In zehn Minuten ist es Zeit, ins Bett zu gehen."

Gute Schlafgewohnheiten bilden sich durch Regelmäßigkeit, die eingehalten wird: „Erst bekommst du Abendessen, dann badest du, dann gehst du ins Bett, usw." Hat ein Kind diesen Ablauf gelernt, wird es ihn erwarten. Sprechen Sie positiv zu ihm über das Ins-Bett-Gehen. Geben Sie ihm das Gefühl, dass das Bettchen ein gemütlicher, fröhlicher Platz der Ruhe ist.

Kinder nehmen leicht negative Botschaften auf, wie zum Beispiel wenn ein Vater oder eine Mutter sagt (oder denkt): „Das arme Baby muss jetzt schlafen gehen." Oder: „Das arme Baby hat vielleicht Angst im Dunkeln." Solche Gedanken spiegeln mehr die eigenen Ängste als die des Kindes. Vermeiden Sie negative Botschaften, weil sie zu einer sich selbst erfüllenden Prophezeiung werden können. Sagen Sie vielmehr: „Ich sehe, dass du müde wirst. Ich bringe dich jetzt in dein Bettchen, da kannst du dich ausruhen."

„Übergangsobjekte" wie Teddybären oder Decken können Sie benutzen, um Ihrem Kind zu helfen sich von Ihnen zu trennen. Es ist schön ihm die Wahl zwischen zwei Dingen zu lassen: „Möchtest du deine Decke oder deinen Hasen bei dir im Bett haben?" Während Sie Ihr Kind für das Bett vorbereiten, sagen Sie dem Teddybär oder einem anderen Übergangsobjekt, was Sie möchten, was Ihr Kind tun soll. Kinder hören zu, wenn Sie mit dem Teddybär sprechen.

Nachdem Ihr Kind gewählt hat, was es mitnehmen möchte, können Sie sagen: „Hase, jetzt ist es Zeit für dich zu schlafen. Ich werde dich in das Bettchen legen und dich und Joe mit der Decke zudecken. Ihr werdet euch jetzt richtig gut ausruhen. Gute Nacht. Wir sehen uns morgen wieder." Ich rate Ihnen, Ihrem Kind nicht zu sagen, dass es müde ist. Sagen Sie Ihrem Kind eher, dass Sie müde sind und sich ausruhen wollen.

Eine schöne Zeremonie zum Ins-Bett-Gehen, die Sie mit Ihrem Kind einführen können, ist die, noch einmal den Tag zu rekapitulieren. Zum Beispiel können Sie sagen: „Heute sind wir spazieren gegangen und es hat geregnet. Wir sind nach Hause gekommen und haben zu Mittag gegessen usw." Was wir für unwichtig halten, ist für ein Kind wichtig – was es gegessen hat, wo es war und was es gesehen hat. Den Tag zu rekapitulieren ist eine Möglichkeit ihm Sicherheit zu geben. Es nimmt dann die guten Gefühle des Tages mit ins Bett. Sie können auch erwähnen, was am nächsten Tag geschehen wird. Das verbindet die Vergangenheit, die Gegenwart und die Zukunft und zeigt ihm den kontinuierlichen Strom seines Lebens. Sie können eine Brücke zwischen dem Heute und dem Morgen bauen, während Sie das Kind auf das Bett vorbereiten, und sagen: „Der Teddybär schläft auf seinem Brett. Die Bauklötze gehen zurück in den Kasten. Möchtest du deinen Spielsachen gute Nacht sagen? Sie warten auf dich am Morgen."

Eine andere schöne Gewohnheit kann sein, beruhigende Geschichten vorzulesen oder Schlaflieder zu singen.

Lassen Sie Ihr Baby wach im Bett zurück und sagen Sie gute Nacht. Wenn es dann nachts aufwacht, weiß es, wo es ist.

Um gute Schlafgewohnheiten zu lernen braucht Ihr Kind die Gelegenheit sich zu beruhigen und einzuschlafen. Manche Kinder können sich besser allein beruhigen und auf den Schlaf einlassen als andere. Alle Kinder sollten aber wach in ihr Bett gebracht werden und die Gelegenheit bekommen diesen Prozess durchzumachen.

Wenn Ihr Kind beim Einschlafen Unterstützung braucht

Manche Kinder tun sich vielleicht schwer damit, alleine einschlafen zu lernen, besonders wenn sie daran gewöhnt sind, geschaukelt zu werden oder andere „Hilfe" beim Einschlafen zu bekommen. Andere machen vielleicht Phasen durch, in denen es für sie schwieriger ist einzuschlafen.

Erinnern Sie sich daran, dass Ihre Bewegungen und Ihre Stimme wie auch die Umgebung des Babys eher beruhigen als stimulieren sollten. Lassen Sie Ihr Kind wissen, dass Sie von ihm erwarten, dass es schläft. Statt mit einem weinenden Baby auf und ab zu gehen oder es in den Schlaf zu stillen, lassen Sie es lernen sich selbst zu trösten. Denken Sie daran, dass das ein allmählicher Lernprozess ist; erwarten Sie also keine schnellen Ergebnisse. Sie unterstützen Ihr Baby dabei, sich an einen Schlafrhythmus zu gewöhnen und zu lernen, sich an den Rhythmus der Familie anzupassen.

Ihre Haltung hat eine Schlüsselrolle in diesem Prozess. Dazu gehört die Überzeugung und das Vertrauen, dass Ihr Baby allein schlafen lernen kann und wird und schließlich die Nacht durchschläft. Behalten Sie das langfristige Ziel im Sinn: dass Ihr Baby gesunde Schlafgewohnheiten entwickelt. Regelmäßigkeit beim Ablauf des Ins-Bett-Gehens bedeutet für das Kind Vorsehbarkeit dessen, was geschieht.

Es ist wahr, dass Eltern, die selbst unter Schlafmangel leiden, gelegentlich fast alles tun, um ihr hellwaches oder weinendes Kind zum Schlafen zu bringen. Sie schaukeln vielleicht sein Bettchen, machen eine Autofahrt mit ihm oder legen es in eine mechanische

Schaukel. Das sind nur vorübergehende Lösungen. Falls Ihr Baby quengelt oder weint, wenn es in sein Bett gebracht wird, sprechen Sie mit ihm darüber, wie es lernen kann, sich selbst zum Einschlafen zu bringen. Sitzen Sie eine Weile bei ihm in seinem Zimmer, ohne es aus seinem Bett zu nehmen. Lassen Sie es wissen, dass es Zeit zum Schlafen ist. Auch ein ganz kleines Kind kann den Ton der Stimme seiner Eltern verstehen. Und es fängt allmählich an den Sinn der Worte zu verstehen.

Wenn Ihr Kind nachts aufwacht

Es kommt bei Babys und Kindern oft vor, dass sie nachts aufwachen, und man muss darauf reagieren. Warten Sie erst einmal ein paar Minuten, um Ihrem Baby die Möglichkeit zu geben sich alleine zu beruhigen. Wenn Sie sich dafür entscheiden hinzugehen, ist es hilfreich, mit diesem nächtlichen Aufwachen auf eine gedämpfte, aber aufrichtige Weise umzugehen. Sind Sie müde und erschöpft, so ist es in Ordnung, das Kind auf folgende Weise anzusprechen: „Was ist mit dir?" Oder: „Es ist mitten in der Nacht. Du bist aufgewacht. Was ist geschehen?" Manchmal wird allein Ihre Anwesenheit es schon beruhigen. Manchmal haben Kinder Angst durch Alpträume und können ihre Träume nicht von der Realität unterscheiden.

Ich empfehle, wie in allen Situationen, mit möglichst wenig Aufwand zu reagieren. Eines meiner Leitmotive ist: Tu das Minimum. Fangen Sie damit an, dass Sie mit Ihrem Kind sprechen. Wenn es sich nicht beruhigt, können Sie es streicheln. Vielleicht muss es auch auf den Arm genommen werden. Aber wenn Eltern hineinstürzen und gleich das Maximum tun – es hochnehmen, schaukeln und mit ihm hin und her gehen –, nehmen sie dem Kind die Gelegenheit auf die Situation zu reagieren, indem es sich allein wieder in den Schlaf sinken lässt.

Mittagsschlaf

Gehen Sie mit dem Mittagsschlaf genauso um wie mit dem abendlichen Zu-Bett-Gehen. Sagen Sie Ihrem Kind vorher, dass bald Zeit für den Mittagsschlaf ist. Bringen Sie es ein paar Minuten später ins Bett. Mit Weinen beim Mittagsschlaf kann man genauso umgehen wie mit dem abendlichen Weinen. Erinnern Sie sich daran, dass manche Kinder ein bisschen nörgeln oder weinen müssen, bevor sie sich beruhigen und einschlafen können.

Wenn Sie dieselbe Gewohnheit jeden Tag etwa zur selben Zeit einhalten, ist das für Ihr Kind ein verlässlicher Rhythmus. Es wird sich mit der Zeit auf die regelmäßigen täglichen Ereignisse einstellen und sich sicher fühlen, weil es weiß, was es erwartet.

Sich das Leben leichter machen – mit Respekt

Am Ende des RIE-Gruppentreffens frage ich die Eltern oft: „Was können Sie diese Woche tun, um Ihr Leben leichter zu machen?" Das Leben der Eltern zu erleichtern ist ein wichtiger Teil der Philosophie von RIE. Auch Bedürfnisse der Eltern sollten respektiert werden.

Erziehung nach den Grundsätzen von RIE macht Ihr Leben leichter, weil ein Kind, das mit Respekt aufwächst, lernt kooperativ zu sein. Das tägliche Miteinander wird angenehmer und Probleme werden leichter gelöst. Der Schlüssel besteht darin, eine respektvolle Haltung aufrechtzuerhalten.

Betrachten wir noch einmal die Definition von Respekt: Wertschätzen, achten und darauf verzichten einzugreifen. Wenn Sie Ihr Kind von Anfang an mit Wertschätzung und mit Achtung behandeln, werden Sie es dabei unterstützen, ein lebenslanges Muster gesunder Unabhängigkeit auszubilden. Wie können Sie darauf verzichten, sich bei Ihrem Kind einzumischen, und dabei doch Unterstützung geben?

Wie vorher gesagt: Reagieren Sie nur minimal. Wenn das Kind sich seinen Kopf anstößt und weint, gehen Sie langsam und ruhig zu ihm hin. Ihre Aufregung wird Ihr Kind aufregen und ihm die Botschaft vermitteln, dass etwas Schlimmes geschehen ist. Eltern sollten wie ein leicht erreichbares Sicherheitsnetz sein. Wenn das Kind nachts aufwacht, reagieren Sie mit Ihrer ruhigen Präsenz. Wenn es gehalten werden möchte und Sie damit beschäftigt sind, das Mittagessen zu kochen, dann ist es in Ordnung, wenn Sie ihm sagen, dass Sie es in ein paar Minuten hochnehmen. Wenn es Hunger hat und gefüttert werden möchte, machen Sie es sich für das Füttern bequem und sagen ihm, dass es gleich so weit ist. Wenn seine Grundbedürfnisse befriedigt sind und es immer noch weint, dann fragen Sie es, warum es weint, und beobachten Sie es, um herauszufinden warum.

Meine goldene Regel ist: Mehr beobachten, weniger tun!

Menschen neigen dazu, ihre eigenen Gefühle auf andere zu projizieren, auch auf ihre Kinder. Wenn Eltern zum Beispiel Hunger haben, projizieren oder vermuten sie vielleicht, dass ihr eigenes weinendes Kind auch Hunger hat. Deshalb ist Beobachten wichtig. Warum nicht Ihr Kind einfühlsam beobachten, um den Grund herauszufinden, statt zu projizieren oder Vermutungen anzustellen? Mit der Zeit werden Sie seine Bedürfnisse verstehen.

Sie können Ihr Leben leichter machen, indem Sie den kooperativen Ansatz von RIE bei der Pflege anwenden. Ermöglichen und erwarten Sie die Kooperation Ihres Kindes. Nach einer Weile wird es wissen, was Sie von ihm erwarten, und wird kooperieren. Kinder möchten von Natur aus ihren Eltern gefallen.

Wenn Sie Ihr Kind um Kooperation bitten, dann sprechen Sie freundlich, aber bestimmt. Seien Sie klar. Kinder sind genaue Beobachter und nehmen jedes Zögern und jeden Zweifel in der Stimme der Eltern wahr. Machen Sie einfache Aussagen wie: „Es ist Zeit für dein Bad." Oder: „Ich möchte nicht, dass du auf den Tisch kletterst." Vergleichen Sie diese Aussagen mit Fragen wie: „Jetzt nehmen wir mal ein Bad, oder?" Und: „Könntest du vom Tisch runterkommen?"

Sagen Sie Ihrem Kind, was Sie möchten (welches Verhalten Sie erwarten), statt es zu fragen, was dann zu einem Bitten werden kann und viel weniger direkt ist. Wenn Sie mit Bestimmtheit sprechen und auch wirklich das meinen, was Sie sagen, wird das bei Ihrem Kind ankommen. „Drumherumreden" nutzt niemandem. Spürt ein Kind Zweifel, wird es versuchen seine Eltern zu bearbeiten. Jammern und Nörgeln können die Folge sein.

Wenn Sie mit Ihrem Kind auf respektvolle Weise sprechen, bieten Sie ihm keine Wahl an, wo es in Wirklichkeit keine hat. „Möchtest du dich anziehen? Möchtest du zu Oma?" Seien Sie aufrichtig. Wenn das Kind wirklich keine Wahl hat, dann sagen Sie ihm, was geschehen wird: „Ich werde dich jetzt anziehen." Oder: „Wir gehen jetzt zu Oma." Wenn es eine Wahlmöglichkeit hat, dann bieten Sie sie ihm deutlich an: „Möchtest du die rote Tasse oder die blaue?"

Regelmäßige tägliche Abläufe und Gewohnheiten (wie Ess- und Schlafgewohnheiten) werden Ihnen und Ihrem Kind das Leben erleichtern. Der Tag sollte um die Essens- und Schlafenszeiten eines Kindes herum arrangiert werden, das wird Ihrem Leben und dem Ihres Kindes mehr Übersichtlichkeit geben.

Zum Beispiel können Sie planen, sich während des Mittagsschlafes Ihres Kindes oder während es still in seinem Zimmer spielt um Ihren Haushalt zu kümmern, zu lesen oder sogar Ihrer Heimarbeit nachzugehen. Ihrem Kind wird ein regelmäßiger Rhythmus bei seinen täglichen Betätigungen gut tun. Eine solche Regelmäßigkeit ist in Familien mit mehr als einem Kind nicht immer leicht aufrechtzuerhalten, aber der Nutzen ist groß.

Den Kindern ihr eigenes Leben lassen

Ein Kind sollte das Leben eines Kindes führen und nicht Anhängsel des Lebens eines Erwachsenen sein. Kinder sollten ihre eigenen altersgemäßen Erfahrungen machen können. Nur wenige Erwachsene passen sich an das Leben eines Kindes an – an seine Größe, sein Temperament und Timing. Viele erwarten, dass Kinder sich an das Leben der Erwachsenen anpassen. Das ist für Kinder sehr schwierig. Kinder können sich an alles anpassen, aber es ist nicht gut für sie.

Leider sind Kinder dem Lebensstil ihrer Eltern „unterworfen": Die Mutter muss irgendwo hingehen, also geht das Baby mit. Jeder überlebt das, aber es ist für Ihr Kind nicht ideal. Das Leben eines Kindes sollte immer dasselbe sein, langweilig – aber langweilig ist das mehr für die Erwachsenen als für das Kind. Auf diese Weise entwickelt es einen inneren Rhythmus. Kindern geht es nicht gut, wenn sie Stunden in einem Auto oder beim Einkaufen verbringen. Supermärkte sind nichts für Kinder. Sie stimulieren zu sehr. Kinder brauchen ihr eigenes Leben.

Ihrem Kind zuzugestehen, das Leben eines Kindes zu führen, bedeutet es friedlich zu Hause spielen zu lassen, drinnen oder draußen, wobei sein Spiel nur von den Notwendigkeiten der Pflege und von gelegentlichen Aufgaben unterbrochen wird. In früheren Zeiten hatten Kinder mehr Möglichkeiten so zu leben. In unserer modernen Kultur ist das Leben eher städtisch und weniger ländlich und es verlangt besondere Mühe, einem Kind diese Art Umgebung zu geben.

David Elkind, Professor für Kindheitsforschung an der *Tufts University* in Medford, Massachusetts, unterstützt die Überzeugung von RIE, dass man einem Kind sein eigenes Leben lassen müsse. Er schreibt in seinem Buch *Das gehetzte Kind*, dass ...

"der Trend dahin, die Trennungen zwischen Kindern und Erwachsenen zu verwischen, Teil einer breiten egalitären Bewegung in diesem Land ist, die versucht die Barrieren zu überwinden, die die Geschlechter, ethnische und rassische Gruppen und die Behinderten ... trennen. Aus dieser Perspektive ist der Druck, der in unserer Zeit auf Kinder ausgeübt wird, nämlich schnell erwachsen zu werden, nur ein Symptom eines viel umfassenderen sozialen Phänomens in diesem Land – einer Bewegung hin zu wahrer Gleichheit, hin zu dem Ideal, das in unserer Unabhängigkeitserklärung ausgedrückt ist ... Seine gedankenlose Ausdehnung auf Kinder ist unglücklich. Kinder brauchen Zeit zu wachsen, zu lernen und sich zu entwickeln. Sie anders als Erwachsene zu behandeln ist keine Diskriminierung, sondern eher ein Anerkennen ihres besonderen Status ... Die Anerkennung besonderer Bedürfnisse ist nicht diskriminierend; es ist im Gegenteil die einzige Weise, wie wahre Gleichheit erreicht werden kann."

Kinder brauchen bequeme Kleidung

Ich rate zu locker sitzender, bequemer Spielkleidung, die Ihr Kind nicht einengt oder seine Bewegungen behindert. Ein Kind respektieren bedeutet auch sein Bedürfnis nach Bequemlichkeit respektieren. Kleider sehen vielleicht schön aus, sind aber für ein krabbelndes Baby unpraktisch. Es wird mit seinen Knien und Füßen im Saum seines Kleides hängen bleiben, wenn es sich bewegt.

Für Kinder ist einfache, schlichte Kleidung angebracht. Auch das gehört dazu, wenn man einem Kind erlaubt das Leben eines Kindes zu leben. Manche Eltern kleiden ihr Kind vielleicht wie einen kleinen Erwachsenen und nicht altersgemäß, ohne dass ihnen das bewusst ist, und Eltern behandeln ein Kind so, wie sie es wahrnehmen. Vielleicht veranlasst ein Kind, das wie ein Erwachsener gekleidet ist, auf subtile Weise die Eltern, es wie einen kleinen Erwachsenen zu behandeln statt wie ein Kind. Ein kleines Mädchen in einem Spitzenkleid, mit Hut und festen Schuhen, zurechtgemacht wie eine Prinzessin, erhält die Botschaft: Mach dich nicht schmutzig! Sei nicht wie ein Kind.

Ich schlage vor, dass Sie Ihr Kind so viel wie möglich barfuß laufen lassen. Es wird ein besseres Gleichgewichtsgefühl bekommen, wenn es mit seinen Zehen Halt finden kann. Eltern haben vielleicht das Gefühl, dass kleine Schuhe süß aussehen, aber Babys brauchen keine Schuhe. Zum Warmhalten nehmen Sie weiche, biegsame Schuhe, Mokassins oder Socken mit rutschfesten Sohlen. Ich empfehle auch, Ihr Kind einen Teil des Tages nackt sein zu lassen, wenn das Wetter es zulässt. Das vermittelt Ihrem Baby ein Gefühl von Freiheit und beugt auch einem Windelausschlag vor, weil seine Haut trocken bleibt.

Sicherheit geht immer vor

Regel Nummer eins im Spielbereich und auch in jeder anderen Umgebung Ihres Kindes ist Sicherheit. Eltern können nicht wissen, wann ihr Baby in der Lage sein wird sich von einem Bett hinunterzurollen; deshalb ist es besser, wenn man es auf eine Decke am Boden oder in seinen sicheren Spielbereich legt. Sicherheit wird noch wichtiger, wenn Ihr Kind sich allein in neue Positionen bringen und bewegen kann. Ein Baby, das sich rollend fortbewegt, kann über etwas, auf etwas oder von etwas herunterrollen. Es wird bald krabbeln lernen und sich selbst an viele neue Plätze bewegen können. Eltern müssen ihrem Kind einen Schritt voraus sein.

Es ist niemals zu früh dazu, Ihr Haus entsprechend sicher zu machen. In jedem Fall empfehle ich, ein Zimmer oder den Teil eines Zimmers sicher zu machen, und zwar vollständig. Das Zimmer sollte so vollkommen sicher gemacht werden, dass Sie das Vertrauen haben, dass Ihr Kind nicht in Gefahr wäre, sollten Sie ein paar Stunden aus dem Haus ausgesperrt sein (was natürlich nicht zu hoffen und zu empfehlen ist). Das ist eine andere Möglichkeit, wie

Sie Ihr Leben leichter machen können. Sie können gelassen sein, während Sie Ihr Kind in diesem sicheren Raum mit seinen Spielsachen spielen lassen. (Wie Sie Ihr Haus sicher machen können, ist Thema von Kapitel 7.)

Die Spielumgebung

Die Spielumgebung Ihres Kindes sollte so natürlich wie möglich sein. Stimulation verändert die Gefühle Ihres Babys. Natürliche Stimulation ist in Ordnung. Unser Ziel ist es, die Gefühle des Kindes anzunehmen und anzuerkennen, aber nicht immer sein Verhalten, und ihm zu erlauben, seine Gefühle auszudrücken. Stimulation durch starke künstliche Beleuchtung, laute Geräusche, überwältigende Dekoration und komplizierte Spielsachen dient nur dazu, ein Kind von seinen Gefühlen und von seinem Prozess des Entdeckens abzulenken.

Draußen zu spielen, unter Aufsicht an einem sicheren Platz ist eine gute Möglichkeit, wenn das Wetter es erlaubt. Für ein Kind, das noch nicht laufen kann, sind Ausfahrten in einem Buggy schön, wenn das auch den Eltern Spaß macht. Kann Ihr Kind noch nicht alleine sitzen, dann benutzen Sie einen Buggy, den man flach machen kann, damit es bequem darin liegen kann, oder nehmen Sie einen Kinderwagen.

Drinnen sollte das Spielen in einem einfachen, altersgemäßen Raum stattfinden. Für ein Kind, das noch nicht laufen kann, mag das ein größeres Laufgitter sein oder eine Decke auf dem Boden in einem sicheren, eingezäunten Bereich. Für ein mobiles Kind ist ein kleiner, gesicherter Raum oder Teil eines Zimmers angemessen. Um seinen Geist und seinen Körper entwickeln zu können, braucht Ihr Kind einen Bereich von optimaler Größe, der ihm erlaubt seine Fertigkeiten zu üben. Ein zu großer Bereich kann ein Kind überwältigen, während ein zu kleiner Raum es einengen kann. Die Spielumgebung sollte ordentlich gestaltet sein, damit ein Kind weiß, wo es seine Sachen finden kann. Das ist dann auch ein Modell für Ordnung, an dem es lernt Ordnung zu halten.

David A. Caruso, Professor für kindliche Entwicklung und Direktor der *Child Development Laboratories* an der *Purdue University* schrieb in der Zeitschrift *Young Children* (September 1988), dass verschiedene Studien deutlich darauf hinweisen, dass eine Umgebung, die für das Verhalten des Kleinkindes sensibel und empfänglich ist, ihr erforschendes Spielen beeinflussen könne. Er berichtet, dass diese Studien auch belegten, dass die soziale und physische Aufgeschlossenheit der Umgebung die wichtigsten Faktoren unter den qualitativen Dimensionen des erforschenden Spielens von Kleinkindern seien.

Spielsachen

Welche Spielsachen sind für ein Kind geeignet, das anfängt sich zu bewegen und seine Umgebung zu erforschen?

Am besten ist immer eine Auswahl robuster, einfacher Gegenstände, die es Ihrem Kind erlauben, ihre Eigenschaften durch Berühren und In-den-Mund-Nehmen zu erforschen. Nachdem Ihr Baby ein Spielzeug angeschaut hat, möchte es herausfinden, wie es sich anfühlt und schmeckt. So entdeckt es die Unterschiede und die Ähnlichkeiten zwischen Dingen und fängt an mental zu speichern, wie Dinge funktionieren. Seine Intelligenz entwickelt sich, während es diese Erfahrungen in seinem Gedächtnis speichert.

Ich sehe lieber ein beschäftigtes Kind, das auf kreative, vielfältige Weise aktiv mit einem einfachen Spielzeug umgeht um herauszufinden, wie es funktioniert, als ein passives Kind, das mit einem aktiven Spielzeug umgeht, das seine Passivität fördert. Ein einfaches Spielzeug, das einem Kind erlaubt, seine vielen Möglichkeiten zu entdecken, ist eine gute Wahl – zum Beispiel eine Schachtel, die man auf- und zumachen kann, oder ein Ball, der rollt und springt.

David A. Caruso bemerkte in der Zeitschrift *Young Children* (September 1988), dass die Forschung gezeigt habe, dass diejenigen Spielsachen erforschendes Spielen und Lernen am besten unterstützen, die ein Baby auf vielfältige Weise handhaben kann, wobei es verstehen lernt, wie sie funktionieren. Er schreibt, Spielsachen, die Geräusche machen, wenn man sie bewegt, seien besser, wenn die Teile, die die Geräusche machen, sichtbar sind, wie eine Glocke, deren Klöppel Kinder sehen und berühren können. Einfache, attraktive, selbst gemachte Spielsachen seien so effektiv wie maschinell hergestellte Produkte, wenn sie Kindern erlauben, eine Wirkung zu erzeugen, die ein natürliches Ergebnis ihrer Handlungen ist. Wie auch immer, ich ziehe es jedenfalls vor,

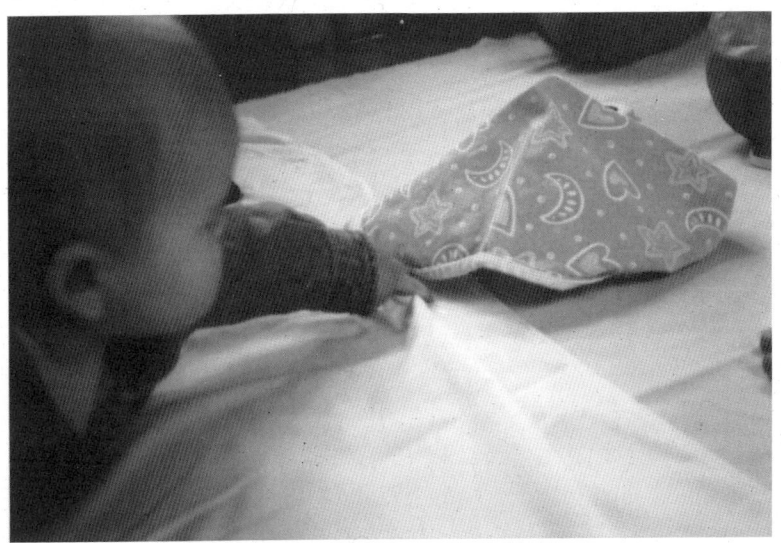

wenn ein Kind mit einem sauberen, leeren Kunststoffbehälter spielt, mit dem es auf den Boden schlagen kann, als mit irgendeiner Art von Rassel.

Für dieses Alter empfohlene Spielsachen sind große, robuste Baumwolltücher (durch die ein Kind atmen kann und die groß genug sind, dass sie nicht verschluckt werden können, wenn man sie zu einer Kugel rollt), weiche Bälle, weiche Plastikspielsachen, die beim Zahnen helfen, große Perlen, Plastikflaschen und -behälter, Seifenhalter, Plastiksiebe, Spielsachen zum Stapeln und Lockenwickler aus Plastik. Bälle mit Löchern sind schön, weil ein Baby sie durch die Löcher greifen kann. Halb aufgeblasene Strandbälle können auch leicht gegriffen werden. Aufgeblasene Schläuche für Badebecken aus Plastik können Kinder greifen und sie können über sie und durch sie hindurch klettern. Babys werden von glänzenden Dingen angezogen, deshalb haben sie Spaß an leichten Stahltöpfen und -pfannen. Pappbücher sind toll, ebenso große Babypuppen. Jeder Gegenstand, der einfach, sicher, leicht zu reinigen und handzuhaben ist, ist gut zum Spielen.

Lassen Sie Ihr Baby sein Spielen mit einfachen Gegenständen selbst anfangen. Das bedeutet weniger Arbeit für Sie. Sie können sich entspannen, wenn Sie wissen, dass sein Verstand arbeitet und dass Sie es nicht unterhalten müssen.

Babys werden von allen Bildern und Geräuschen des Lebens stimuliert. Sie brauchen keine Spielsachen mit aufleuchtenden Lichtern und Teilen, die sich bewegen. Je einfacher das Spielzeug, umso mehr muss ein Kind seine Phantasie und seine Möglichkeiten nutzen, um mit ihm zu spielen. Einfache Gegenstände helfen Kindern zu entdecken, wie Dinge funktionieren. Laute Spielsachen, batteriegetriebene oder solche zum Aufziehen machen für ein Kind keinen Sinn. Sie regen es nur auf und ein Kind kann durch sie leicht überstimuliert oder eingeschüchtert werden. Kinder mit auffallend grellen Spielsachen zu bombardieren kann ebenfalls Passivität fördern und vermindert die Fähigkeit eines Kindes, Dinge herauszufinden.

David Elkind unterstreicht, wie wichtig es ist, einfache Spielsachen wie Bauklötze, Buntstifte und Ton zur Verfügung zu stellen, die einem Kind erlauben seine Kreativität und Phantasie zu benutzen. Er tritt dafür ein, Spielsachen zu benutzen, die „persönlichen Ausdruck" zulassen, statt komplizierte Spielsachen, die den Reiz des Neuen bald verlieren. Spielsachen sollten natürlich altersgemäß sein. Buntstifte und Ton sind eher für ein älteres Kind, das schon laufen kann, als für ein Baby, das sie verschlucken könnte.

Die Medien, die Spielzeuggeschäfte und die Industrie für Babykonsumgüter bombardieren Eltern und Kinder mit Werbung für modische, grelle, auffallende Spielsachen und Schnickschnack für Babys. Den Eltern wird ein Schuldgefühl vermittelt, wenn sie nicht nachgeben und das Neueste kaufen, was es auf dem Markt gibt. Die Unsicherheit der Eltern wird von der Propaganda der Medien geschürt, dass Glück und gute Gefühle durch äußere Quellen gefunden werden können, und dass sie umso glücklicher seien, je mehr sie haben. Ich möchte Sie als Eltern von diesem Denken befreien. Unterstützen Sie Ihr Kind durch die Einfachheit der Spielsachen darin, seine Aufmerksamkeit nach innen zu richten.

Noch einmal „Zeit von besonderer Qualität"

Sie können Ihrem Kind und sich selbst Respekt erweisen (und Ihr Leben leichter machen), indem Sie Ihrem Kind nicht beibringen wie man spielt oder ihm zeigen, womit es spielen kann. Gehen Sie eher in die Welt Ihres Kindes hinein (statt zu erwarten, dass Ihr

Kind Ihre Welt betritt), indem Sie für Zeit von besonderer Qualität sorgen, in der Sie nichts von ihm wollen. Sie sind einfach für Ihr Kind da, ohne es Ihren Wünschen auszusetzen, was oder wie es etwas tun sollte. Lassen Sie es selbst herausfinden, was es in seiner Umgebung tun kann, statt ihm zu zeigen, wie ein Spielzeug funktioniert oder wie man damit spielen sollte. Wenn es Freude daran hat, seine Plastikschale auf den Boden zu schlagen, um zu hören, wie das klingt, und zu erleben, wie sich das anfühlt – warum nicht?

Ich erinnere mich an etwas, das Piaget gesagt hat: dass der Versuch einem Kind etwas beizubringen ihm die Freude daran nehme, es selbst zu erfinden. Nach vielen tausend Stunden der Beobachtung von Kindern weiß ich, dass das leider wahr ist. Im Laufe der Jahre habe ich viele Erwachsene gesehen, die einem uninteressierten Kind zeigten, wie man mit einem bestimmten Spielzeug spielt. Es ist nicht respektvoll, von einem Kind zu erwarten oder zu verlangen, dass es mit einem Spielzeug spielt, das es nicht selbst ausgesucht hat, zum Beispiel mit dem „neuen Spielzeug", das es gerade bekommen hat. Und wie oft erzählten Eltern, dass ihr Kind mehr Zeit damit verbracht habe, mit der Schachtel zu spielen, in der das neue Spielzeug verpackt war! Ich möchte Sie ermuntern, Ihr Kind mit der Pappschachtel spielen zu lassen. Es ist ein einfacher, sicherer Gegenstand, den Ihr Kind verstehen kann, wenn es ihn untersucht.

David Caruso schreibt in *Young Children* (Sept. 1988), Ergebnisse von Langzeituntersuchungen hätten die Wichtigkeit spontanen Spiels im Hinblick auf kognitives Wachstum, gemessen auch durch spätere IQ-Tests, bestätigt. Die Studien verglichen Spielsituationen, die vom Forscher strukturiert wurden und in denen er die Babys zum Spielen ermunterte, mit Situationen freien Spielens, die er nur beobachtete. Als die Babys später getestet wurden, zeigten diejenigen, denen freies Spielen erlaubt worden war, höhere IQ-Werte.

Erweisen Sie Ihrem Kind Respekt, indem Sie es die Welt auf eigene Faust entdecken lassen. Es ist befriedigender selbst mühsam herauszufinden, wie man zwei Tassen, die ineinander klemmen, auseinander bringt, als es sich von einem Erwachsenen zeigen zu lassen. Wenn Sie es für das Kind tun, dann nehmen Sie ihm auch eine wertvolle Gelegenheit zu lernen. Lassen Sie es auch

Frustrationstoleranz dadurch entwickeln, dass es selbst entdeckt, wie man die Tassen auseinander bekommt und wie sie zusammenpassen. Es wird ihm in seinem Leben besser gehen, wenn es Fertigkeiten der Problemlösung entwickelt.

Spielen – was Kinder von Natur aus tun

Spielen ist eine Gelegenheit, die Selbstachtung Ihres Kindes zu stärken sowie sein Gefühl, sich auf sich selbst verlassen zu können. Zwei Bausteine für Selbstvertrauen sind das Gefühl von Sicherheit und das Meistern von Aufgaben. Das Gefühl von Sicherheit wird durch die Bindung des Kindes mit seinen Eltern gestärkt. Das Meistern von Aufgaben beginnt, wenn es einem kleinen Kind gelingt ein Spielzeug aufzuheben, das es haben möchte.

Erlauben Sie Ihrem Kind, seine Umgebung frei zu erforschen. Es ist lebenswichtig, für eine sichere Umgebung zum Spielen zu sorgen, damit Ihr Kind sich sicher fühlen kann und keine Angst haben muss, dass es sich zum Beispiel seinen Kopf an einer scharfen Tischkante stößt. Sicherheit ermöglicht Vertrauen. Es sollte Zugang zu einer Auswahl einfacher Spielsachen (wie oben erwähnt) haben, die seine Initiative anregen. Sie, die Eltern, wählen ursprünglich die Spielsachen aus, und damit ist seine Wahl schon im Vorhinein gebilligt und akzeptabel. Vermeiden Sie eine „Zirkusatmosphäre", in der Ihr Baby darauf konditioniert wird, ständig unterhalten zu werden.

Sie können bei Ihrem Kind bleiben, aber versuchen Sie nicht zu beeinflussen, was es während der Spielzeit tut. Es ist in Ordnung, wenn es Sie in sein Spiel mit einbezieht. Zum Beispiel gibt Ihnen Ihr Kind vielleicht ein Spielzeug und nimmt es wieder zurück. Ein älteres Kind bringt Ihnen vielleicht ein Buch zum Lesen. Das Ziel für Ihr Kind besteht darin, Initiator des Spiels zu sein, und Sinn des Spiels ist es, Erfahrungsmaterial für Ihr Kind zu sein. Wenn Sie selbst die Initiative übernehmen oder sich zu sehr beteiligen, dann verliert das Spiel seinen Sinn, der Selbsterforschung des Kindes zu dienen.

In einer Studie aus dem Jahre 1973, publiziert im *Merrill-Palmer Quarterly*, zog Sybille Escalona aus ihrer Untersuchung von Kleinkindern, die älter als fünfeinhalb Monate waren, den Schluss, dass das Verhalten eines kleinen Kindes umso reaktiver und weniger selbst initiiert, erscheint (jedenfalls im sozialen Bereich), je mehr es zu etwas gedrängt wurde.

Es kann schwer für Sie sein einen Schritt zurückzutreten und Ihr Kind die Führung übernehmen zu lassen, aber auf diese Weise werden Sie es beobachten und von ihm lernen können. Sie werden mit Freude entdecken, dass Ihr Kind viele in ihm angelegte Gaben hat, die vielleicht übergangen worden wären, hätte man ihm nicht erlaubt auf seine eigene Weise zu forschen. Mit Übung wird dieses gelassene Dabeisein leichter. Als Teil der Pädagogik von RIE (Weniger tun!) nimmt Ihnen das auch den Druck, zu denken, Ihr Kind unterhalten zu müssen. Unterstützen Sie Ihr Kind bei dem, was es tun möchte – solange es ungefährlich ist.

Spielen und Probleme lösen

Wenn Ihr Kind sich in eine schwierige Situation bringt, geben Sie ihm zuerst die Gelegenheit selbst einen Ausweg zu finden. Bieten Erwachsene immer gleich „magische" Lösungen für Probleme, dann entziehen sie dem Kind nicht nur die Befriedigung, die es erlebt, wenn es selbst eine Lösung entdeckt, sondern gewöhnen es auch an schnelle und leichte Auswege. Hier ein Beispiel:

> Gabriela spielt mit einem Ball. Er rollt unter die Falten einer Decke und sie weint, als er verschwindet. Sie hat noch keine Vorstellung vom „permanenten Objekt", hat noch nicht die Erfahrung gemacht und verinnerlicht, dass ein Gegenstand, der hinter oder unter etwas verschwindet, nicht ganz weg, sondern nur aus dem Blickfeld verschwunden ist. Dieser kleine Vorfall passiert etwa im Alter von acht Monaten. Ihr Vater beobachtet ihn.

Vater: „Der Ball ist weggerollt und du siehst aus, als wärst du traurig darüber. Was meinst du, wo der Ball ist, Gabriela?"
Gabriela: weint weiter.
Vater: „Hast du gesehen, wo der Ball hingerollt ist?"
Gabriela: schaut die Decke an, fängt dann an zu ihr hinzukrabbeln.
Sie hält an und schaut sich um. Sie weint immer noch.

Vater: „Was glaubst du, wo der Ball hingerollt ist?" (Macht eine Pause, als Gabriela sich umsieht.) „Ist der Ball unter die Decke gerollt?"
Gabriela: hebt die Decke hoch und holt triumphierend den Ball. Sie freut sich über die Entdeckung.
Vater: lächelt, freut sich über ihre Initiative und Freude.

Vergleichen Sie damit eine alternative Intervention:

Gabriela spielt mit ihrem Ball und er rollt unter eine Decke. Sie weint, als er verschwindet. Ihr Vater beobachtet das.

Vater: „Weine nicht, Gabriela. Ich hole dir den Ball. Hier ist er." (Er hebt die Decke hoch und gibt ihr den Ball.)
Gabriela: lächelt und nimmt ihn.
Vater: lächelt, weil Gabriela glücklich ist.

Das Ergebnis sieht in beiden Fällen vielleicht gleich aus. Gabriela verliert ihren Ball und lächelt, wenn sie ihn wiederbekommt. Der feine Unterschied liegt in dem Prozess. Der Prozess, ihr zu erlauben es selbst zu machen, ist der entscheidende Faktor, der ihre Kompetenz und ihr Selbstvertrauen stärkt. Er unterstützt das Vertrauen des Kindes in seine Fähigkeit seine eigenen Probleme selbst zu lösen. Dazu kommt es, wenn Sie Ihr Kind so weit respektieren, dass Sie sich nicht in seinen Prozess der Begegnung mit dem Leben und seinen vielen Hindernissen einmischen.

Für viele Menschen ist Mühe etwas Negatives. Das Leben ist voller mühevoller Auseinandersetzungen, aber man kann sie positiv oder negativ machen. Je mehr die Menschen lernen die Ergebnisse von Auseinandersetzungen zu schätzen, umso besser geht es ihnen.

Und wieder gilt: Beginnen Sie mit dem Minimum. Wenn Ihr Kind seine Hand in einer Tasse eingeklemmt hat, sie nicht herausbekommen kann und deshalb verzweifelt ist, ist es richtig, dass Sie ihm helfen. Fragen Sie es, ob es seine Hand herausziehen kann. Wenn es das nicht kann, helfen Sie ihm dabei. Hat es sich in eine Ecke gerollt hat und kann sich nicht mehr fortbewegen, können Sie ihm helfen sich umzudrehen. Aber beginnen Sie mit weniger. Die meisten Menschen tun das Maximum (den Ball holen) und nehmen die Situation in die Hand. Das bereitet Ihr Kind nicht auf das Leben vor. Das Leben besteht aus immer wieder neuen Problemen und dem Lernen, wie man auf sie antworten kann. Eine gute Strategie für das Leben ist es, Ihr Kind selbst herausfinden zu lassen, was zu tun ist.

Wenn Ihr Kind spielt und Sie wollen es halten, dann fragen Sie es, ob es hochgenommen werden möchte. Erlauben Sie ihm zu zeigen, was es am liebsten möchte. Falls es weiterspielen möchte, lassen Sie es das tun. Respektieren Sie Ihr Kind, indem Sie seine Wünsche (wenn sie vernünftig sind) so ernst nehmen wie Ihre eigenen. Wenn es sich für etwas entscheidet, respektieren Sie das. Müssen Sie es hochnehmen, weil Sie ausgehen wollen, so sagen Sie ihm zuerst: „Du bist noch nicht fertig, aber ich muss dich jetzt hochnehmen." Geben Sie ihm Zeit dafür, dass Ihre Worte ankommen können – warten Sie darauf, dass „der Groschen fällt".

Ermuntern Sie Ihr Kind, allein zu spielen

Von Anfang an kann Ihr Baby lernen in einer sicheren Umgebung allein zu spielen und seine Umgebung zu erforschen. Sie können in seinem Zimmer oder an einem anderen Ort Ihrer Wahl einen abgetrennten Spielbereich einrichten und ihm Bälle, Baumwolltücher, Dinge, die ihm beim Zahnen helfen, Stofftiere und ein paar andere Spielsachen geben. Ein Laufstall ist für ein Kind nur so lange geeignet, bis es anfängt sich zu rollen und mehr Raum braucht.

Sagen Sie ihm, dass Sie es eine Weile in seinem Spielbereich spielen lassen und dass Sie im Nachbarzimmer sind und es hören. Wenn es weint, können Sie angemessen reagieren, damit es sich nicht allein gelassen fühlt. In diesem Prozess bildet sich eine Gewohnheit. Wenn es älter ist, können Sie sein ganzes Zimmer kindersicher machen, die Tür mit einem Törchen versehen und es da spielen lassen.

Fangen Sie damit an, es erst ein paar Minuten allein zu lassen und dann immer länger. Es sollte immer auf seinen Rücken gelegt werden, bis es allein in eine andere Position gelangen kann. Auch ein sehr kleines Baby kann man allein spielen lassen. Auf jeden Fall ist immer Aufsicht nötig, das heißt die Eltern (oder wer immer die Aufsicht hat) schauen ab und zu nach. Je kleiner das Kind, umso häufiger muss man das tun.

Raum für sich allein zu haben ist für Kinder und Eltern gut. Nicht nur allein zu spielen tut gut, sondern auch einfach allein zu sein. Alleinsein ist gelegentlich sehr gesund. Ein Kind kann das schon sehr früh lernen und genießt es, wenn man es in dieser Art Umgebung lässt; es braucht allerdings Zeit, seine Fähigkeit allein zu sein wachsen zu lassen. Bleiben Sie in Hörweite. Wenn Ihr Kind protestiert, so ist es beruhigend, wenn es Ihre Stimme aus dem Nebenzimmer hört, denn es bestätigt es in seinem Gefühl, dass Sie erreichbar sind. Sagen Sie etwa: „Ich höre dich. Ich bin im Schlafzimmer. Ich komme gleich zu dir." Wenn es die Fähigkeit entwickelt sich selbst zu beschäftigen, lernt Ihr Kind auch dann seinen eigenen Beschäftigungen nachzugehen, wenn es mit Ihnen im selben Zimmer ist.

Der Schlüssel dazu, dass ein Kind auch allein zufrieden spielen kann, liegt darin, ganz bei ihm zu sein, wenn Sie mit ihm zusammen sind.

Ein Wort über Spiegel

Ich muss lächeln, wenn man mich nach Kindern und Spiegeln fragt. Und zwar deshalb, weil fast jeder annimmt, dass ein Spiegel unbedingt zur Spielumgebung eines Kindes gehöre. Ich bin der Meinung, dass Spiegel für ein sehr kleines Kind ein zu komplexes Phänomen sind. Bei allen Aspekten der Kindererziehung sollte ständig auf Einfachheit und Aufrichtigkeit geachtet werden. Ein Spiegel ist eine täuschende Abbildung der Realität und deshalb verwirrend für ein kleines Kind, das nicht versteht, dass es ein Spiegelbild und keinen wirklichen Menschen vor sich hat.

Ich erinnere mich an Tests mit Spiegeln, die an einer Universität durchgeführt wurden, wobei ein sehr großer Standspiegel in ein Zimmer gestellt wurde. Jedes Kind, das den Raum betrat, schaute den Spiegel an, machte einen verwirrten Eindruck und ging dann hinter den Spiegel, um das Kind zu suchen, das es sah.

Realität ist komplex. Ein Spiegel zeigt nicht Realität, sondern ein Spiegelbild der Realität. Ein Kind streckt die Hand aus, um die Person im Spiegel zu berühren, und berührt stattdessen hartes, kaltes Glas oder kann das Kind dahinter nicht finden. Oder es läuft direkt in den Spiegel hinein, weil es denkt, dass es auf ein anderes Kind zulaufe. Spiegel sind erst für ältere Kinder geeignet, die verstehen können, was ein Spiegel ist.

Brauchen Kinder Lob?

Kinder brauchen beim Spielen kein Lob für das, was sie tun. Lassen Sie allein die innere Freude das Kind motivieren. Sie können lächeln und Ihre echten Gefühle ausdrücken, aber verzichten Sie auf übertriebene Komplimente, Beifall mit Händeklatschen oder großes Aufheben. Wenn Sie solche Dinge tun, fängt Ihr Kind an Befriedigung aus äußeren Quellen zu suchen. Es kann von Lob abhängig werden, jemand werden, der Mätzchen macht und Applaus haben will, statt die Welt zu erforschen. Lob stört und unterbricht auch den Lernprozess eines Kindes. Es hört mit dem auf, was es tut, richtet seine Aufmerksamkeit auf Sie und kehrt manchmal nicht zu seiner Aktivität zurück.

Wenn Sie zu Ihrem Kind sagen: „Du bist ein tüchtiges Mädchen" oder „Du bist ein toller Kerl" oder „Gut gemacht", was passiert dann, falls es eine bestimmte Aufgabe einmal nicht erfüllen kann? Sagt ihm das nicht auf subtile Weise, dass es „schlecht" sei? Die Worte „gut" und „schlecht" enthalten moralische Urteile. Sie fördern auch eine Mentalität, aus der heraus ein Kind etwas nur tut, damit es gelobt wird. Achten Sie darauf, keine Bemerkungen über seinen Wert als Person zu machen. Freuen Sie sich vielmehr an dem, was es tun kann.

Schafft Ihr Kind etwas wirklich Schwieriges wie zum Beispiel ein paar Minuten auf sein Essen zu warten, während Sie beschäftigt sind, dann bedanken Sie sich eher als es zu loben. Sagen Sie: „Danke dafür, dass du so geduldig gewesen bist. Ich weiß, es ist schwer für dich zu warten, wenn du Hunger hast." Positive Verstärkung ist immer nützlich.

Sie fragen sich vielleicht, ob ein Kind die Unterstützung seiner Eltern dafür braucht, dass es ein gutes Gefühl sich selbst gegenüber bekommt. Ja, sie können es anerkennen, indem Sie es „spiegeln".

Spiegeln ist Unterstützung

Spiegeln ist begleitendes Kommentieren der Handlungen Ihres Kindes, ähnlich einer Sportreportage. Damit „spiegeln" Sie die Perspektive Ihres Kindes. Spiegeln bestätigt und verstärkt den Prozess der Selbstentdeckung, sei es in Form eines Lächelns oder einer einfachen Bemerkung: „Du hast diese zwei Plastikperlen auseinander gebracht. Das sah wirklich schwierig aus." Ihr Kind kann sich dann auf seine eigenen guten Gefühle konzentrieren statt auf Ihre. Das unterscheidet sich von einer Projektion, sofern Sie Ihr Kind genau beobachten. Es ist nützlich, wenn Sie in Ihren Bemerkungen beschreibend bleiben, denn das hilft Ihrem Kind, sich verstanden zu fühlen; wie zum Beispiel: „Du hast so lange versucht diesen Ball aufzuheben. Du hast es geschafft." Oder: „Es war schwierig diese Stufe hinaufzuklettern."

Spiegeln beschreibt, womit ein Kind beschäftigt ist, wie etwa: „Du hast die Decke über deinen Kopf gezogen." Es anerkennt auch seine Gefühle und Wünsche und klärt sie, zum Beispiel: „Du bist wohl traurig. Papa ist eben weggegangen." Oder: „Du möchtest rausgehen." Wenn Ihr Kind Sie stolz anschaut, nachdem es einen rollenden Ball gefangen hat, so können Sie lächeln, um Ihre Wertschätzung auszudrücken.

Betrachten Sie das folgende Beispiel: Die Mutter sitzt ruhig auf der Couch und schaut ihr sechs Monate altes Baby an, das auf einer Decke am Boden liegt und seine Hand nach einer großen Stoffpuppe ausstreckt:

Mutter: „Du greifst wieder nach der Puppe."
Baby: auf seinem Bauch, reckt sich, um sie zu erreichen.
Mutter: „Du möchtest sie wirklich gerne haben."
Baby: nimmt einen Ball in seiner Nähe und rollt auf seinen Rücken.
Mutter (lächelnd): „Du möchtest mit dem Ball spielen."
Baby: spielt ein paar Minuten mit dem Ball, lässt ihn dann fallen
    und rollt wieder zurück auf seinen Bauch. Es reckt sich nach
    der Puppe und bewegt sich ein paar Zentimeter auf sie zu.
Mutter: „Kannst du die Puppe erreichen?"
Baby: bewegt sich noch ein paar Zentimeter und greift die Puppe.
Mutter (lächelnd): „Du hast die Puppe genommen."
Baby: lächelt zurück.

Spiegeln bedeutet weder Lob noch Kritik, sondern es würdigt, informiert und beleuchtet. Auf diese Weise lernt ein Kind, indem es anfängt Verbindungen zwischen Dingen zu verstehen. Spiegeln heißt einfache Sätze zu verwenden und Gefühle ausdrücken. Spiegeln lehrt oder predigt nicht. Es beinhaltet Aussagen, die unterstützen und die es dem Kind ermöglichen zu lernen.

Bewusst intervenieren heißt lernen zu warten

Ich empfehle, während des Spielens Ihres Kindes sehr bewusst zu intervenieren, gleich ob Ihr Kind allein oder mit anderen zusammen ist (wie in Kapitel 2 angesprochen). Bewusst intervenieren bedeutet genau zu überlegen, wann und wie Sie Ihr Kind beim Lösen eines Problems unterstützen wollen. Wenn es allein spielt und auf ein Problem stößt, versuchen Sie abzuschätzen, wie schwierig es für Ihr Kind ist, und nutzen Sie Ihr Wissen von seinen Fähigkeiten. So können Sie entscheiden, ob Sie ihm helfen oder sich heraushalten wollen. Vielleicht kann Ihr Kind, wenn es mehr Zeit hat, selbst herausfinden, wie es die Bauklötze bekommen kann, nach denen es die Hände ausstreckt. Falls Sie es unterstützen wollen, prüfen Sie sorgfältig, wieviel Hilfe nötig ist. Vielleicht können Sie Ihr Kind unterstützen, indem Sie sagen: „Du willst wirklich diesen Bauklotz haben. Kommst du an ihn ran? Wie kannst du das machen?"

Durch genaues Beobachten können Sie lernen beim Spielen Ihres Kindes selektiv einzugreifen. Beobachten wird Sie mit seinen Fähigkeiten, Stärken und Schwächen vertraut machen. Mit der Zeit werden Sie lernen, wann Ihr Kind wirklich Hilfe braucht und wann es etwas allein schaffen kann. Falls Sie Zweifel haben, warten Sie ab. Viele Dinge klären sich von selbst.

Mir fällt eine Geschichte aus einer Gruppe ein. Die Kinder in der Gruppe fingen an, sich zu rollen und zu bewegen. Manche krabbelten über den Fußboden. Die große Hürde, die alle überwinden mussten, war die Türschwelle zwischen dem Spielzimmer und der Terrasse draußen. Obwohl sie nur ein paar Zentimeter hoch war, war es für die Babys eine Herausforderung, über sie hinwegzukrabbeln. Ein Baby mit Namen Dion rollte gegen die Kante und kam nicht weiter. Es rollte zu seiner Mutter zurück und zog ein Baumwolltuch über sein Gesicht. Ich sagte: „Mal sehen, was geschieht."

Dion lag bewegungslos da und versuchte herauszufinden, was geschah, während seine Mutter ängstlich zuschaute. Dion versuchte, an dem Tuch zu ziehen, und fing dann an zu weinen. Obwohl seine Mutter dadurch, wie er sich abmühte, etwas beunruhigt war, kam sie nur ein wenig näher und sprach mit ihm, wobei sie ihn spiegelte: „Du hast das Tuch über dein Gesicht gezogen." Er quengelte ein bisschen und beruhigte sich dann. Nach ein paar Versuchen zog er mit einer einzigen großen Bewegung das Tuch weg. Dion strahlte seine Mutter an: „Du hast es runtergezogen", sagte sie und lächelte erleichtert zurück.

Ich lächelte auch und sagte: „Das war schön, wie Sie mit der Situation umgegangen sind. Die meisten Menschen greifen ein, wenn sie ein Kind sehen, das sich mit etwas abmüht. Oft glauben Sie vielleicht, dass Ihr Kind Hilfe braucht, aber wenn Sie ein wenig warten, finden Sie vielleicht heraus, dass das gar nicht so ist. Das nennt man Grundvertrauen."

Dies ist eine viel sagende Geschichte. Mit Zeit und Vertrauen und Unterstützung seiner Mutter hat Dion ein Problem allein gelöst, wie klein oder unbedeutend es vielleicht auch aussah. Die wichtige Lektion war und ist das Warten.

Versuchen Sie zu vermeiden, Ihr Kind retten zu wollen. Es ist für Eltern ein normales Gefühl, ihr Kind beschützen und alle Hindernisse aus seinem Weg räumen zu wollen, aber das ist nicht immer nützlich. Überwinden von Hindernissen macht es stärker. Tun Sie das Minimum. Statt übersteigert zu reagieren oder zu viel zu tun versuchen Sie vielmehr die bestmögliche Reaktion zu finden. Wenn Sie überreagieren, ist es schwer, nachher weniger zu tun. Wenn Sie zwei streitende Kinder trennen und das Spielzeug wegnehmen, bereitet sie das nicht auf das Leben vor. Aber lassen Sie auf keinen Fall zu, dass Kinder sich gegenseitig verletzen.

Es ist für ein Kind frustrierend, wenn ein Erwachsener dauernd in sein Spiel eingreift. Das unterbricht nicht nur seinen Lernprozess, sondern vermittelt auch Misstrauen in seine Fähigkeiten. Lassen Sie es aktiv seine Konflikte erfahren. Geben Sie ihm nur die geringste Menge an Hilfe, das, was ich den kleinsten weiterbringenden Schritt nenne. Wenn es versucht seinen Strumpf auszuziehen und frustriert wird, Lockern Sie den Strumpf ein bisschen und lassen es selbst weitermachen. Vermeiden Sie es, sein Problem zu lösen, indem Sie ihm den Strumpf ausziehen. Zu Respekt gehört auch Vertrauen in die Kompetenz Ihres Kindes. Lassen Sie es kompetent sein.

Patty, eine RIE-Mutter, fügt hinzu: „Ich erinnere mich an ein Erlebnis mit einem meiner Söhne, Robert (jetzt 23), in einer frühen RIE-Gruppe. Ich hielt seine Hand und half ihm ein paar Stufen hinunterzugehen. Du sagtest, ich solle ihm lieber erlauben so zu krabbeln, dass es bequem für ihn war, oder ich solle ihn tragen. Dies hatte eine große Wirkung auf mich und machte mir die Authentizität bewusst, von der du sprichst. Die Botschaft ist: Du kannst diese Stufen entweder allein hinauf- oder hinuntergehen oder ich halte das für unsicher, und dann nehme ich dich auf den Arm.

Erwünschtes Verhalten vorleben

Leben Sie Ihrem Kind Verhaltensweisen vor, die Sie sich von ihm wünschen. Wenn Sie möchten, dass Ihr Kind freundlich ist, dann zeigen Sie ihm und anderen gegenüber Freundlichkeit. Verstärken Sie nur Verhaltensweisen, die wünschenswert sind. Falls Sie einem Kind gegenüber aggressiv sind, verstärkt das nur Aggression.

Versucht Ihr Kind, in Ihre Hand zu beißen, so können Sie sagen: „Ich möchte nicht, dass du in meine Hand beißt. Beißen tut mir weh." Lenken Sie seinen Impuls zum Beißen auf etwas anderes: „Hier, du kannst in dieses Gummispielzeug oder den Zahnring beißen." Zahnende Kinder haben das Bedürfnis, auf etwas zu kauen.

Predigen Sie nicht. Wer hat es gern, wenn man ihm etwas predigt? Kinder lernen das, was man ihnen vorlebt, und machen nach, was Ihre Eltern tun, erwünschtes wie unerwünschtes.

Achten Sie darauf, dass Sie Ihrem Kind keine doppelten (widersprüchlichen) Botschaften geben, wenn Sie mit ihm sprechen. Seien Sie aufrichtig. Es ist in Ordnung, wenn Sie manchmal traurig oder ärgerlich oder gut gelaunt sind.

Es gibt ein französisches Sprichwort: „C'est le ton, qui fait la musique." (Der Ton macht die Musik.) Wie Sie etwas sagen, das vermittelt die Botschaft. Wenn Sie ärgerlich sind, während Sie Ihr Kind anlächeln, dann wird es verwirrt, weil das, was es sieht, dem widerspricht, was Sie sagen. Das verunsichert es dann in seinen eigenen Gefühlen. Unser Ziel ist es, das Ausdrücken seiner Gefühle zuzulassen, zu klären und zu unterstützen.

RIE-Eltern erzählen

Ich glaube an die Universalität der Bedürfnisse eines Kindes. Menschen mit verschiedenem Hintergrund können über diese Unterschiede hinausgehen, indem sie für Babys und ihre Bedürfnisse sensibel werden. Es ist aber wichtig, nicht zu vergessen, dass die Eltern-Kind-Beziehung entscheidend ist und respektiert werden sollte, weil ein Kind seine Identität innerhalb dieser Beziehung bildet. Ich bin überzeugt, dass der Ansatz von RIE dadurch, dass Sie Ihr Kind versuchen besser wahrzunehmen und dadurch Wissen und Verständnis gewinnen, Ihre Beziehung mit Ihrem Kind intensivieren kann.

Im Laufe der Jahre haben Eltern, Kinder und Großeltern mit unterschiedlichem familiärem Hintergrund an unseren Gruppen teilgenommen. Ich habe mit ein paar Eltern und mit einer Großmutter gesprochen, weil ich neugierig war, ob es schwer oder leicht für sie war, dem RIE-Ansatz zu folgen, und wie sich das von der Art unterschied, wie sie selbst aufgewachsen waren, und wie es sich auf ihre Familien ausgewirkt hat. Sie erzählten das Folgende.

Kathy (41), Mutter von Michael (2) und Justin (4): „Ich stamme aus einer großen irischen Familie und bin das zweite von sieben Kindern. Wir lebten in einer sehr autoritären Familie, wo ich bei allem, was ich tat, Angst hatte und mich nicht frei fühlte, mit meinen Eltern zu sprechen. Meine Gefühle wurden nicht respektiert. Meine Mutter wurde gewöhnlich wütend, wenn ich weinte, deshalb habe ich gelernt zu weinen, wenn ich allein war. Ich habe oft gehört: 'Ich werde dir schon etwas geben, worüber du weinen kannst.' Schläge waren üblich und selbstverständlich.

Aufgrund dessen, was ich bei RIE gelernt habe, kann ich meinen Ärger akzeptieren und die Gefühle meiner Kinder anerkennen, indem ich zum Beispiel sage: 'Du siehst aus, als wärest du sehr wütend.' Seit Justin klein war und er etwas tat, wovon er wusste, dass ich es nicht wollte, kam er immer zu mir und sagte es mir. Er fühlt sich so sicher, dass er aufrichtig sein kann. Ich habe das Gefühl, dass meine Kinder Selbstvertrauen haben und sehr selbständig sind. Sie wissen, dass sie geliebt werden. Ich glaube, sie fühlen sich sicher und wissen genau, dass wir da sind und sie unterstützen. Manchmal kommen meine alten Familienmuster an die Oberfläche wie die Ungeduld und die Wut, aber der RIE-Ansatz hat mich sehr darin beeinflusst, wie ich mich meinen Kindern gegenüber verhalte."

Iris: „RIE ist das vollkommene Gegenteil davon, wie ich aufgewachsen bin. In meiner Ursprungsfamilie sagten die Eltern, wenn die Kinder etwas taten, was sie nicht für richtig hielten: 'Das ist eine Schande, was du da tust.' Oder: 'Die Leute werden dich auslachen, wenn du das tust.' Eltern neigen dazu, solche Ausdrücke zu gebrauchen, um Kinder zu disziplinieren. Bei RIE habe ich gelernt Ausdrücke zu gebrauchen, die nicht werten.

Wenn in meiner Ursprungsfamilie eine ältere Person ein Kind dazu auffordert, etwas zu tun, wie ihm einen Kuss zu geben, dann tut das Kind das. Ich zwinge Angelica nicht, jemanden zu küssen. In meiner Familie ist man der Meinung, dass Eltern niemals etwas falsch machen und sich nie bei einem Kind zu entschuldigen brauchen. Eltern brauchen sich bei ihren Kindern nicht für irgendetwas zu bedanken und man hält sie für unfehlbar und über alle Zweifel erhaben. Im Gegensatz dazu achtet RIE die Integrität des Kindes.

Meine Mutter bemerkt, dass ich mit Angelica nicht so umgehe, wie sie es täte. Sie bemerkt, dass ich eine andere Einstellung zu Weinen und Füttern habe und dass ich Angelica nicht manipuliere, damit sie etwas tut, was ich möchte. Immerhin begann meine Mutter direkt mit Angelika zu sprechen statt mit mir über sie zu sprechen, als sie einsah, dass das sinnvoll ist."

Becky Hopkins, Herausgeberin des RIE-Rundbriefs *Educaring*, ist die Mutter zweier Söhne, Joseph (5) und Brian (10), mit denen sie an Eltern-Kind-Gruppen teilnahm, als sie Babys waren.

Becky berichtet: „Dass ich dem Ansatz von RIE folgte, war für meine Mutter schwer zu akzeptieren, weil ich meinen Söhnen mehr Entscheidungsmöglichkeiten gab, als ihr passte. Meine Mutter ist eine sehr traditionelle Mexikanerin.

In unserer Kultur macht man alles für die Kinder, statt sie selbst machen zu lassen. Sie dachte, ich gäbe meinen Söhnen zu viel Entscheidungsfreiheit und sollte mehr für sie entscheiden, wie zum Beispiel, was sie zum Frühstück essen sollten. Ich musste ihr erklären, dass ich verstehen konnte, dass diese Vorstellungen in unserer Kultur üblich waren, aber dass ich meine Söhne so aufziehen wollte, dass sie selbst entscheiden und für sich wissen konnten, was sie wollten. Ich setze aber immer noch Grenzen, zum Beispiel im Hinblick darauf, was sie anziehen, wenn sie ausgehen, was sie tun usw. Weil ich dem RIE-Ansatz folge, kümmere ich mich mehr um mich selbst, als es für Mütter in unserer Kultur üblich ist. RIE gab mir Erlaubnis dazu. Meinen Söhnen Entscheidungsfreiheit zu geben, ihnen zu erlauben, die Welt zu erforschen und nicht immer in ihrer Nähe zu sein, das war ganz anders, als wie ich selbst erzogen worden bin. Manche Menschen in meiner Kultur erlauben ihren Kindern nicht, unordentlich zu sein oder sich schmutzig zu machen. Ich erlaube meinen Söhnen, unter meiner Aufsicht etwas selbst zu erforschen. Wie schmutzig sie sich machen, das ist für mich ein Maßstab dafür, wie viel Spaß sie beim Spielen hatten.

In meiner Kultur wird ein Kind so lange wie möglich verniedlicht oder wie ein Baby behandelt. Unabhängigkeit wird bei Kindern nicht gefördert. Am Anfang war es für meine Eltern schwer, das Ausmaß an körperlicher Aktivität bei meinen Söhnen mit anzuschauen, weil sie Angst hatten, die Kinder würden sich verletzen. Mein älterer Sohn, der jetzt ein hervorragender Sportler ist, sagt: 'Der Boden ist mein Freund.' Meine beiden Söhne besitzen die Fähigkeit zu fallen und sich dabei nicht weh zu tun. Sie verstehen es sich zu entspannen und zu rollen. Dass sie mit ihren Händen und ihren Füßen und ihre Zehen auf ihre eigene Weise Dinge herausfinden durften, hat sich enorm auf ihre Fähigkeit ausgewirkt zu wissen, wo ihr Körper anfängt und wo er endet. Zwar sind meine Söhne völlig verschieden, doch falls sie in Situationen kommen, in denen sie vielleicht nicht hundertprozentiges Selbstvertrauen empfinden, wissen beide, dass sie mit ihnen fertig werden können. Sie haben

Vertrauen in ihr eigenes Urteil. Sie kennen ihre Grenzen. Die Folge ist, dass ich mir weniger Sorgen um sie mache. Mein älterer Sohn, Brian, ist sehr direkt und verbalisiert gerne seine Gefühle und Meinungen. In meiner Kultur wird diese Art Aufrichtigkeit bei Kindern als zu direkt oder 'nicht nett' ausgelegt. Kindern, die ihre Meinung sagen und sagen, was sie fühlen, werden als nicht respektvoll der älteren Generation gegenüber angesehen, auch wenn diese sie nicht respektiert. Manchmal muss ich meinen Sohn daran erinnern, seine Gefühle für sich zu behalten, bis er nach Hause kommt, damit wir über sie sprechen können, aber ich bin froh, dass er die Fähigkeit dazu entwickelt hat.
Es braucht Zeit dafür, die guten Gewohnheiten, die RIE nahe legt, zu verwirklichen, wie zum Beispiel dem Kind Zeit für sich zu lassen, aber später macht es die Dinge viel leichter. Die Fundamente zu legen und dabei konsequent zu sein ist vielleicht nicht leicht, aber wenn Sie und Ihr Kind sich einmal darauf eingestellt haben, dann hat es eine große Wirkung."

Brad ist der Vater von Matthew (3) und Raquel (8). Er berichtet: „Ich glaube, meine Mutter und mein Vater haben mich in dem Maß respektiert, wie sie es konnten, und ich respektiere meine Kinder in dem Maße, in dem ich es kann. Auf jeden Fall ist mein Respekt durch meine Erfahrungen mit RIE noch größer geworden. Ich erinnere mich, dass ich einmal an einer RIE-Gruppe teilnahm, als Raquel sechs oder acht Monate alt war. Als die Gruppe vorbei war, nahm ich sie hoch, hielt sie aus Spaß über meinen Kopf und schaukelte sie ein bisschen. Sie lächelte, wahrscheinlich, weil sie daran gewöhnt war, und vielleicht, weil ich es so gerne tat. Ich erinnere mich daran, wie du gesagt hast: 'Hättest du das gerne, wenn man das mit dir machte?' Es war mir nie in den Sinn gekommen, es könnte ihr nicht gefallen, was ich mit ihr machte. Ich dachte, alle Eltern täten das. Väter werfen ihre Kinder in die Luft. Dieser Moment veränderte die Weise, wie ich Vater bin. Ich wurde mir dessen, was ich mit meinen Kindern machte, viel bewusster."

Barbara, eine Großmutter, die ihr Enkelkind Hunter bei RIE vorstellte, nachdem sie davon in einem meiner Kurse gehört hatte, äußerte sich so: „Ich bin in einer amerikanischen '*Mainstream*-Familie' aufgewachsen. Ich habe aber gemerkt, dass die Philosophie des Respekts für Kinder, die RIE vertritt, weit vom *Mainstream* entfernt ist. Wenngleich ich in einer angenehmen Familie aufgewachsen bin, und zwar bei Eltern, die mich auf eine Weise behandelten, die sie für freundlich und liebevoll hielten, wurde ich nie als eigenständige Person gesehen. Mein Verhalten wurde als ein Spiegelbild meiner Familie betrachtet und ich musste schöne Kleider tragen, sauber bleiben und gute Manieren haben. Ich durfte nie meine Gefühle ausdrücken, wenn sie nicht sonnig und fröhlich waren. Wenn ich traurig war und anfing zu weinen, holte mein Vater neckenderweise eine Flasche und versuchte mich dazu zu bringen, meine Tränen da hineinzutun. Die Erwartungen meiner Eltern schienen auf einem Ideal von Kind zu beruhen statt darauf, mich als eigenständige Person anzuerkennen und anzunehmen. Die Familie meiner Tochter und ich versuchen, Hunter auf die authentische Weise zu behandeln, die die Philosophie von RIE vermittelt."

Kinder mit Behinderungen

Der respektvolle Ansatz von RIE kann bei allen Kindern angewendet werden, auch bei behinderten. Dieses Thema ruft bei mir Erinnerungen an eine Zeit wach, als ich mit Kindern arbeitete, die ich „besondere Kinder" nenne und von denen manche emotional gestört waren.

Ein menschliches Wesen zu verstehen ist schwierig, besonders ein Kind, das eine Behinderung hat, sei es körperlich, mental oder emotional. Es braucht einfach mehr Zeit und Geduld. Meine Richtlinie, gleich mit wem ich arbeite, ist es, zu versuchen mit meiner Aufmerksamkeit bei der anderen Person oder dem Kind zu sein und zu versuchen, ihre oder seine Denkweise zu verstehen. Je mehr sich die andere Person von mir unterscheidet, umso schwieriger wird die Aufgabe. Ich versuche, nicht von Vorstellungen darüber auszugehen, wer der oder die andere vielleicht ist.

Mir fällt ein sehr intelligentes kleines Mädchen ein, mit dem ich gearbeitet habe, das sich selbst „das Krokodil" nannte. Solange man sie als Krokodil ansprach, war alles in Ordnung. Wenn man sie ein Mädchen nannte, geriet sie außer Kontrolle. Um zu verstehen, wie ein anderer Mensch funktioniert, um zu entdecken, worauf sie allergisch sind, braucht man Zeit, Geduld und genaue Beobachtung.

Interaktion mit einem behinderten Kind muss ganz auf das jeweilige Kind abgestimmt sein. Arbeiten Sie langsam mit Ihrem Kind. Das Ziel ist, dass es Ihnen so sehr vertraut, wie es kann. Für ein emotional gestörtes Kind kann das vielleicht schwierig sein. Es lebt in einer anderen Welt. Körperlich und geistig behinderte Kinder werden auch emotional von ihrem Zustand beeinflusst.

Empfindsame Eltern oder Pflegepersonen, die dem Kind zuhören und auf es eingehen, sind am hilfreichsten. Je weniger Sie tun, umso mehr nehmen Sie es wahr. Versuchen Sie zu verstehen, wo das Kind in seiner Entwicklung steht und wozu es fähig und bereit ist. Als ich die Familien der Kinder, mit denen ich arbeitete, bei sich zu Hause beobachtete, habe ich bei jedem Besuch mehr gelernt als aus allen Büchern, die ich las, oder in Seminaren, die ich besuchte.

Setzen Sie sich nicht zu viele Ziele für Ihr Kind. Nehmen Sie es wahr, um zu entdecken, wann und unter welchen Umständen es ihm am besten geht. Die Frage ist, was Ihr Kind unter den günstigsten Bedingungen tun kann. Was sind seine Möglichkeiten? Dann sorgen Sie dafür, dass diese Bedingungen gegeben sind. Manchen Kinder geht es zum Beispiel besser, wenn sie gegessen oder geschlafen haben.

Das Folgende ist eine Zusammenfassung der RIE-Richtlinien, wie sie für ein behindertes Kind gelten:

Grundvertrauen: Hier gelten dieselben Grundsätze. Vertrauen Sie Ihrem Kind, dass es so wie es ist, so gut ist, wie es sein kann. Erlauben Sie ihm, Vertrauen in Sie und in sich selbst zu entwickeln.
Umgebung: Auch hier gilt derselbe Ansatz. Sorgen Sie für eine sichere und angemessen anregende Umgebung, in der es spielen kann.
Nicht unterbrochenes Spielen: Geben Sie ihm Zeit. Nicht unterbrochenes Spielen unterstützt das Ausbilden einer längeren Aufmerksamkeitsspanne.

Aktiv teilnehmen: Lassen Sie es tun, was es kann, um an Aktivitäten der Pflege und an allen Aspekten seines Lebens teilzunehmen. Das stärkt sein Selbstvertrauen.
Beobachten: Seien Sie besonders aufmerksam und warten Sie ab. Schauen Sie, wer Ihr Kind ist und was es allein tun kann.
Konsistenz: Für ein behindertes Kind ist es schwerer, seine Welt zu organisieren. Versuchen Sie es konsequent darin zu unterstützen, Ihre Erwartungen zu verstehen, damit Sie es in seinen Fähigkeiten unterstützen können.

Der respektvolle Ansatz von RIE wird Ihrem Kind helfen Vertrauen in sich selbst zu entwickeln. Er wird Sie dabei unterstützen, sich auf das, was es tun kann, zu konzentrieren und es wertzuschätzen. Bleiben Sie gelassen, so gut es geht, und freuen Sie sich daran, wer Ihr behindertes Kind ist.

Kristi, eine ehemalige Grundschullehrerin, ist Hausfrau und Mutter von Cole (2) und einer Tochter (4). Kristi begann an RIE-Gruppen teilzunehmen, als Cole 18 Monate alt war. Sie erzählt:

> „Cole wurde sieben Wochen zu früh geboren und war nicht in der Lage selbst zu atmen. Er war im ersten Jahr ziemlich krank. Er hatte Lungenentzündung, Asthma und verschiedene Allergien, die er von seinem Vater und von mir geerbt hatte. Bei seiner Geburt war er stark anämisch, weil meine Plazenta frühzeitig abgegangen war. All das trug zu seinem schwachen Muskeltonus und zu verschiedenen Entwicklungsstörungen bei. Er war lethargisch und fing erst an zu krabbeln, als er ein Jahr alt war. Seine Probleme waren eher körperlich als kognitiv, deshalb wurde er physiotherapeutisch und ergotherapeutisch behandelt. Diese Behandlungen sind jetzt abgeschlossen.
> Sowohl Cole als auch ich profitierten von RIE. Die Grundsätze anzuwenden erlaubte mir mich zurückzuhalten und einfach sein Verhalten wahrzunehmen. Ich war in der Lage Dinge zu bemerken, die wirklich 'normal' waren, und konnte Aspekte seines Verhaltens erkennen, die ich vorher nicht verstanden hatte. Cole machte eine Periode durch, während der er in der RIE-Gruppe auf dem Boden lag und seinen Körper in ungewöhnliche Positionen verdrehte. Mir

war das peinlich, weil das, was er machte, so anders als das war, was die anderen Kinder machten. Mir wurde klar, dass er nur erforschte, was er mit seinem Körper und seinen Muskeln alles machen konnte. Als jemand, der aufgrund seines Gesundheitszustandes und seiner Muskelschwäche all diesen Beschränkungen unterworfen war, war er dabei herauszufinden, wozu er in der Lage war. Ich fing an, mich besser damit zu fühlen, wenn ich ihn experimentieren ließ, und begann, mich nicht mehr darum zu kümmern, wie er auf andere Leute wirkte, weil ich verstand, was er da tat.

Während eines Teiles seiner physiotherapeutischen Behandlung versuchte der Therapeut Cole dazu zu bringen, eine Stufe hinauf- und hinunterzuklettern, indem er seine Beine beugte und Druck auf sie ausübte. Cole schrie die ganze Zeit. Er hasste die Therapie und jedes Mal, wenn ich versuchte ihn dazu zu ermuntern, zu Hause zu üben, leistete er Widerstand. Eines Tages ging er während der RIE-Gruppe eine kleine Stufe (die für die Kinder in der Spielumgebung eingerichtet war) hinauf, und fing dann an, immer wieder hinauf- und hinunterzusteigen. Er war so davon begeistert, dass er es schließlich geschafft hatte. Jedes Mal wenn er hinaufging und hinunterging ohne zu fallen, gab er einen kleinen Freudenschrei von sich, lief im Kreis herum und fing gleich wieder von vorne an. Als ich RIE noch nicht kannte, hätte ich das, was er da machte, vielleicht etwas seltsam gefunden, aber ich lernte zu akzeptieren, dass dies seine Weise war, seine Fertigkeiten zu entwickeln. Ich lernte, sein Verhalten anzunehmen und geduldiger zu sein. Wenn er mit diesen sich wiederholenden Bewegungen beschäftigt war, dann ließ ich ihm Zeit, auch wenn ich vielleicht bereit war, zum nächsten weiterzugehen.

Was wir bei RIE lernten, ergänzte seine Ergotherapie. Der Ergotherapeut schlug vor, er solle bestimmte Aktivitäten tun, um seinen Muskeltonus zu verbessern, wie Treppen hinauf- und hinuntergehen, Abhänge hinuntergehen (um seine Bauchmuskeln zu stärken), und wir sollten ihn eher laufen lassen als ihn auf den Arm zu nehmen. Da der Ergotherapeut ihn nicht zwang und weil ich lernte, ihn nicht zu drängen, fing Cole an, bestimmte Aktivitäten von sich aus aufzunehmen. Er fing an aufzublühen. Er hat in den letzten sechs Monaten unglaubliche Schritte gemacht. Manche dieser Dinge wären auf natürliche Weise geschehen, weil viele Frühgeborene mit zwei Jahren anfangen aufzuholen, aber RIE hat mir geholfen den Nutzen davon zu sehen, ihn nicht anzutreiben oder zu zwingen. Ich gab ihm den Raum und die Gelegenheit zu wachsen. Zu Hause sitze ich mit ihm nur auf dem Boden und lasse ihn entscheiden, womit er spielen möchte. Er scheint glücklicher und zufriedener als früher und ich empfinde die Zeit, die wir zusammen verbringen, befriedigender.

RIE hilft mir mit meinen beiden Kinder umzugehen. Ich merke jetzt, wie wichtig es ist, sie mir zeigen zu lassen, woran sie interessiert sind, und sie entscheiden zu lassen. Ich glaube, dass ihnen das dabei hilft, sich als Individuen zu entwickeln. Ich habe Psychologen sagen hören, dass Kinder kein Selbstbewußtsein dadurch bekommen, dass man ihnen sagt, wie toll sie sind; sie entwickeln Selbstbewußtsein durch das Meistern von Herausforderungen. Ich sehe das bei meinen Kindern. Wenn meine Tochter, die vier ist, etwas selbständig tut, dann sagt sie: 'Schau, Mama. Ich hab es allein gemacht.' Ich lerne meine Kinder zu respektieren. Ich glaube nicht, dass das den meisten Menschen von Natur aus zufällt, weil die meisten von uns nicht so aufgezogen wurden. Kindern meiner Generation wurde gesagt, was sie zu tun hatten, und wir wurden ausgeschimpft, wenn wir nicht gehorchten. Unsere Eltern wollten nicht, dass ihre Kinder anders wären. Ich sehe meine vierjährige Tochter wirklich aus ihrem Schneckenhaus herauskommen und anfangen, sich selbst auszudrücken. Wäre ich mit Cole nicht zu RIE gegangen, hätte ich mit manchen der Gefühle, die sie jetzt so gut ausdrückt, vielleicht Schwierigkeiten gehabt. Ich möchte, dass sie in der Lage ist auszudrücken, was sie fühlt, solange sie das nicht auf eine gefährliche oder unakzeptable Weise macht. Ich möchte ihr beibringen sich angemessen zu benehmen, aber ich glaube nicht, dass das immer heißt, dass sie sich an das anpassen muss, was für andere richtig ist.

RIE hat Cole den Weg geebnet authentisch zu sein. Ich schätze Cole und bin zufriedener damit, wo er in seiner Entwicklung steht. Ich lasse ihn jetzt mit anderen Kindern zusammen sein, was ich vor unseren RIE-Grüppen nicht getan habe, weil ich Angst hatte, er würde verletzt werden. Außerdem war es mir peinlich, dass Cole so sichtbar hinter anderen Kindern zurückgeblieben war und verlegen, wenn Leute Fragen stellten wie: „Warum läuft er nicht?" Oder: „Warum ist er so klein?" Oder: „Was ist los mit ihm?" Meine Bekanntschaft mit RIE hat mir das Wissen und das Selbstvertrauen vermittelt, mich besser für Cole einzusetzen. Ich lasse mich nicht mehr von Ärzten und Physiotherapeuten mit ihren Bedenken oder Voraussagen über seine körperliche Entwicklung einschüchtern. RIE hat mir geholfen, mir der offensichtlichen, aber oft übersehenen Aspekte meines Sohnes bewusst zu werden. Ich habe das Vertrauen, dass mit Cole alles gut werden wird."

Die Authentizität Ihres Kindes unterstützen

Alle Kinder, unabhängig von ihrem Hintergrund oder ihren Fähigkeiten, blühen auf, wenn man sie respektiert. Das unterstützt sie darin, ihre wahre Natur zu verwirklichen. Ich erinnere mich an eine RIE-Gruppe, in der ein Baby zu meinen Füßen krabbelte und dasaß und mich anstarrte. „Hallo Sara", sagte ich und schaute sie an. Dann sprach ich mit den Eltern in der Gruppe. „Wenn ich Babys zuschaue, habe ich immer dieses Gefühl, dass sich in ihnen ausdrückt, wer wir in Wirklichkeit sind. Dann legen wir alle möglichen Schichten von Verhalten und Erwartungen darüber. Sie schauen uns mit so viel Aufrichtigkeit an."

Ich war von diesem Kind und von all den anderen Kindern berührt. Diese winzigen menschlichen Wesen lernten das Leben kennen. Sie entdeckten ihre Körper, ihren Geist, Emotionen und Fähigkeiten, während sie zugleich lernten, mit Gleichaltrigen in Beziehung zu sein. Ihre direkten und aufrichtigen Handlungen waren für uns Erwachsene eine Lektion. Wenn ein Baby Hunger hatte, schrie es laut und wurde gefüttert. Wenn es einen bestimmten Ball haben wollte, ging es mit einer Entschlossenheit darauf zu, die erstaunlich war. Wenn ein Blatt von dem Gummibaum über uns herabfiel, bewegte es dieses zwischen seinen Fingern und untersuchte es mit all seinen Sinnen. Wir sahen, wie die Kinder dem Leben mit Authentizität begegneten.

Das Ziel von RIE ist es, Kinder dabei zu unterstützen, diese Authentizität zu behalten und sich selbst treu zu sein. Unsere Kinder beginnen das Leben, indem sie uns direkt und offen in die Augen schauen ohne wegzuschauen. Manchmal scheinen sie durch uns hindurch und in unsere Seelen zu schauen. Wir können von ihnen lernen.

Für gute Betreuung sorgen

Ich rate Eltern dringend dazu, es so einzurichten, dass einer von ihnen zu Hause sein kann, um die Kinder zu begleiten und zu betreuen. Vielleicht müssen dazu finanzielle Opfer gebracht oder Ziele der eigenen persönlichen Karriere zurückgestellt werden. Ich bin der Auffassung, dass man die Eltern und eine Betreuung zu Hause nicht ersetzen kann – gleich ob die Eltern beide halbtags oder ganztags arbeiten und die Kinderbetreuung untereinander aufteilen oder ob einer von beiden ganz zu Hause bleibt. Allerdings ist es bei der Zunahme von Alleinerziehenden und von ökonomischen Zwängen nicht immer möglich, zu Hause bei seinem Kind zu bleiben.

Für die Eltern, die berufstätig sind, wird es nötig sein, eine Betreuungsmöglichkeit für ihre Kinder zu finden, wo sie gut versorgt sind. Ich bin gefragt worden, ob es eine optimale Pflegesituation gibt, ob es zum Beispiel besser ist, das Kind in die Obhut eines Verwandten zu geben, ein Kindermädchen anzustellen oder das Kind in eine Gruppe zu schicken.

Das hängt ganz von der individuellen Situation ab. Es ist nicht die Art, sondern die Qualität der Pflege, die zählt. Die Grundregel für diese Entscheidung ist, dass Sie den einen vertrauenswürdigen Menschen und eine angemessene Situation wählen. Schauen wir uns die drei Möglichkeiten näher an.

Wenn Verwandte Ihr Kind betreuen

Ein Familienmitglied kann die geeignete Person sein, für Ihr Kind zu sorgen, aber es muss nicht immer so sein. Die Vorteile: Eine zuverlässige Großmutter, ein Großvater oder eine Tante lässt Ihrem Kind wahrscheinlich zärtliche, liebevolle Pflege zukommen. Zudem kann die Vertrautheit der Familie Ihrem Kind Sicherheit geben. Außerdem müssen Sie ein Familienmitglied für diese Aufgabe wahrscheinlich nicht bezahlen.

Der Nachteil ist, dass die eigene Beziehung der Eltern mit der Person, die die Betreuung übernimmt, ins Spiel kommt. Wie kommen Sie mit dem Menschen aus, den Sie im Sinn haben? Das kann ein heikles Thema sein, je nach der Beziehung, die Sie miteinander haben. Ich habe Großmütter oft über ihre Töchter sagen hören: „Wer ist sie, dass sie mir sagen könnte, wie ich mit einem Kind umgehen soll? Ich habe sie schließlich erzogen. Ich habe sie gewickelt." In Familien gibt es verschiedene Auffassungen von Kindererziehung. Ist die Verwandte, an die Sie denken, flexibel und offen für neue Ideen oder rigide und auf ihre eigene Art festgelegt? Ist sie geduldig und langsam? Wird sie bereitwillig ihre Zeit opfern? Ob Sie sie bezahlen oder nicht – wird sie Ihre Wünsche im Hinblick auf Ihr Kind respektieren?

Die entscheidende Frage ist: Wie ist Ihre Beziehung mit Ihrer Mutter, Ihrem Vater, Ihrer Schwester oder mit Ihrer Tante? Ist sie etwas, das Ihren Stress und den Ihres Kindes vergrößern wird? Wenn nicht, dann kann die Situation befriedigend sein. Wenn ja, dann gibt es andere Alternativen.

Wenn Sie sich für einen Verwandten oder eine Verwandte als Pflegeperson entscheiden, besprechen Sie mit ihm oder ihr Themen des Elternseins, zum Beispiel wie sie auf Weinen reagiert, wie sie das Baby ins Bett bringt und füttert, wie sie das Spielen des Babys am Tage arrangiert und wie sie mit Grenzen umgeht. Falls solche Themen vorher nicht besprochen werden, können später Probleme auftreten, wenn Sie entdecken, dass Ihre Verwandte und Sie, gleich wie nah oder liebevoll Ihre Beziehung ist, verschiedene Ansichten von Kindererziehung haben. Wenn Sie sich für einen Verwandten entschieden haben, schlagen Sie vor, dass er oder sie Ihr Baby kennen lernt und beobachtet und auch zuschaut, wie Sie mit dem Baby umgehen.

Worauf Sie bei einem Kindermädchen achten sollten

Ich empfehle, nach einem ruhigen, zuverlässigen Menschen zu suchen. Ein gutes Kindermädchen wäre ein Mensch, der sich einfühlen kann, der achtsam bei Ihrem Kind ist, ohne in sein Spiel einzugreifen. Viele Kindermädchen finden es oft schwierig bei einem Kind zu sein, weil sie das Gefühl haben, da sie ja bezahlt werden, wäre es ihr Job, das Kind zu unterhalten oder etwas mit ihm zu machen. Es ist schwieriger, nur zu begleiten, als zu unterhalten. Ein Gleichgewicht zwischen übertriebenem Einsatz und Vernachlässigung zu finden ist wie das Gehen auf einem Seil. Versuchen Sie eine Betreuungsperson zu finden, die aufmerksam ist, die da ist, wenn sie gebraucht wird und Ihrem Kind eine Menge Zeit lässt, es selbst zu sein. Eine ruhige, freundliche, annehmende Person ist am besten. Für Ihre Betreuungsperson ist es leichter, wenn sie sich an der RIE-Philosophie orientiert, weil sie dann weiß, dass sie Ihr Kind nicht künstlich stimulieren und unterhalten muss.

Cynthia erzählte Folgendes über ihr Kindermädchen: „Unser Teilzeit-Kindermädchen, das seit fünf Jahren bei uns ist, nahm an den meisten RIE-Gruppen mit mir zusammen teil. Wenn sie einmal nicht teilnehmen konnte, brachte ich ihr Lesematerial mit. Sie geht so liebevoll und respektvoll mit den Kindern um wie wir. Sie sagt mir, dass sich der Einfluss von RIE auch auf ihr eigenes Familienleben mit ihren Kindern ausgewirkt hat."

Diane fügte hinzu: „Wir haben ein Kindermädchen, das tagsüber kommt. Ich habe mit ihr darüber gesprochen, wie wir mir den Kindern umgehen. Sie ist ein freundlicher, ruhiger Mensch und hält sich instinktiv zurück. Sie ist langsamer als ich und muss deshalb weniger lernen, als ich es musste. Ich habe ihr die Grundlagen vermittelt und ihr dann den Rest überlassen.

Richard, ein Künstler, Ehemann von Diane und Vater von Jennifer und Marc, meinte: „Wir sprechen mit unserem Kindermädchen über RIE. Nicht viele Eltern sagen: 'Wir möchten, dass Sie Folgendes mit unseren Kindern machen: Halten Sie sich zurück und schauen Sie ihnen zu.' Das ist das Gegenteil von dem, was die meisten Eltern einer Betreuungsperson sagen, nämlich: 'Sorgen Sie dafür, dass mein Kind Spaß hat.' Manchmal müssen wir ihr zum Beispiel sagen: 'Bitte kitzeln Sie unsere Kinder nicht.' Es gibt einen Unterschied zwischen einem Kind, dem es gut geht, und einem, das hysterisch lacht. Aber wenn unser Kindermädchen sieht, wie wirksam die Philosophie von RIE ist, dann sagt sie: 'Toll!'"

Den besonderen Menschen zu finden, der in Ihre Familie passt und besonders zu Ihrem Kind, das ist die Herausforderung. Seien Sie sich aber bewusst, dass niemand mit Ihrem Kind genauso umgeht wie Sie.

Fragen Sie ein zukünftiges Kindermädchen im Vorstellungsgespräch, welche Aufgaben sie an ihrem früheren Arbeitsplatz hatte und wie sie mit verschiedenen Themen wie Schlafen, Weinen, Füttern und Grenzen umgeht. Das kann ein Gespräch darüber eröffnen, wie Sie selbst sich den Umgang mit Ihrem Kind vorstellen. Laden Sie sie dazu ein, Ihr Kind kennen zu lernen und Ihnen zuzuschauen, wenn Sie mit Ihrem Kind zusammen sind. Empfehlen Sie Ihrem Kindermädchen vielleicht auch, dieses Buch zu lesen.

Worauf Sie bei einer Kindergruppe achten sollten

Ich habe in den letzten vierzig Jahren in Bezug auf Kindergruppen in den USA viele Veränderungen miterlebt. In den Fünfzigerjahren waren Kindergruppen praktisch unbekannt. Die meisten Frauen, die es sich leisten konnten, blieben zu Hause, um ihre Kinder zu betreuen, und waren oft entsetzt bei dem Gedanken, für Kinder könnte außerhalb der Familie mit Erfolg gesorgt werden. (Natürlich wusste ich seit meiner Erfahrung im Lóczy, dass das möglich ist.) Anscheinend haben wir inzwischen eine Wendung um hundertachtzig Grad vollzogen. Kinderbetreuung in Gruppen ist heute fast die Norm geworden.

Die meisten Kinder, deren Eltern arbeiten, gehen in Kindergruppen, sei es in eine Familie oder in eine größere Einrichtung. Solche Kinderbetreuung kann die Umgebung einer Familie nicht ersetzen. Aber eine gute Betreuung kann für eine sichere, zuverlässige Umgebung sorgen. Ich empfehle Ihnen, dass Sie sich verschiedene Einrichtungen oder Initiativgruppen, die in Frage kommen, anschauen, bevor Sie sich entscheiden.

Eine Kinderkrippe, eine Familie oder eine größere Kindergruppe sollte eine Identität oder eine Philosophie haben, um Kontinuität und Sicherheit für die Kinder zu gewährleisten. Diese Philosophie sollte schriftlich vorliegen und den Eltern gegeben werden, damit sie wissen, was während des Tages geschieht und wie mit verschiedenen Themen wie Füttern, Weinen, Schlafen und Grenzen umgegangen wird. Fragen Sie auf jeden Fall danach, wenn Sie Kinderbetreuungseinrichtungen besuchen.

Wie viele Kinder? Wie viele Betreuerinnen?

Am wichtigsten ist mir, dass die Menschen, die in einer Kinderkrippe oder in einer ähnlichen Einrichtung arbeiten, geduldig und freundlich sind. Meine zweite Sorge gilt der Zahl der Kinder in jeder Gruppe. Weniger ist besser. Am liebsten sind mir nicht mehr als vier in jeder Gruppe. Wenn die Gruppen groß sind, ist die Chance geringer, dass die Bedürfnisse der einzelnen Kinder befriedigt werden. Ein guter Kompromiss für Kindergruppen ist ein Platz, an dem für die individuellen Bedürfnisse jedes Kindes in der Gruppe gesorgt wird. In einer guten Gruppe wird die Individualität eines jeden Kindes respektiert und auch angesprochen: „Heute gibt es zu Mittag Birnen. Wer mag Birnen? Carla?" Wenn Kinder als Individuen behandelt werden und man sie auch so auf positive Weise anspricht, fühlen sie sich wertgeschätzt.

Es gab eine Zeit, als man Gruppen mit Kindern verschiedenen Alters vorzog, aber ich glaube nicht, dass das für Kleinkinder die beste Lösung ist. Ich würde eher eine Gruppe suchen, in der Ihr Kind mit Kindern gleichen Alters und Entwicklungsstandes zusammen sein kann, sodass die Umgebung und die immer wiederkehrenden Abläufe für die meisten Kinder gleich gut passen. Es ist für die Betreuer auch schwieriger, die Bedürfnisse einer Gruppe mit Kindern verschiedenen Alters zu befriedigen.

Auch für die Anzahl der Betreuer gilt: Weniger sind besser. Ein Kind braucht eine sichere Basis, von der aus es sich frei fühlen kann, die Welt zu erforschen. Es wäre ideal, wenn es eine bestimmte Pflegeperson als Bezugsperson hätte, damit es eine innere Bindung an einen Erwachsenen entwickeln kann. Wenn ein Kind während der ganzen Zeit dieselbe Bezugsperson hat, dann fördert das auch sein Gefühl von Sicherheit. Wenn viele Betreuungspersonen da sind, gibt es die Tendenz, dass sie in ihrer Präsenz nachlassen und sich aufeinander verlassen und dass sie sich vielleicht weniger verpflichtet fühlen mit ihrer Aufmerksamkeit bei den Kindern zu sein. Wenn mehr als zwei Personen mit der Kindergruppe zu tun haben, sollten ihre Rollen genau definiert sein.

J. Ronald Lally, der das *Program for Infant/Toddler Caregivers* in Sausalito, Kalifornien, leitet (eine Ausbildung, die mit Videos arbeitet), ist auch dieser Meinung. In *Young Children* (November 1995) bemerkt er, dass die Identität eines Kindes während der ersten Jahre ausgebildet werde, die es möglicherweise zum Teil in einer Kindergruppe verbringt. Zu den Bedingungen, die bei einem in dieser Weise betreuten Kind zu einer gesunden Identitätsbildung beitragen, gehören: eine bestimmte Hauptpflegeperson für jedes Baby; so lange wie möglich dieselbe Pflegeperson; eine kleine Anzahl von Kindern in jeder Gruppe um Intimität zu ermöglichen und eine sensible Lernumgebung statt eines rigiden Programms intellektueller Stimulation.

Haben die Kinder die Freiheit zu spielen?

Etwas anderes, worauf man achten muss, ist die Frage, ob die Kinder dazu gedrängt werden zu lernen oder die Freiheit haben zu spielen. Viele Einrichtungen haben eine Art Lehrplan und es gehört zum Programm, die Kinder kognitiv zu stimulieren. Wenn Sie an die Vielzahl von Dingen denken, die Kinder ohnehin Tag für Tag herausfinden müssen, ist es offensichtlich, dass sie ständig lernen. Ein Kind lernt an allem, was es umgibt. Es ist für ein kleines Kind wichtiger, dass es so, wie es ist, angenommen und geliebt wird, als dass man von ihm erwartet, dass es Dinge tut, die es noch nicht tun kann.

Es gibt wirklich keinen Grund, ein Baby oder Kleinkind in eine Umgebung zu bringen, in der es intellektuell stimuliert wird, indem es zum Beispiel die Aufgabe bekommt, sich Bilder auf Karten zu merken oder ein Puzzle zusammenzusetzen oder einen Turm aus Bauklötzen zu bauen. Vielmehr braucht es eine einfühlsame, menschliche Umgebung und ein paar vertraute Menschen, die für es da sind und die antworten, wenn es ein Bedürfnis ausdrückt. Die Spielumgebung sollte entsprechend der Entwicklung und dem Interesse der Kinder eingerichtet sein. Sie sollte kindersicher sein, damit es frei spielen und dabei einfache Gegenstände benutzen kann, ohne ständig das Wort „nein" zu hören.

Dazu fällt mir eine Geschichte ein, die ich erlebt habe. Ich besuchte einmal die Familie eines behinderten Kindes. Die Mutter hatte sich sehr gefreut, als ich vor der Tür stand, und mir erzählt, wie es ihr gelungen war, ihr Kind dazu zu bringen, einen Ball anzuschauen, den sie ihm hingehalten hatte. Ich setzte mich hin und schaute dem Kind zu. Die Mutter hielt den Ball vor das Kind, das seine Augen auf die Zimmerdecke gerichtet hielt, ohne den Ball zu beachten. Die Mutter versuchte immer wieder, mit dem Ball die Aufmerksamkeit des Jungen zu erregen, aber ihre Mühe war vergebens. Nachdem ich den Jungen eine Weile beobachtet hatte, bemerkte ich das Ziel seines Interesses. Er beobachtete konzentriert eine Fliege, die an der Decke summte. Ich freute mich, als ich bemerkte, dass das Kind sich auf die Fliege konzentrierte und dass es mit seiner Aufmerksamkeit bei ihr blieb. Das war für mich wirkliches Lernen.

In der Zeitschrift *Young Children* bemerkt David Caruso, dass man als Betreuungsperson für ein Baby möglichst viele Situationen schaffen solle, in denen es die Folgen seines eigenen forschenden Spielens erfahren könne, statt einfach von anderen stimuliert zu werden. Dies fördere – in Verbindung mit einer aufmerksamen Betreuungsperson, die diese optimale Umgebung für das Kind bereitstelle – sein Gefühl von Sicherheit und Vertrauen sowie eine umfassende Entwicklung.

Fragen Sie sich, ob das, was die Kinderbetreuer möglicherweise von Ihrem Kind verlangen, angemessen ist. Kann Ihr Kind das leisten? In diesem Alter ist es für ein Kind wichtiger zu lernen mit seiner Familie und seinen Altersgenossen zu interagieren und seine Welt zu erforschen – ein Prozess, der niemals endet. Das Ziel für Ihr Kind sollte in diesem Alter sein, dass es ihm mit sich selbst gut geht.

Suchen Sie einen Betreuungsplatz, an dem es einen regelmäßigen, aber flexiblen Tagesablauf für die Kinder gibt und nicht einen festgelegten Lehrplan. Mahlzeiten und Mittagsschlaf sollten jeden Tag immer zur gleichen Zeit und am gleichen Ort stattfinden, denn das ermöglicht Überschaubarkeit. Das Gefühl von Sicherheit, das Kinder entwickeln, hängt von diesem verlässlichen Zeitplan ab, besonders wenn sie nicht zu Hause sind. Auf jeden Fall sollten die Betreuerinnen mit den Stimmungen und Bedürfnissen jedes einzelnen Kindes flexibel umgehen und auf sie eingehen können.

Den Verstand von Kindern mit geplanten Aktivitäten und Lernprogrammen zu stimulieren fördert nicht das Gefühl der Sicherheit. Zuverlässige Gewohnheiten dagegen haben diese Wirkung. Wenn Sie selbst zum Beispiel Kaffeetrinker und daran gewöhnt sind, morgens Kaffee zu trinken, dann möchten Sie einfach jeden Morgen gleich Ihren Kaffee haben, sobald Sie aufwachen. Kindern geht es genauso. Ihre Augen leuchten, wenn Sie zu der erwarteten Zeit sagen: „Jetzt gehen wir raus" oder „Jetzt gibt es etwas zu essen". Sie wissen, was sie erwarten können, und freuen sich darauf.

Die äußeren Bedingungen

Kriterium Nummer eins ist auch hier die Sicherheit. Die Umgebung des Kindes in der betreffenden Einrichtung sollte absolut sicher sein. Falls die Betreuungsperson sich zum Beispiel aus Versehen für drei Stunden aus der Einrichtung ausschließen sollte, dann sollten die Kinder drinnen sicher sein, abgesehen von ein paar Schrammen oder blauen Flecken, die sie sich vielleicht gegenseitig antun. Der Sicherheit zuliebe und weil sie unterschiedliche Bedürfnisse haben, sollten Babys und Kinder, die schon laufen können, getrennt sein. Die Einrichtung sollte auch sauber und aufgeräumt sein.

Ich bin der Meinung, dass ein Spielbereich im Freien unverzichtbar ist. Je mehr die Kinder draußen spielen, desto besser essen und schlafen sie und desto wohler fühlen sie sich. Draußen gibt es viele natürliche Stimulationen, zum Beispiel vom Himmel, von den Wolken und der Erde. Auch das kleinste Baby kann den sich verändernden Mustern von Licht und Schatten zuschauen.

Ruhezeiten sind wichtig. Kleine Kinder brauchen reichlich Ruhe und sollten einen bequemen, ruhigen Ort dafür haben. Es ist für die Betreuerinnen von Nutzen, wenn sie für jedes Kind ein Tagebuch führen (über sein Essen, seine Schlafzeiten und seine Stimmung), das sie den Eltern zur Verfügung stellen können. Da jedes Kind vielleicht zu einer etwas anderen Zeit isst oder schläft, kann jede Aktivität später in eine entsprechende Tabelle eingetragen werden. Bei Kindern, die schon laufen können, kann man das während des Mittagsschlafs tun, da sie dazu neigen, immer zur selben Zeit zu schlafen. Die Betreuerinnen möchten vielleicht auch besondere

Ereignisse festhalten, zu denen es während der Woche gekommen ist, um für die Eltern die Zeit, die die Kinder in der Einrichtung verbringen, anschaulicher zu machen. Ein solches „Tagebuch" ist für die Eltern eine zuverlässige Möglichkeit, die Aktivitäten ihres Kindes und seine Entwicklung mitzuvollziehen.

Fragen, die Sie sich in Bezug auf eine Kindergruppe stellen sollten

Wenn Sie eine Kindergruppe in Betracht ziehen, dann fragen Sie sich:

- Wäre mein Kind gerne hier? Wenn ja, warum? Wenn nicht, warum nicht?
- Ist es zu dunkel oder zu hell? Zu groß oder zu klein?
- Werden sich viele verschiedene Menschen um mein Kind kümmern oder nur ein oder zwei bestimmte Leute, die es gut kennen?
- Darf es sich frei bewegen und tun, was es tun kann?
- Darf es schlafen, wenn es müde ist?
- Kann es sich umherbewegen, wenn es möchte, oder wird es getragen?
- Ist es sicher, wenn es sich umherbewegt?
- Wenn es noch ein sehr kleines Kind ist: Gibt es da auch Kinder, die schon laufen können und die ihm möglicherweise an den Kopf stoßen könnten?
- Hilft die Umgebung ihm dabei, dass es tun kann, was es von sich aus tun kann?
- Sind die Spielsachen einfach oder kompliziert?

Wie viele Stunden sollte Ihr Kind in einer Gruppe sein?

Unter idealen Bedingungen würde ich einem Kind einen allmählichen Übergang in eine Kinderbetreuungseinrichtung ermöglichen und es am Anfang jeweils nur ein paar Stunden dort verbringen lassen. Vier Stunden pro Tag sind in Ordnung. Ich würde es ungern mehr als sechs Stunden an fünf Tagen in der

Woche dort lassen. Es kann für das Kind schwierig sein, wenn es für einen längeren Zeitraum von seinen Eltern und seiner Familie getrennt ist. Das ist vielleicht eine Empfehlung, die schwer zu befolgen ist, wenn man an die Arbeitszeiten der Eltern und an alles andere denkt, womit sie beschäftigt sind, aber das ist das, was für Ihr Kind wahrscheinlich das Beste ist.

Eltern haben mich oft gefragt, ob es für ein Kind schädlich ist, wenn es zu Hause nach der RIE-Philosophie aufwächst, aber einen Teil der Zeit in einer Umgebung verbringt, die nicht daran orientiert ist. Meine Antwort: Nicht notwendigerweise. Ich bin fest davon überzeugt, dass alles Gute gut ist. Das Entscheidende ist, einen freundlichen Menschen zu finden, der achtsam mit Ihrem Kind umgeht. Aufrichtigkeit ist auch eine gute Eigenschaft. Es ist nicht nötig alles mit einem Zuckerguss zu versehen.

Eltern haben mich auch gefragt, ob eine Kinderbetreuungseinrichtung das Kind vielleicht besser darauf vorbereitet, dass es einmal Geschwister haben wird. Die Antwort lautet: Nein. In einer Kindergruppe ist ein Kind nur für eine begrenzte Zahl von Stunden und geht dann wieder nach Hause. Ein Bruder oder eine Schwester ist und bleibt immer bei ihm zu Hause.

Wie eine RIE-Kinderbetreuungseinrichtung arbeitet

Es gibt zwei von RIE anerkannte Kinderzentren in Südkalifornien. Eines ist das von den Arbeitgebern gesponserte *Cottage Hospital Infant/Toddler Center* in Santa Barbara. Polly Elam-Ferraro, Mitarbeiterin von RIE und Expertin für die frühe Kindheit, unterstützte das Team des *Cottage Center* als Beraterin und Mentorin. Sie berichtet:

„Schon bevor das Zentrum eröffnet wurde, setzte sich Zoe Iverson, die Leiterin des Programms, dafür ein, dass das Zentrum sich an den Erziehungsvorstellungen von RIE orientieren solle. Das Team bekam eine entsprechende Fortbildung und wenn Probleme auftauchen, beteiligt es sich aktiv an ihrer Lösung.

6

Während des Verfahrens zur Anerkennung von Seiten des RIE war eines der schwierigsten Probleme, wie für Kontinuität in der Betreuung gesorgt werden konnte, da die Eltern der Kinder (die gleichzeitig das Betreuungsteam bilden) unregelmäßige Arbeitszeiten hatten. Um das auszugleichen, versuchte das Team innerhalb des Programms so viel Beständigkeit wie möglich einzuplanen. Zum Beispiel ist Regelmäßigkeit in der Grundversorgung ein entscheidender Teil ihres Programms. Ein anderer ist das Gewährleisten der Kontinuität der Umgebung, das heißt, dafür zu sorgen, dass die Kinder immer am selben Platz schlafen, wenn sie im Zentrum sind. Die Eltern sorgen auch dafür, dass der Tagesablauf für die Kinder gleich bleibend und überschaubar ist.

Die Fortbildung der Eltern ist ein anderes wichtiges Element, das Kontinuität sichern soll, wenn die Kinder nach Hause gehen. Die Umsetzung des respektvollen RIE-Ansatzes beginnt schon bei der Verwaltung des Krankenhauses: Sie haben eine respektvolle, unterstützende Einstellung gegenüber ihren Angestellten. Dies wiederum trägt zu einer respektvollen Haltung gegenüber den Kindern bei. Insgesamt realisiert sich dieser Ansatz in einem kontinuierlichen Prozess des Beobachtens der Kinder und in dem Versuch eine Umgebung zu schaffen, in der sie sich sicher fühlen können, in der sie Freiheit haben zu erforschen und in der die Betreuungspersonen entschlossen sind, ihnen zu erlauben zu sein, wer sie sind. Auch mit begrenzten finanziellen Mitteln kann ein Zentrum ein qualitätsvolles, Respekt unterstützendes Erziehungskonzept für Kinder anbieten. Dazu braucht man nicht mehr Angestellte, sondern eher solche Menschen, die gut informiert sind, die sich weiterbilden und die sich für diese Philosophie einsetzen, die auf dem Verstehen der Kinder beruht."

Das zweite von RIE anerkannte Zentrum ist das private, gemeinnützige *South Bay Infant Center* in Redondo Beach, das 1988 gegründet wurde. Es gibt in den USA und in anderen Ländern außerdem viele Zentren, die sich mehr oder weniger stark an RIE orientieren. Auch wenn Sie in Ihrer Gegend kein RIE-Zentrum haben, möchte ich Ihnen am Beispiel des *South Bay Infant*

Für gute Betreuung sorgen

Center zeigen, wie sie funktionieren, und Sie auf Punkte aufmerksam machen, auf die Sie achten sollten, wenn Sie nach einem Platz für Ihr Kind suchen.

Die Gründerin des *South Bay Infant Center*, Ruth Money, berichtet:

„Ich habe das Zentrum gegründet, damit Eltern und Menschen, die beruflich mit Kindern arbeiten, ein Kinderzentrum erleben können, das nach den Prinzipien von RIE arbeitet. Unser Zentrum hat eine familiäre Atmosphäre und jede Gruppe von vier Kindern mit etwa gleichem Entwicklungsstand hat einen eigenen Bereich zum Schlafen, Essen, Wickeln und zum Spielen, drinnen wie draußen. Um jede Gruppe kümmert sich ein Team von zwei Hauptbetreuerinnen – eine für den Vormittag und eine für den Nachmittag-, die bei 'ihren' Kindern bleiben, um eine Beziehung mit ihnen zu entwickeln. Um das zu garantieren, verlangen wir von jedem Mitglied des Teams, sich für mindestens zwei Jahre zu verpflichten. Um den mit zunehmendem Alter wachsenden Bedürfnissen und Fähigkeiten der vier Kinder gerecht zu werden, haben die Gruppenräume je nach Alter unterschiedliche Größe. Das Zentrum nimmt Babys ab etwa drei Monaten auf und alle acht Monate zieht die Gruppe in den nächsten, größeren Raum um. Die ältesten vier Kinder, verlassen das Zentrum jeweils mit etwa 27 Monaten. Dann haben wir wieder Raum für eine neue Gruppe von vier Babys.

Wir bieten eine sechswöchige Reihe von einführenden Eltern-Kind-Gruppen an für Eltern, deren Babys in das Zentrum aufgenommen werden. Diese Gruppen sind auch für die Gemeinde offen. Zusätzlich dazu, dass die Eltern lernen, ihre Babys besser wahrzunehmen und auf ihre Signale zu antworten, und zusätzlich zur Weiterbildung in der Entwicklung und Betreuung von Kleinkindern haben die Eltern auch die Gelegenheit, andere Eltern kennen zu lernen und sich mit ihnen anzufreunden. Während der Gruppentreffen können sich die Eltern und ihre Babys in die neue Umgebung einleben und die Betreuerinnen kennen lernen, bevor der Zeitpunkt kommt, ihre Babys längere Zeit dort zu lassen.

Das Zentrum wird so geführt, dass für die Bedürfnisse jedes Kindes gesorgt wird, während die anderen drei Kinder schlafen oder spielen. Die Kinder werden ins Bett gebracht, wenn sie müde sind, und wachen auf, wenn sie wieder ausgeruht sind. Wir schaukeln Kinder nicht in den Schlaf, denn dann werden sie von dieser Art einzuschlafen abhängig. Jedes Kind hat einen eigenen individuellen Zeitplan für sein Essen und wird auf dem Schoß der Betreuerin gefüttert, bekommt ihre persönliche Zuwendung und wird gefüttert, wenn es Hunger hat. Nahrung wird einem Kind niemals aufgezwungen, denn wir achten auf die Signale, die es uns gibt und die uns zeigen, dass es keinen Hunger mehr hat. Während der Pflege, wie zum Beispiel beim Wickeln, schenkt die Betreuerin dem Kind, mit dem sie beschäftigt ist, ihre volle Aufmerksamkeit und lädt es zur Kooperation ein. Normalerweise bleibt die Atmosphäre ruhig und ohne Störung, während das Baby gefüttert oder gewickelt wird, während die anderen drei Kinder am Boden auf einem Teppich, der mit einem Laken bezogen ist, sicher spielen. In dem Raum für die Kinder, die schon laufen können, beginnen diese Kinder, obwohl auch hier ihre individuellen Zeiten weiter respektiert werden, zu selben Zeit Hunger zu bekommen und zur selben Zeit müde zu werden.

Wenn ein Kind weint und Aufmerksamkeit braucht, während die Pflegerin mit einem anderen Kind beschäftigt ist, dann geht sie auf es ein, indem sie sagt: „Ich höre, dass du Hunger hast (oder was immer sie dem Weinen des Babys entnimmt). Wenn ich Johnny gefüttert habe, komme ich gleich zu dir."

Wenn ein Kleinkind während der Pflege volle Aufmerksamkeit bekommt und seine Bedürfnisse nach Essen, Schlafen, Wickeln und Sicherheit aufmerksam erfüllt werden, dann scheint es gerne seinen Körper und seine Umgebung zu erforschen. Den Kindern wird erlaubt sich zu bewegen und zu spielen und die Meilensteine motorischer Entwicklung in ihrem eigenen Tempo zu erreichen. Babys werden nicht in eine sitzende Haltung gebracht und man 'hilft' ihnen nicht zu laufen. Wir haben keine Schaukelstühle, keine hohen Stühle oder mechanischen Schaukeln. Wenn die

> Betreuerin nicht mit Aktivitäten der Pflege eines ihrer vier Kinder beschäftigt ist, sitzt sie auf dem Teppich und schaut ihnen beim Spielen zu. Sie bemerkt ihre lange Aufmerksamkeitsspanne, wenn sie etwas spielen, was sie sich selbst ausgesucht haben. Sie ist empfindsam für ihr Bedürfnis nach wacher Aufmerksamkeit und achtet dabei auf Zeichen von Hunger, Müdigkeit oder der Notwendigkeit die Windeln zu wechseln. Die Babys scheinen von der vollen Aufmerksamkeit des Erwachsenen und seinen Bemerkungen zu dem, was jedes Kind gerade tut, sozusagen aufzutanken."

Deborah Harris, Leiterin des Zentrums von 1992 bis 1996, erklärt, wie interessierte Menschen davon erfahren:

> „Wir haben eine Menge Besucher. Alle, die bei RIE eine Aus- oder Fortbildung durchlaufen, kommen hierher um zu hospitieren und wir stehen auch auf der Besuchsliste des *American Nanny Institute* und dreier weiterer Ausbildungszentren sowie von sechs Colleges aus unserer Gegend. Wir stehen auf Empfehlungslisten von Agenturen, die Pflegeplätze vermitteln. Arbeitgeber geben Informationen über uns an ihre Angestellten weiter. Wir annoncieren in der lokalen Zeitung – aber die beste Werbung ist Mundpropaganda; dadurch bekommen wir die meisten unserer Familien. Die meisten Eltern sind von der Einfachheit und Einzigartigkeit des Programms beeindruckt. Die Philosophie von RIE ist ja nicht etwas völlig Neues, sondern eher etwas, das schon immer in uns da war. Vielleicht haben wir es einfach übersehen, weil wir es meistens zu eilig haben und uns nie die Zeit genommen haben uns niederzulassen und Babys zuzuschauen. Die meisten Menschen sind überrascht und begierig mehr über diesen Ansatz zu erfahren. Sie möchten eine enge Beziehung mit ihrem Kind, möchten es aber auch nicht mit ihren eigenen Bedürfnissen und Wünschen überwältigen. Sie lernen gelassen zu bleiben, ihrem Kind zuzuschauen und seine Signale wahrzunehmen. Sie lernen, die kleinen Dinge wertzuschätzen."

6

Am *South Bay Infant Center* lassen Mitarbeiter und Besucher ihre Schuhe an der Tür und bekommen ein Paar Hausschuhe. Kleine Törchen trennen die Bereiche der verschiedenen Altersgruppen. Die Babys werden von den Betreuerinnen gefüttert und die Kinder, die schon laufen können, essen an einem kleinen Tisch mit Stühlchen. Sie spielen dort mit den gleichen einfachen Spielsachen, die wir auch im RIE-Zentrum benutzen.

Es werden von den Kindern keine besonderen Aktivitäten verlangt. Das Zahlenverhältnis von Mitarbeiterinnen zu Kindern ist eins zu vier. Die Kinder haben ein Team von zwei Hauptbetreuerinnen, eine für den Vormittag und eine für den Nachmittag, und nicht mehrere verschiedene. Alle Mitarbeiterinnen sind nach der Philosophie von RIE ausgebildet, damit sie mit den Kindern auf dieselbe Weise umgehen können. Im Gegensatz dazu haben in den meisten anderen Kinderbetreuungseinrichtungen die Betreuerinnen oft verschiedene Ausbildungen und reagieren dann auch in unterschiedlicher Weise auf die Kinder.

Die Kinder werden mit Respekt angesprochen und nicht herablassend behandelt, herumkommandiert oder manipuliert. Die Pflegerinnen sprechen in einem aufrichtigen, direkten und freundlichen Ton. Man lässt den Kindern Zeit zum Reagieren und Kooperieren. Wenn ein Kind weint, dann hört man genau hin, um das Bedürfnis des jeweiligen Kindes zu erkennen. Den Kindern wird nicht gesagt, sie sollten leise sein, und sie werden auch nicht in Schaukeln oder auf Hüpfbälle gesetzt. Sie bekommen keinen Schnuller. Man fragt sie vielmehr, warum sie weinen, und dann reagiert man angemessen auf sie und das kann bedeuten, dass man sie auch einmal weinen lässt (ohne sie zu verlassen). Maßnahmen, die die Sicherheit betreffen, sind selbstverständlich. Der vorherrschende Eindruck, den das Zentrum vermittelt, ist derjenige der Ruhe, auch wenn es voller lebhafter Kinder ist.

Ruth Money beschreibt, wie Eltern, die in das *South Bay Infant Center* kommen, lernen möchten, wie sie auf respektvolle Weise Eltern sein können.

„Die berufstätigen Eltern, die sich in unserem Zentrum anmelden, haben sehr verschiedene Hintergründe. Sie haben gemeinsam, dass sie sich darüber Gedanken machen, wie sie ihre Kinder erziehen wollen. Außerdem sind sie die erste

Generation von Eltern, in der ein so hoher Anteil der Mütter berufstätig ist. Da sich unsere Gesellschaft deutlich verändert und entwickelt, scheinen diese Eltern zu merken, dass ihre Kinder für eine andere Welt vorbereitet werden müssen. Der Ansatz von RIE hilft ihnen insofern dabei, als sie lernen die Signale ihrer Babys wahrzunehmen und herauszufinden, welche Bedürfnisse die Babys haben, statt zu diskutieren, wessen Erziehungsvorstellungen Vorrang haben sollen.

Viele Eltern, wie zum Beispiel die von Alex, ziehen ihre Kinder anders auf, als sie selbst aufgezogen wurden. Die Mutter von Alex beschrieb ihre Familie als sehr liebevoll. Sie liebten Babys und waren so versessen darauf, sie zu 'knuddeln', dass sie für Alex, als er sechs Monate alt war und sie Verwandte besuchte, morgens und nachmittags eine bestimmte Zeit für ihn einplante, in der er für sich alleine spielen konnte. Sie legte Alex auf eine Decke am Boden, wo er seine Umgebung frei erforschen konnte, während sie bei ihm saß. Ihre Verwandten waren erstaunt, dass es Alex Spaß machte sich allein zu bewegen und dass er eine so lange Aufmerksamkeitsspanne hatte, wenn er mit einfachen Spielsachen spielte, die seine Mutter auf seine Decke legte.

Ein junge Mutter hat mir einmal erzählt: 'Sie haben mir gezeigt, wie gut eine Familie sein kann.' Während sich in den USA die Kultur der Kleinkinderziehung verändert, werden die RIE-Vorstellungen von nachdenklichen Eltern und von vielen Menschen, die mit Kindern arbeiten, bereitwillig aufgenommen. Auch jüngste Forschungsergebnisse bestätigen die Wirksamkeit des Ansatzes von RIE."

Einmal im Jahr besuche ich das *South Bay Infant Center* – dies ist ein Bestandteil des Verfahrens zur Anerkennung durch RIE. Es gibt bestimmte Kriterien, die ein Zentrum erfüllen muss. Sie beziehen sich darauf, wie viel Freiheit, Disziplin und Überschaubarkeit es im täglichen Leben der Kinder gibt. Ich überprüfe, ob das Zentrum diese Richtlinien erfüllt. Dazu gehört, dass ich jeder Betreuerin zuschaue und sie befrage. Ich spreche mit ihnen über die Kinder, die in ihrer Obhut sind, und beantworte ihre Fragen. An einem zusätzlichen Informationsabend spreche ich dann mit den Eltern. Mitarbeiter des RIE stehen dem Zentrum zur Verfügung und machen Hausbesuche, um zum Beispiel behinderte Kinder zu beraten. Das *South Bay Infant Center* dient auch als Modelleinrichtung, in der gezeigt wird, wie RIE in einer Institution der Kinderbetreuung arbeitet.

Ein typischer Morgen

Machen wir einen Rundgang im *South Bay Infant Center* – so als wären Sie eine interessierte Mutter oder ein interessierter Vater, die sehen möchten, wie es da zugeht.

Das Zentrum ist ein älteres, umgebautes Haus mit einem sauber gemähten Rasen im Vorgarten. Vor und hinter dem Haus gibt es Spielplätze. Wenn wir den vorderen kleinen Innenhof betreten, begrüßt uns Bert Cripps, die stellvertretende Leiterin. Sie arbeitet in dem Zentrum seit seiner Eröffnung im Jahre 1988. Sie bittet uns, unsere Schuhe auszuziehen und Hausschuhe anzuziehen, damit der Boden dort, wo die Kinder spielen, sauber bleibt.

Wir treten ein in einen großen Raum, in dem verschiedene Spielsachen am Boden verstreut sind: stapelbare Tassen, Beißringe, Bauklötze, Stofftiere, eine flache Rampe und eine große, grüne Plastikschildkröte voller Lockenwickler aus Plastik. Das Zentrum folgt der Philosophie von RIE insofern, als es dort nur „passive" Spielsachen gibt, die die Aktivität der Kinder anregen. Die Schränke, hoch oben an den Wänden, sind ordentlich mit Vorräten und Spielsachen gefüllt. Vier Kleinkinder im Alter von zwölf bis achtzehn Monaten spielen in diesem vorderen Zimmer am Boden.

Ein tägliches Ritual hilft Babys beim Übergang von den Eltern zur Betreuerin. Die Mutter zieht ihrem Baby seine Wegwerfwindel aus und legt ihm eine Stoffwindel, wie sie das Zentrum benutzt, an und damit wird dem Kind das Zeichen gegeben, dass es Zeit für die Übergabe ist. Mutter oder Vater sprechen beim Wickeln noch mit ihm und dann wird das Baby zu seiner Hauptbetreuerin gebracht. Das ist anders als in manchen anderen Kinderbetreuungseinrichtungen, wo ein Kind einfach irgendjemandem übergeben wird, der gerade zu Verfügung steht, wenn es ankommt. Nachdem das Kind bei seinen Eltern sozusagen „aufgetankt" hat, wird es dann sanft zu seinem Spielbereich gebracht und ist bereit seine Umgebung zu erforschen.

Als wir eintreten, füttert die Betreuerin gerade ein zwölf Monate altes Kind, das an einem kleinen Tisch sitzt. Sie begrüßt uns und kündigt den Babys in ihrer Obhut unser Erscheinen an. Das dient dem Gefühl der Sicherheit der Kinder in der Gegenwart von Fremden. Lächelnd sagt sie: „Wir haben Besuch. Hallo."

In einem kleineren Nachbarzimmer gibt es eine Gruppe von Babys im Alter von fünf bis neun Monaten. Eines schläft auf einer Decke am Boden liegend. Eine Betreuerin füttert ein anderes Baby auf ihrem Schoß mit einem Löffel. Ein drittes Baby liegt auf einer Decke am Boden und schaut zu einem der vielen Fenster hinaus. Die Spielsachen in diesem Zimmer sind Baumwolltücher, Bälle, Dinge zum Beißen, Stofftiere, halb aufgeblasene Strandbälle und kleine Schwimmringe aus Plastik. Die anliegenden Zimmer sind mit kleinen Sicherheitstörchen abgetrennt. Das Babyzimmer öffnet sich zu einer großen Terrasse mit Holzfußboden. Die Betreuerin, die das Baby füttert, sagt gerade: „Ich habe hier Karotten für dich. Möchtest du einmal abbeißen?"

Bert lädt uns nun in das Zimmer ein, in dem die Kinder sind, die schon laufen können. Wir gehen durch ein weiteres Sicherheitstörchen in ein großes Zimmer mit einer Reihe von Fenstern. Hier gibt es ein kleines Gerüst aus Plastik zum Klettern, mit einer Rutsche, die auf eine Matratze führt, ferner große Pappkartons, Hüte und andere Sachen zum Verkleiden, Bälle, Spielsachen mit Rädern für draußen und viele Kästen und Körbe mit anderen Spielsachen, alles ordentlich aufgeräumt.

Von diesem Zimmer aus hat man Zugang zu einem Innenhof mit einem großen Spielhaus, das an eine Wiese mit einer Erdhöhle grenzt. Draußen gibt es auch Spielmöglichkeiten mit Sand und Wasser. In einer ruhigen Ecke des Zimmers gibt es einen abgetrennten Bereich mit Bettchen und Matten zum Schlafen. Es fällt auf, dass es im Zentrum keine mechanischen Schaukeln, Hüpfbälle, Gehhilfen, Hochstühle oder Fernseher gibt.

Drei Kinder, die zwischen 20 und 21 Monate alt sind, essen in einer mit einem Törchen abgetrennten Ecke des Zimmers ihr Frühstück. Sie sitzen an einem kleinen Tisch, essen Müsli und Brötchen und trinken Milch. Bert sitzt bei ihnen. Sie sagt:

6

„Wir haben heute Besuch. Colin, ich möchte nicht, dass du dein Brötchen in deine Tasse tunkst. Möchtest du, dass ich dir zum Eintunken etwas Milch in deine Schale gieße? (Pause) Okay. Du gießt selbst Milch in deine Schale. Ich habe auch Joghurt. Möchtest du etwas Joghurt? In dieselbe Schale wie dein Müsli?"
Colin: „Ja."
Bert: „Okay. Henry, wenn du mit deinem Essen spielst, dann nehme ich es dir weg. Du hast anscheinend keinen Hunger mehr. Möchtest du aufstehen und spielen?"

Ein Kind nimmt die Müslischale eines anderen.

Bert: „Amy, ich lasse nicht zu, dass du Henry seine Schale wegnimmst. Er ist noch nicht fertig. Wenn du fertig bist, dann wische dir Mund und Hände ab."

Amy gibt Bert ihr Lätzchen.

Bert: „Danke, Amy. Es sieht so aus, als sei Colin fertig. Colin, bist du fertig?"
Colin: „Ja."
Bert: „Amy, ich möchte noch deine andere Hand abwischen. Danke, dass du mir hilfst den Tisch abzuwischen, Henry. Jetzt ist es Zeit für Colin. Also, jetzt seid ihr alle fertig. Ich möchte nicht, dass ihr vom Fußboden esst. Es ist Zeit, dass ihr jetzt zum Spielen geht. Nein, hier könnt ihr nicht spielen. Hier ist kein Platz zum Spielen."

Die Kinder gehen durch das geöffnete Törchen in das Spielzimmer. Sie nehmen Pappziegelsteine und schieben Plastikkarren umher. Alle drei klettern auf das Gerüst. Henry schreit auf.

Bert: „Ja, du warst oben auf der Rutsche und Amy ist nahe an dich heran gekommen. Ihr seid wirklich sehr nah beieinander.

Die Kinder rutschen die Rutsche hinunter und nehmen die Pappziegelsteine.

Bert: „Schaut euch Amy an. Sie sammelt eine ganze Menge auf. Jetzt fallen sie runter. Ja, du lässt sie fallen. – Colin, ich möchte nicht, dass du Henry schubst. – Henry, ich möchte nicht, dass du Amy umrennst. Hier ist doch so viel Platz. Henry, schau mal, ob du einen anderen Platz findest, wo du deinen Karren schieben kannst."

Amy wirft einen Pappziegel nach Colin. Berts Stimme wird laut und bekommt einen energischeren Ton.

Bert: „Amy, ich möchte das nicht. Ich möchte nicht, dass du mit Spielsachen nach deinen Freunden wirfst. Du hast Colin getroffen. Das tut weh." (leiser) „Du kannst Spielsachen in die Kiste werfen. Ich möchte nicht, dass du sie auf Menschen wirfst."

Bert erklärt uns dann, dass der Bereich für das Team, ein Haus für Besucher hinter dem Zentrum, ein angenehmer Raum für Rückzug ist, in dem das Zentrum auch Versammlungen für Mitarbeiterinnen und Eltern abhält. Es gibt da eine Küche, eine Art Wohnzimmer und einen Innenhof, in dem die Mitarbeiterinnen eine Pause von der Arbeit mit den Kindern machen können. Auch dies gehört zur Philosophie von gegenseitigem Respekt.

Bert: „ RIE kümmert sich auch um die Eltern und um die Betreuerinnen."

Ein paar Minuten später krabbelt Henry aus einem der großen Pappkartons. Colin krabbelt hinein. Henry geht auch wieder hinein.

Bert: „Jetzt ist Colin in dem Karton. Henry, suchst du dir einen anderen Karton? Wir müssen anfangen die Windeln zu wechseln. Ich werde das Törchen aufmachen. Amy, kommst du herein, damit ich deine Windeln wechseln kann? Okay."

Bert geht vor Amy zu dem Platz, wo die Windeln gewechselt werden, einer niedrigen, gepolsterten Bank.

Bert: „Ich möchte, dass du auf den Wickeltisch kletterst, bitte."

Als Bert Amys Windeln wechselt, kommt Colin herein und greift nach Berts Arm.

Bert (freundlich): „Sei bitte sanft. Ich mag es nicht, wenn du so grob meinen Arm anfasst. Das tut weh."

Nach dem Wickeln klettern die Kinder wieder auf das Klettergerüst. Colin fängt an zu weinen.

Bert: „Was ist geschehen? Was hast du, Colin? Möchtest du da hinauf? Vielleicht musst du warten. Es ist da oben jetzt ziemlich voll. Hast du dir deinen Finger eingeklemmt?"

Henry schreit.

Bert: „Colin, hör auf Henry. Er möchte im Moment nicht, dass du ihn anfasst. Er braucht seinen eigenen Raum."

Colin weint.

Bert: „Henry, du kannst Colin sagen, dass er Platz machen soll. Ich werde ihn nicht für dich da wegholen."
    Henry schreit schrill auf.
Bert: „Ja, Henry braucht heute seinen eigenen Raum."
    Henry klettert herunter und nimmt ein paar Bauklötze.
Colin und Amy sind auf der Rutsche.

Obwohl es voller Aktivität ist, bemerken Sie vielleicht, wie ruhig es im Zentrum letztendlich zugeht. Die Betreuerinnen bemühen sich, dies durch ruhige, langsame Bewegungen und leise Stimmen zu fördern. Den Kindern wird gesagt, was geschieht („Wir haben Besuch") und was mit ihnen als Nächstes geschehen wird („Es ist Zeit die Windeln zu wechseln"), damit sie wissen, was sie zu erwarten haben. Die Betreuerinnen sprechen die Kinder direkt an. Bert spricht nur dann laut mit den Kindern, wenn ein Kind in Gefahr ist sich weh zu tun. Wir sehen, dass sie nicht unnötig in ihr Spiel eingreift. Sie hilft ihnen dabei, Lösungen bei einem Streit zu finden, indem sie ihnen einen kleinen Hinweis gibt. Sie spiegelt wieder, was sie tun und was sie vielleicht empfinden.

    Das *South Bay Infant Center* zeigt, dass wir mit Kooperation von Seiten der Kinder belohnt werden und Gelegenheit haben ihre besonderen Fähigkeiten zu sehen, wenn wir ohne Eile und konzentriert mit ihnen die Zeit verbringen. Wenn man Kinder mit Respekt behandelt, hat das in der persönlichen Begegnung wie in Gruppen die gleiche positive Wirkung. Respekt hilft Kindern dabei, sich gut mit sich selbst zu fühlen.

    Wenn Sie sich für eine bestimmte Form der Betreuung für Ihr Kind entscheiden – sei es durch die Großeltern oder eine Tante des Kindes, in einer Pflegefamilie oder einer Kindergruppe –, denken Sie an die Leitlinien der RIE-Philosophie. Ich bin überzeugt, wenn Sie einen Menschen oder einen Platz finden, der sich so gut wie möglich an diese Leitlinien hält, wird das Ihrem Kind die Sicherheit und sanfte Ermutigung geben, die es braucht, damit es auf die bestmögliche Weise heranwachsen kann. Menschen und Institutionen sind niemals vollkommen. Bemühen Sie sich eine gute Lösung zu finden, eine, mit der Sie sich gut fühlen. Fragen Sie sich selbst: Haben Sie, wenn Sie bei der Arbeit und nicht mit Ihrem Kind zusammen sind, das Vertrauen, dass seine Bedürfnisse von freundlichen Menschen beachtet und erfüllt werden?

Ihr Baby wird mobil

Normalerweise lernt ein Kind erst zu kriechen, dann lernt es auf allen Vieren zu krabbeln und zu klettern. Es dreht sich auf die Seite und gelangt schließlich in eine sitzende Position. Von dort bewegt es sich weiter in eine stehende Haltung, dann macht es seine ersten Schritte, wobei es sich an Möbeln festhält. Es probiert jede neue Position aus, bis es sich in ihr wohl fühlt, und geht dann zur nächsten weiter. Schließlich macht es seine ersten Schritte allein und lernt laufen.

Diese Fertigkeiten zu erwerben dauert mehrere Monate und alle durchschnittlich gesunden Kinder meistern sie; es gibt allerdings Unterschiede wie sie es machen und in welchem Zeitraum. Manche Kinder kriechen zum Beispiel rückwärts ebenso gut wie vorwärts. Andere sitzen, bevor sie krabbeln. Manche machen frühe Fortschritte und bewegen sich dann langsam durch alle Stadien, während andere sich zuerst sehr wenig bewegen und dann schnell krabbeln, sitzen und stehen. In dieser Zeit können manche Kinder vielleicht auch schon ihre ersten Wörter sprechen, aber die meisten tun das noch nicht.

Wie wichtig sind Meilensteine?

Viele Eltern, mit denen ich spreche, sind sehr besorgt um die Fortschritte ihres Kindes während dieser Phase. Manche üben vielleicht unabsichtlich Druck auf ihr Kind aus, um bestimmte Meilensteine zu erreichen, bevor es so weit ist. Sie drängen ihr Kind vielleicht dazu, sich aufzurichten und zu stehen: „Komm, steh mal auf!" oder sie animieren es zum Laufen „Komm zu Mama. Gib mir deine Hand!" oder zum Sprechen „Kannst du schon tschüss sagen? Sag tschüss."

Warum liegt uns so viel daran, wie schnell unsere Kinder die Meilensteine in der Entwicklung erreichen? Warum wollen viele von uns, dass unsere Kinder sie so früh wie möglich erreichen? Ist das deshalb so, weil wir als Eltern durch unsere Verbindung mit unseren Kindern ihr Verhalten als unseren Erfolg oder unser Versagen empfinden? Projizieren wir unser Ego und unser Gefühl von Leistung auf unsere Kinder? Druck beschädigt das Selbstwertgefühl eines Kindes, da man ihm damit sagt: „Sei anders, als du bist."

Wir leben in einer leistungsorientierten und von Konkurrenz bestimmten Gesellschaft. Wir wollen, dass unsere Kinder erfolgreich sind. Wie wäre es, wenn wir sie eher darin unterstützen würden, glücklich zu werden? Von einem Kind zu erwarten, dass es etwas tut, was es noch nicht kann, entwertet es. Warum sollten wir ihm nicht erlauben, in seinem eigenen Tempo zu lernen und Freude an dem zu empfinden, was es tun kann? Warum sollten wir nicht anerkennen, wenn es sich allein auf seine Seite dreht (wozu Stärke und Koordination gehört), statt es mit Kissen in eine sitzende Position zu bringen? Wenn es noch nicht die Kraft hat, sich in einer sitzenden Position aufrecht zu halten, dann wird es sich verkrampfen, eine schlechte Haltung haben und unsicher sein. Es wird sich unsicher fühlen und nicht selbstbewusst. Nehmen Sie an und würdigen Sie, was es tut. Richten Sie Ihre Aufmerksamkeit auf das Wie und nicht auf das Wann. Das wird sein Selbstvertrauen und sein Selbstwertgefühl stärken.

Eltern drängen ihre Kinder vielleicht aus Angst, weil sie wollen, dass ihr Kind „normal" ist. Sie machen sich Sorgen über das Tempo der Entwicklung ihres Kindes. Wenn sie zu einer Vorsorgeuntersuchung bei einem Kinderarzt gehen, sehen sie eine Liste „normaler" Fähigkeiten, die ein Kind haben sollte. Wenn ihr Kind langsamer als der Durchschnitt ist, dann machen viele Eltern sich Sorgen oder geraten sogar in Panik.

Manche versuchen vielleicht die Entwicklung ihres Kindes zu beschleunigen, weil sie selbst Konkurrenzgefühle gegenüber anderen Eltern und anderen Kindern haben. Sie empfinden vielleicht Stolz, wenn sie spüren, dass ihr Kind „schlauer" als das der

Nachbarn ist, oder „weil es früher läuft". In manchen Fällen wollen Eltern durch ihre Kinder etwas erschaffen oder erleben, was sie selbst wünschen und möchten erreichen, dass ihre Kinder etwas leisten, was ihnen selbst nicht gelungen ist. Es ist wichtig, sich dieser Themen bewusst zu sein und keine unrealistischen Erwartungen an die Kinder zu haben.

Jedes durchschnittliche, gesunde Kind lernt sitzen, stehen und laufen. Es ist unwichtig, wann ein Kind diese Meilensteine seiner Entwicklung erreicht. Sie haben keinen Einfluss auf sein späteres Leben. Hat Ihr Mann oder Ihre Frau – bevor sie heirateten – Sie gefragt, wann Sie Ihre ersten Schritte gemacht oder lesen gelernt haben? Meilensteine sind kein Maßstab für die Intelligenz eines Kindes. Ich denke hier wieder an Albert Einstein; seine Biografin Katherine Reef berichtet, dass er nicht sprach, bis er drei Jahre alt war.

Siebzig, achtzig oder neunzig Jahre währt ein Menschenleben, und ein Kind lernt alle grundlegenden Fähigkeiten – Laufen, Sprechen, Essen – in den ersten zwei oder drei Lebensjahren. Warum wollen wir diesen Prozess beschleunigen? Die Folge davon, dass wir ein Kind antreiben, kann sein, dass das Kind das Gefühl bekommt, Erwartungen nicht zu erfüllen. Die wichtigsten Menschen in seinem Leben, die Eltern, wollen etwas, was das Kind nicht leisten kann. Das ist nur von Vorteil für den Berufsstand der Therapeuten, weil es Menschen erzeugt, die Therapie brauchen. Sie wachsen heran und sagen. „Ich weiß nicht, was ich möchte" oder: „Ich habe das Gefühl, ich bin nicht gut genug."

> **Zina** sagt: „RIE hat mir geholfen, mich weniger unsicher zu fühlen, dass ich etwas falsch mache oder dass ich nicht genug für Emily getan habe. Ich habe gelernt, dass Kinder sich in ihrem eigenen Tempo entwickeln und, wenn wir sie nicht behindern, selbst wissen, wann sie so weit sind, sich aufzusetzen, zu krabbeln oder zu gehen. Wir müssen nicht ständig etwas mit ihnen oder für sie machen. Die Natur nimmt schon ihren Lauf. Ich habe gelernt meiner Tochter zu vertrauen und ihr zu erlauben sich in ihrem Tempo zu entwickeln, statt ihre körperliche Entwicklung manipulieren zu wollen. Ich habe gelernt gelassen zu bleiben und mich mehr an Emily zu freuen, ihr zuzuhören und ihr zu erlauben Entscheidungen zu treffen, und dabei

bleibe ich auch weiterhin. RIE hat mir geholfen sensibler für mein Kind und auch für andere Menschen zu werden."

Liz, Immobilienmaklerin und Mutter von Ezra (5 Jahre), fügt hinzu: „Ich habe Ezra immer wissen lassen, was mit ihm geschehen wird. Ich habe gelernt ihn Dinge selbständig tun zu lassen. Ich lasse ihn die Spielsachen auswählen, mit denen er spielen möchte. Ezra hat ein Schaukelpferd, das wir in sein Zimmer gestellt haben. Ich saß da und wartete ab, bis er so weit war, allein hinaufzuklettern. Dass wir ihm Zeit gelassen haben, seine Sachen zu seinem Zeitpunkt und auf seine eigene Weise zu tun, hat ihm das Selbstvertrauen in seine Fähigkeiten vermittelt, mit Situationen selbst fertig zu werden. Es ist auch interessant, weil ich merke, wie anders ich mich fühle, wenn ich mit Babys zusammen bin. Wenn ich in der Vergangenheit eine Freundin mit einem neugeborenen Baby sah, konnte ich es nicht abwarten, es auch zu halten. Jetzt fällt mir die Frage ein, die ich von Ihnen gehört habe: 'Glauben Sie, dass das Baby von Ihnen gehalten werden möchte?' Ich bin zufrieden damit, das Baby anzuschauen und mit ihm zu sprechen."

Freuen Sie sich an der Gegenwart. Freuen Sie sich an dem, was Ihr Kind tut, und lernen Sie es kennen. Kinder sind beim Spielen effizient und graziös. Sie tun, was sie tun können, und halten keine Fähigkeiten zurück. Sie lernen ihrem Körper und ihrem Verstand zu vertrauen, wenn man ihnen erlaubt, auszuprobieren und auch Fehler zu machen.

Es ist wichtig, dass Sie Ihr Kind als ganzen Menschen sehen und dem ganzen Menschen helfen, sich zu entwickeln. Motorische Entwicklung und kognitives Wachstum sind nur Teile des Ganzen. Es ist auch wichtig die einzigartige Persönlichkeit Ihres Kindes zu berücksichtigen. Helfen Sie Ihrem Kind sein Potenzial zu verwirklichen, indem Sie es als einen kompetenten Menschen ansehen, der Probleme selbst lösen kann.

Wenn Sie sich wegen eines eventuellen Entwicklungsrückstands Sorgen machen, dann beobachten Sie die Qualität seiner Bewegungen. Wenn die Qualität seiner Bewegungen gut ist, würde ich mir keine Sorgen machen, auch wenn es vielleicht mit etwas,

was Sie für angemessen halten, spät dran ist. Falls Sie das Gefühl haben, es könnte ein Problem vorliegen, dann konsultieren Sie Ihren Kinderarzt oder einen Neurologen.

Ihr Zuhause für Ihr Kind sicher machen

Ein unternehmungslustiges Kind braucht eine sichere Umgebung. Es ist sehr schwierig ein ganzes Haus kindersicher zu machen, aber Sie können bestimmte Bereiche, die nicht sicher sind, mit einem Törchen abtrennen oder unzugänglich machen. Das sind die Küche, das Bad und die Treppen. Die Küche ist für Ihr Kind ein gefährlicher Ort, wegen der vielen Möglichkeiten für Unfälle. Kinder greifen nach Topfgriffen, Tellern und Messern auf Arbeitsflächen und sie öffnen Schubladen. Geschirrspülmaschine und Kühlschrank sind auch eine Versuchung für ein kleines Kind. Eine Ofentür kann einem Kind, das sie öffnet, auf den Kopf fallen. Schlösser an Geräten reichen nicht. Ich habe das Gefühl, dass dieses ganze Problem am besten gelöst wird, wenn Sie Ihr kleines Kind ganz aus der Küche heraushalten. Viele Eltern bringen kleine Sicherheitstörchen an der Küchentür an.

Badezimmer sind ein anderer unsicherer Bereich. An Wasserhähnen der Badewanne oder Duschköpfen mit heißem Wasser kann man sich verbrennen. Kleine Kinder können sogar in ein paar Zentimetern Wasser ertrinken, deshalb sind auch Toiletten gefährlich. Ich rate dazu, die Tür einfach zu verschließen.

Treppen sind nicht sicher, bis ein Kind wirklich gelernt hat mit ihnen umzugehen. Ich würde Treppen oben und unten mit Törchen abtrennen. Sie können Ihr Kind (mit Aufsicht) üben lassen hinauf- und hinunterzusteigen, erst nur eine oder zwei Stufen und dann allmählich mehr, bis es gelernt hat, wie man das macht.

Und wie ist es mit dem Rest Ihres Hauses? Ist es kinderfreundlich? Aus Respekt für Ihr Kind sollten Sie es sicher machen. Räumen Sie gefährliche Dinge wie Vasen, Tische mit scharfen Kanten und Bodenlampen aus dem Weg. Versehen Sie Steckdosen mit Kindersicherungen. Bringen Sie an Schränken und Schubladen, die Ihr Kind aufziehen könnte, Schlösser an. Sie können ihm aber eine Schublade überlassen, von der es weiß, dass es sie rausziehen darf, und in der es Spielsachen oder Bücher unterbringen kann.

7

Räumen Sie alles Unnötige weg. Halten Sie Ihren Boden und Ihren Teppich sauber. Denken Sie daran, dass das Baby auf dem Boden, auf dem Sie gehen, einen Teil seines Tages verbringt. In RIE-Gruppen ziehen Eltern ihre Schuhe aus, wenn sie hereinkommen. Manche haben mir gesagt, dass sie diese Gewohnheit auch zu Hause eingeführt haben. Vielleicht möchten Sie bestimmte Bereiche Ihres Hauses abgrenzen, wie etwa das Wohnzimmer oder das Esszimmer, und sichere Räume bestimmen, in denen Ihr Kind spielen kann, wie das Kinderzimmer oder den Innenhof.

Ich werde oft gefragt, warum ich es für so wichtig halte für Sicherheit zu sorgen und warum Kinder nicht einfach lernen können manche Sachen nicht anzufassen. Sie lernen das auch mit der Zeit, wenn sie Urteilskraft entwickeln. Aber in einem bestimmten Alter können sie das noch nicht lernen. Wir als Eltern müssen uns bewusst sein, was ihr Verstand verstehen und lernen kann und in welchem Alter. Gefahr kommt im Denken eines kleinen Kindes nicht vor. Haushaltsunfälle, in die Kinder verwickelt sind, kommen aber andauernd vor. Das ist nicht nur ein theoretisches Thema.

Bedauerlicherweise haben viele Menschen vor Gefahr keinen Respekt und denken: „Nichts ist in diesem Zimmer, mit diesem Gerät oder in diesem Garten jemals passiert, deshalb wird auch in Zukunft nichts passieren." Ich antworte dann immer: „Das ist wahr. Nichts ist passiert, bis es zum ersten Mal passiert." Wenn Eltern mir erzählen, dass sie ihr Kind ohnehin jeden Moment im Auge haben, dann habe ich das Gefühl, dass das unmöglich ist. Eltern gehen auch mal auf die Toilette oder sie gehen öfter ans Telefon.

Sie fragen sich vielleicht, ob Ihr Kind, wenn Sie solche Törchen verwenden, nicht erst recht Zugang zu Ihrem ganzen Haus haben möchte und sich eingesperrt fühlt, wenn es diesen nicht bekommt. Ich glaube nicht, dass ein Kind das ganze Haus zur Verfügung haben möchte, wenn es das von Anfang nicht anders kennt. Gewohnheiten haben eine große Bedeutung. Sie können gute Gewohnheiten, so leicht wie schlechte entwickeln. Wir werden nicht mit Gewohnheiten geboren. Sie sind sozial begründet, eine Mischung aus dem, was wir tun dürfen, was wir tun möchten und was wir tun können. Es braucht nicht mehr Energie dazu, gute Gewohnheiten zu entwickeln. Das Beste ist,

Ihr Zuhause in einem vernünftigen Maß kindersicher zu machen und auch ein Zimmer oder einen Teil eines Zimmers vollständig zu sichern.

„Sicherheitsprüfung" für das Kinderzimmer

Wenn Sie ein Zimmer hundertprozentig kindersicher machen, handeln Sie Ihrem Kind und sich selbst gegenüber respektvoll. Auf diese Weise können Sie beide gelassen und entspannt bleiben. Ihr Kind kann – ohne Gefahr sich zu verletzen – seine Umgebung erforschen und Sie können ein gutes Gefühl haben, wenn Sie es dabei alleine lassen. Suchen Sie ein Zimmer aus – sein eigenes Zimmer, das Wohnzimmer oder ein Spielzimmer – und unternehmen Sie etwas, um eine sichere und kindgemäße Umgebung zu schaffen. Hier einige Vorschläge und Hinweise für einen vollständig gesicherten Raum:

- Sichern Sie alle Steckdosen mit Kindersicherungen oder decken Sie sie ganz ab.
- Stellen Sie alle Lampen und andere gefährliche Gegenstände an unerreichbare Plätze, etwa auf ein hohes Regalbrett (und achten Sie darauf, dass auch Stromkabel außer Reichweite sind). Noch besser: Räumen Sie sie weg. Kletternde Kinder können fast alles erreichen.
- Befestigen Sie schwere Möbel (Regale, Schränke) an der Wand.
- Sichern Sie Schubladen so, dass ein Kind sie und ihren Inhalt nicht herausziehen kann.
- Vergewissern Sie sich, dass Fenster sicher verschlossen und auch dann gesichert sind, wenn man sie ein Stück weit offen lässt.
- Entfernen Sie lange Gardinen und Gardinen- oder Rolloschnüre oder binden Sie sie hoch.
- Entfernen Sie Topfpflanzen aus der Reichweite des Kindes.
- Sichern Sie Bilder, die an der Wand hängen. Entfernen Sie deren Glasscheiben und ersetzen Sie sie durch Kunststoff.
- Entfernen Sie alle möglicherweise gefährlichen Möbel wie Schaukelstühle, die Zehen einklemmen oder umfallen können, und leichte, niedrige Tische, die umgekippt werden können.

- Installieren Sie einrastende Türstopper (die Türen offen halten), damit keine Finger eingeklemmt werden können, wenn eine Tür sich unbeabsichtigt schließt.
- Versehen Sie die Haustür mit einem Törchen. (Einsetzbare Törchen mit einer Schnappvorrichtung sind praktisch, weil man sie leicht entfernen kann.)
- Lassen Sie keine kleinen Gegenstände im Zimmer, an denen ein Kind ersticken kann. (Kinder können kleine Stücke Stoff oder Puppenkleider zu Kügelchen rollen. Das ist gefährlich.)
- Entfernen Sie alle Buntstifte oder Marker. (Ein kleines Kind kann an ihnen ersticken. Außerdem kann es damit die Wände in unerwünschter Weise anmalen.)
- Achten Sie darauf, dass Böden oder Teppiche sauber sind.
- Installieren Sie im Zimmer einen Babyphon, wenn Sie nicht in Hörweite sind.

Sie können dieser Liste Ihre eigenen Sicherheitsmaßnahmen hinzufügen, mit denen Sie das Zimmer kindersicher machen. Sie können auch einen professionellen Sicherheitsberater hinzuziehen. Denken Sie daran, dass Sie Ihre Maßnahmen vielleicht erweitern müssen, wenn Ihr Kind heranwächst. Eine Familie hat mir erzählt, dass ihre Tochter anfing, an den niedrigen Fensterbänken zu kauen, als sie stehen und laufen konnte. Sie lösten das Problem, indem sie durchsichtigen Tapetenschutz aus Plastik an den Kanten anbrachten.

Sichern bedeutet in Betracht zu ziehen, was Ihr Kind als Nächstes tun könnte, und Ihr Zuhause früher entsprechend einzurichten, als Sie glauben, dass es nötig wäre. Warten Sie nicht, bis Ihr Kind Ihnen zeigt, was es alles anstellen kann ...

Wie sich das Weinen verändert

Wenn ein Kind heranwächst und sich frei umherbewegt, findet es neue Möglichkeiten sich auszudrücken. Es macht Gesten und Laute und spricht vielleicht sogar schon ein paar einfache Silben. Das Weinen wird weniger und auch spezifischer und direkter. An diesem Punkt sind Sie gewöhnlich schon Experten darin geworden, die Gründe seines Weinens zu verstehen. Sie merken vielleicht, dass

Ihr müdes Kind seine Augen reibt und in ein regelmäßiges, rhythmisches Weinen ausbricht, oder Sie merken, dass es sich wehgetan hat, wenn Sie sein lautes, schrilles Heulen hören. Auf dieser Entwicklungstufe beginnt Kindern deutlich bewusst zu werden, dass sie mit ihrem Weinen Aufmerksamkeit bekommen.

Schreien wird üblich, wenn ein Kind seine Stimme und seine Kraft entdeckt. Am besten ignorieren Sie diese Art Schreien, außer Ihr Kind ist wirklich in Not. Unpassende Aufmerksamkeit verstärkt das Verhalten. Dieses Schreien gehört zu der normalen Entwicklung und geht mit der Zeit vorbei. Durch Beobachten werden Sie unterscheiden können, ob der Schrei im Spiel ausgelöst wurde oder etwas Ernsteres anzeigt.

Auch ältere Babys weinen noch, um ihr Gefühl auszudrücken. Weinen ist ihre Sprache. Unser Ziel bleibt dasselbe: dem Weinen zuzuhören, zu versuchen herauszufinden, was es bedeutet, und angemessen zu antworten. Das hilft einem Kind sich geliebt und verstanden zu fühlen. Stellen Sie sich vor, wie ein Kind sich fühlen würde, wenn man ständig unangemessen auf es reagieren würde. Wie würde es sich zum Beispiel fühlen, wenn es weinte, weil es Hunger hat, und seine Eltern gäben ihm einen Schnuller? Oder wenn es weinte, weil es über seine normale Zeit hinaus wach gehalten wird, und man gäbe ihm als Trost die Flasche? Es gehört zu den Aufgaben der Eltern, die Bedürfnisse und Wünsche ihres Kindes wirklich zu verstehen.

Ich habe natürlich auch Mitgefühl mit den Eltern. Es ist nicht leicht mit einem kleinen Kind zu leben. Kinder sind sehr fordernd. Eltern müssen immer da sein. Sie haben nie frei. Schauen Sie zu. Versuchen Sie zu sehen, wer Ihr Kind ist und was es braucht.

> **Geralynn** berichtet: „Durch die Begegnung mit RIE hat sich meine Haltung gegenüber dem Weinen verändert. Ich kümmere mich um meine Tochter und mache mir Sorgen, wenn sie sich aufregt, aber ich habe keine Angst mehr vor ihrem Weinen. Weinen kann heilend und gesund sein. Wenn sie hinfällt und sich wehtut, dann renne ich nicht zu ihr hin, um sie auf den Arm zu nehmen. Ich gehe nahe zu ihr hin und sage: 'Du bist hingefallen. Du hast dir dein Knie verletzt (oder welchen Teil ihres Körpers sie gerade hält).' Wenn sie Angst hat, gehe ich zu ihr, für den Fall, dass sie die Hände nach mir

ausstreckt, damit ich sie auf den Arm nehme. Schon ganz früh, als sie noch sehr klein war, hat sie mir immer Zeichen gegeben, dass sie getröstet werden wollte, indem sie ihre Arme ausstreckte oder sich an mich lehnte. Wenn sie wegen etwas weint, das sie haben möchte und das ich ihr nicht nicht geben möchte (gewöhnlich ist das etwas, das nicht sicher ist), mache ich keinen Kompromiss. Wenn sie zum Beispiel mit mir in die Küche kommen möchte, während ich koche, und wenn sie zu weinen anfängt, weil ich sie nicht lasse, dann gehe ich trotzdem in die Küche. Ich höre auf ihr Weinen und sage ihr: 'Ich höre, dass du weinst. Ich weiß, dass du dich ärgerst.' Dieses Anerkennen hilft wirklich."

Ihr Kind hat ein Recht zu weinen. Wenn Sie seinem Weinen zuhören, erkennen Sie damit seine Gefühle an.

Mit Ihrem Kind kommunizieren

Kommunikation ist, wie Respekt, etwas, das auf Gegenseitigkeit beruht. Erfolgreiche Kommunikation bedeutet genau zuhören, versuchen zu verstehen, was die andere Person sagt, und darauf

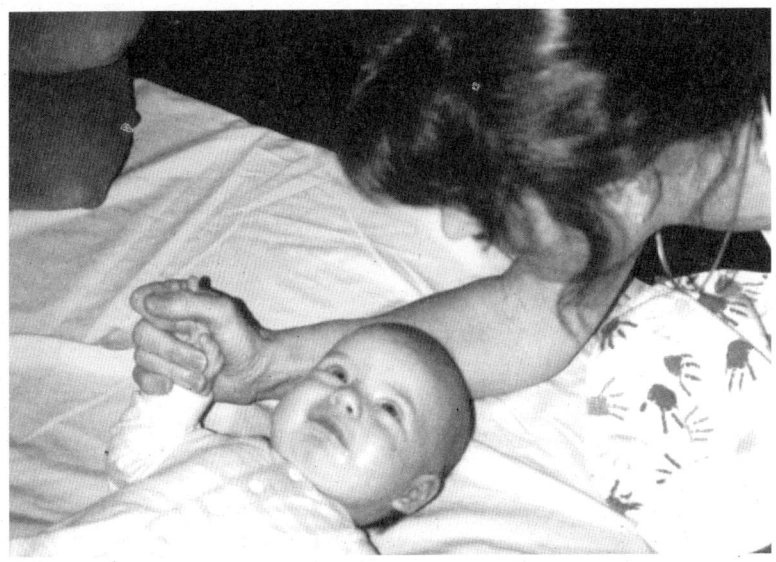

antworten. Es ist ein Geben und Nehmen. Für eine gute Kommunikation zu sorgen gehört mit zum Elternsein. Die meisten Eltern finden es leicht ihren Kindern ihre eigenen Wünsche mitzuteilen. Der schwierigere Teil ist, ihrem Kind wirklich zuzuhören und zu verstehen, was es braucht. Kinder lernen sich selbst auszudrücken. Wir können sie dadurch unterstützen, dass wir ihnen vorleben, was zu guter Kommunikation gehört – beobachten und geduldig zuhören und Gefühle und Wünsche auf eine klare, einfache und aufrichtige Weise mitteilen.

Sagen Sie Ihrem Kind, was Sie erwarten

Sprechen Sie mit ihrem Kind, nicht zu ihm, nicht über es oder über es hinweg. Sagen Sie ihm, was Sie erwarten. „Erwartungen" ist ein Wort, das ich oft gebrauche. Die Erwartungen jedoch, die Eltern vermeiden sollten, sind solche, die ihr kleines Kind noch nicht erfüllen kann.

Lassen Sie Ihr Kind wissen, was Sie von ihm erwarten. Das erlaubt ihm, sich auf das einzustellen, was als Nächstes geschieht: „In fünf Minuten werden wir anfangen, deine Spielsachen aufzuräumen. Danach ist es Zeit für dich, ins Bett zu gehen." Es ist wichtig für Ihr Kind, Ihre Erwartungen zu erfahren, damit es sich darauf vorbereiten kann zu tun, was Sie möchten – also seinerseits Sie zu respektieren. Lernen ist Wiederholen. Lassen Sie Ihrem Kind Zeit, Ihre Erwartungen kennen zu lernen und auf sie zu reagieren.

Lassen Sie Ihrem Kind eine Übergangszeit. Die Rhythmen von Kindern sind langsamer als unsere, und wenn sie in eine Aktivität ganz versunken sind, dann brauchen sie Zeit zum Umschalten. Es ist nützlich, wenn sie dafür ein bisschen Extrazeit mit einplanen. Sie werden sicherlich Zeit haben ein paar Minuten zu warten, wenn Ihr Kind nicht sofort bereit ist zu tun, was Sie von ihm möchten.

Geralynn fügt hinzu: „Für mich bedeutet Respekt: versuchen herauszufinden, was meine Tochter möchte, und in diesem Prozess eine Beziehung miteinander aufbauen. Es bedeutet, dass wir beide versuchen, die Dinge so, wie sie sind, zu verstehen und anzunehmen. Wenn Melanie etwas tun möchte, das ich nicht erlaube, dann kann sie in voller Lautstärke protestieren. Eine einfache Anerkennung von mir wie „Ja, ich weiß, dass du das tun möchtest" ist alles, was es braucht. Wenn ich einmal krank bin und mich nicht so viel um sie kümmern kann, hält sie sich zurück und wird sogar noch selbstständiger. Ich respektiere ihre Wünsche und Bedürfnisse und sie lernt auch, die Meinen zu respektieren."

Lucia: „Ich erinnere mich an die Zeit, als Jeremy achtzehn Monate alt war und wir einmal Freunde bei uns zu Besuch hatten. Unser Freund hatte eine Uhr, die Jeremy gefiel, deshalb ließ er ihn mit ihr spielen. Ein paar Minuten später begann mein Freund ein Spielzeug mit einer Hand vor Jeremy baumeln zu lassen und mit der anderen an seiner Uhr, die Jeremy hielt, zu ziehen. Als ich ihn fragte, was er da mache, sagte er mir, er versuche seine Uhr wiederzubekommen. Ich sagte: 'Frag ihn einfach danach.'
Mein Freund sah mich mit einem verdutzten Gesichtsausdruck an: 'Ihn fragen?' Dann wandte er sich Jeremy zu und sagte: 'Kann ich bitte meine Uhr wiederhaben?' Jeremy gab ihm die Uhr."

Seien Sie aufrichtig in Ihrer Kommunikation

Achten Sie darauf, dass Ihre Stimme Ihre Gefühle widerspiegelt. Vermeiden Sie zwiespältige Botschaften, zu denen es kommt, wenn Sie versuchen Ihre Gefühle zu verbergen. Sagen Sie zu Ihrem Kind nicht, dass es nichts zu bedeuten habe, wenn Sie gerade weinen. Lächeln Sie nicht süß, wenn Sie wütend sind. Täuschen Sie kein bestimmtes Gefühl vor, wenn Sie es nicht wirklich fühlen. Kinder werden sonst durch den Unterschied zwischen dem, was sie sehen und wahrnehmen, und dem, was man ihnen sagt, verwirrt.

Es ist in Ordnung, mit einem Kind, das gerade seinen Löffel Möhrenbrei durch die Gegend geworfen hat, in einem deutlichen und ernsten Ton zu sprechen: „Ich bin ärgerlich, weil du mit deinem Essen wirfst und eine solche Sauerei veranstaltest. Anscheinend bist du mir dem Essen fertig. Ich räume das Essen jetzt ab."

Versuchen Sie das Wort „nein" nicht zu oft zu gebrauchen, sonst verliert es sein Gewicht. Heben Sie es für Situationen auf, wenn es dringend nötig ist oder unmittelbar Gefahr droht: „Nein, fass das Glas nicht an" oder „Nein, geh nicht auf die Straße." Solange keine Gefahr besteht, sprechen Sie mit ruhiger Stimme. Sagen Sie einfach, was Ihr Kind tun soll oder nicht tun soll: „Ich möchte nicht, dass du den Ball hier im Haus umherwirfst, denn es kann sein, dass du etwas zerbrichst." Oder: „Ich werde dir nicht erlauben, dass du den Ball hier im Haus wirfst, weil ..."

„Ich erlaube dir ... nicht, weil ..." – das ist eine einfache Feststellung einer Tatsache, die Ihrem Kind den Grund für Ihren Standpunkt erklärt. Auch wenn es nicht auf Anhieb begreift, was Sie sagen, wird es schließlich lernen die Verbindung zwischen dem, was es gemacht hat, und dem Grund, warum es das nicht wieder tun soll, herzustellen. Wenn Sie sich die Zeit nehmen Ihrem Kind die Dinge zu erklären, zeigen Sie, dass Sie es respektieren. Im Gegensatz dazu können Kinder, die in einer autoritären Familie aufwachsen, in der sie einfach lernen Anweisungen zu befolgen, größere Schwierigkeiten haben, als Erwachsene für sich einzutreten und Entscheidungen zu treffen. In der Lage zu sein positive Entscheidungen zu treffen, das ist eine wertvolle Fähigkeit für das Leben.

Es ist nicht nötig, dass Sie sich öfter wiederholen, um eine Botschaft zu vermitteln. Eine Botschaft kann einfach und mit ruhiger Stimme ausgedrückt werden. Warten Sie, bis Ihr Kind Ihnen aufmerksam zuhört. Sie können das Kind mit seinem Namen ansprechen und darauf achten, wann es zuhört. Es ist nicht nötig dauernd mit Ihrem Baby zu sprechen. Sprechen Sie mit ihm über das, was Ihr Kind angeht. Vermeiden Sie, über es zu sprechen, wenn es im Zimmer ist. Wenn Sie es doch tun, dann lassen Sie es wissen, dass Sie nun mit Großmama oder mit wem auch immer über es sprechen. Berücksichtigen Sie seine Anwesenheit oder beziehen Sie es in Ihr Gespräch mit ein.

David Elkind beschreibt in dem Buch *Das gehetzte Kind* die Bedeutung von Höflichkeit beim Sprechen mit Kindern und im Umgang mit ihnen: Sie unterstützt ihr Selbstwertgefühl, lehrt sie Rücksicht und verringert den Stress in ihrem Leben. Wenn Sie zu Ihrem Kind „bitte" und „danke" sagen, beweisen Sie damit Wertschätzung.

Kündigen Sie an, wenn Sie weggehen

Seien Sie aufrichtig zu Ihrem Kind. Sagen Sie ihm, wenn Sie das Haus oder das Zimmer verlassen, auch wenn Sie wissen, dass Tränen unvermeidlich sind. Warum soll ich das dann tun, fragen Sie sich vielleicht, wenn es so viel leichter wäre, ohne ein Wort hinauszuschlüpfen? – Weil Sie möchten, dass Ihr Kind Ihnen vertraut. Wenn Sie einfach verschwinden, dann untergraben Sie sein Urvertrauen. Manche Eltern schleichen hinaus, wenn ein Kind gerade schläft, und tauschen momentanen Frieden gegen eine Atmosphäre von Misstrauen. Ich würde Ihrem Kind sagen: „Ich bringe dich ins Bett und Großvater wird hier sein und ich gehe dann ins Kino und später komme ich wieder nach Hause."

Im Laufe der Jahre habe ich viele Kinder in Kinderzentren beobachtet. Ich kann immer diejenigen Kinder, deren Eltern ihnen sagen, wenn sie weggehen, von denen unterscheiden, deren Eltern das nicht tun. Es kann sein, dass Kinder, denen es gesagt wird, vielleicht gar nicht reagieren, wenn ihre Eltern weggehen, oder sie weinen oder „flippen aus". Aber es ist schnell vorbei und dann spielen sie ruhig weiter. Kinder, denen es nicht gesagt wird, haben einen ängstlichen Gesichtsausdruck und schauen sich vielleicht noch stundenlang nach ihren abwesenden Eltern um.

Es ist ein Zeichen gesunder Anhänglichkeit, dass Ihr Kind weint, wenn Sie gehen. Falls es aber stundenlang weint, wenn es in der Kindergruppe bleibt, dann schauen Sie sich diese Einrichtung näher an, ob es dort vielleicht irgendwelche Probleme gibt. Vielleicht müssen Sie auch überprüfen, ob Ihr Kind für diese Art Betreuung bereit ist oder vielleicht zu viele Stunden dort verbringt.

Seien Sie respektvoll zu Ihrem Kind, indem Sie ihm sagen, wenn Sie weggehen: „Ich gehe jetzt in die Stadt" oder „Ich gehe auf die Toilette"; sagen Sie auch, wann Sie wieder da sind: „Ich bin in etwa 15 Minuten wieder da", auch wenn es nocht nicht weiß, was 15 Minuten sind. Wenn Sie ausgehen, dann sagen Sie ihm, wer auf es aufpassen wird: „Onkel Steven wird hier bei dir sein, wenn ich weg bin. Vor dem Essen bin ich wieder zurück." Seien Sie aufrichtig, damit es seine Erwartungen auf das richten und sich auf das einstellen kann, was geschehen wird (es wird Mama vor dem Essen wiedersehen), statt ängstlich darauf zu warten, dass Sie wiederkommen. Seien Sie ohne Ausnahme zuverlässig, denn damit helfen Sie Ihrem Kind sich sicher zu fühlen. Sie möchten, dass es Ihnen vertraut. Wenn Sie sagen, Sie werden zu einer bestimmten Zeit wieder da sein, dann planen Sie das auch so ein.

Lassen Sie ihrem Kind seine Gefühle und sein Recht sie auszudrücken. Babys sollten nicht dauernd lächeln und glücklich sein müssen, damit die Eltern sich besser fühlen. Sie sollten auch traurig oder wütend sein oder sich unwohl fühlen dürfen. Wenden Sie sich Ihrem Baby wirklich zu, damit Sie sehen, wie es sich fühlt. Trennungen sind ein Teil des Lebens. Ihr Kind lernt, dass Sie wiederkommen, wenn Sie weggehen.

Vermeiden Sie Etiketten

Bemühen Sie sich keine Etiketten zu benutzen, weder positive noch negative, wenn Sie mit Ihrem Kind oder über es sprechen, wie zum Beispiel: „Rebecca ist jähzornig" oder „Josh ist schüchtern" oder „Susan, morgens bist du immer so mürrisch" und auch nicht „Dani ist ein Frühaufsteher" oder „Kim, du bist so eine gute Rednerin". Ich habe das Gefühl, dass Etiketten respektlos sind, weil sie Urteile über den Charakter eines Kindes darstellen. Ein Etikett kann auch zu einer sich selbst erfüllenden Prophezeiung werden. Ein Kind, dem gesagt wird, dass es schüchtern sei, kann dahin gelangen, selbst zu denken, dass es schüchtern ist. Wenn einem Kind dauernd gesagt wird, wie klug oder wie tapfer es sei, bekommt es vielleicht das Gefühl, dass es keinen Raum dafür hat, langsam oder ängstlich zu sein.

Ihr Kind ist ein einzigartiges Individuum, dessen Einzigartigkeit Sie mehr und mehr erkennen werden, wenn Sie seine besonderen Fähigkeiten wahrnehmen. Wenn Sie diese Weise einer freien und aufrichtigen Beziehung auch in späteren Jahren fortführen, werden Sie entdecken, dass es leicht ist mit Ihrem Kind zu sprechen. Und für Ihr Kind wird es leicht sein mit Ihnen zu sprechen. Wenn Sie diesen wertvollen Kanal der Kommunikation offen halten, investieren Sie in Ihre Beziehung, für jetzt und für die Zukunft.

Bieten Sie Ihrem Kind Entscheidungsmöglichkeiten an

Gute Kommunikation bedeutet, eine angenehme Beziehungsebene aufzubauen, sodass beide Seiten sich verstanden fühlen. Wenn Ihr Kind heranwächst und um seine Unabhängigkeit kämpft, ist es ein positiver Schritt zur Unterstützung seiner Autonomie, wenn Sie ihm Entscheidungsmöglichkeiten anbieten, gleich wie klein oder unbedeutend sie zu sein scheinen. Es ist hilfreich, schon früh im Leben Ihres Kindes damit anzufangen, weil es später, wenn es laufen kann und sein Hauptziel ist, sich von Ihnen abzulösen, eine besondere Unterstützung darin finden wird. So wird es sich mehr verstanden fühlen.

Sie können damit anfangen, einem Baby zwei Decken anzubieten, von denen es sich eine aussuchen kann. Wenn Sie ihm ein Getränk anbieten, dann fragen Sie es, ob es lieber Apfelsaft oder lieber Birnensaft möchte. Das blaue Lätzchen oder das rote? Ob es den grünen oder den gelben Eimer in den Park mitnehmen möchte. Wenn Sie es entscheiden lassen, wird es mit der Zeit die Gewohnheit annehmen seine eigenen Entscheidungen zu treffen. Das ist eine nützliche Fähigkeit, die es im Leben zu entwickeln gilt.

David fügt hinzu: „Kommunikation mit meinem Sohn hat immer auch bedeutet ihm Wahlmöglichkeiten zu geben. Ich sagte zum Beispiel: 'Möchtest du selbst zum Baden nach oben gehen oder möchtest du, dass ich dich trage?' Ich sehe ihn als einen fähigen Menschen mit eigenem Willen und der Fähigkeit gute Entscheidungen zu treffen."

Sie können Entscheidungen einbeziehen, die auf Ihr Ziel hin ausgerichtet sind: „Wir müssen los, Papa abholen. Möchtest du deinen blauen Pullover anziehen oder deinen gelben?" Oder: „Es ist Zeit für das Bett. Möchtest du, dass ich dir diese Geschichte vorlese oder diese?" Wahlmöglichkeiten vermitteln einem Kind ein Gefühl von Freiheit und Kontrolle über sein Leben.

Die Sprachentwicklung unterstützen

Im ersten Lebensjahr begreifen Kinder viel mehr, als sie ausdrücken können. Sie verstehen Sprache, bevor sie selbst sprechen können. Sie müssen Sprache hören, um sprechen zu lernen. Das geschieht langsam und natürlich in einer sozialen Umgebung.

Am Ende des ersten Jahres kann Ihr Kind vielleicht seine ersten Wörter sagen („Mama", „Dada" oder „Baba"). Oder es spricht erst später, wie Einstein. Wenn Sie genau wahrnehmen und zuhören, werden Sie die Bedeutung seiner Worte – oft nur einsilbige Laute – entdecken. Sie ermutigen es vielleicht, indem Sie wiederholen (spiegeln), was es zu sagen versucht. Wenn es zum Beispiel „Ba" sagt, während es einen Ball anschaut, können Sie „Ball" sagen oder „Du siehst den blauen Ball". Wenn es „Bi" sagt, während es eine Birne isst, können Sie sagen: „Birne. Du isst eine Birne."

Kinder lernen sprachliche Fähigkeiten, indem sie zuhören und wiederholen, was sie hören. Alle Kinder, die in einem Umfeld leben, in dem Menschen miteinander reden, lernen mit der Zeit sprechen und es sollte beim Sprechenlernen weder Eile noch Druck geben. Seien Sie mit Ihrem Kind respektvoll, indem Sie sich an dem freuen, was es lernt und sagt. Wenn es Interesse an einem bestimmten Gegenstand zeigt, dann können Sie ihm sagen, was es ist: „Lampe" oder „Du siehst die Lampe an" oder „Das sind meine Schuhe."

Die meisten Kinder mögen Bücher, sie mögen es, die Seiten umzublättern und die Bilder anzuschauen. Zusammen Bücher anzuschauen ist eine wunderbare Aktivität. Vergessen Sie nicht das Ziel, Ihr Kind führen zu lassen, und vermeiden Sie es, ihm etwas beibringen zu wollen. Lassen Sie Ihrem Kind die Zeit, die Sprache in seinem eigenen Tempo zu entwickeln. (Mehr über das Unterstützen der Sprachentwicklung in Kapitel 8.)

Ihre Fähigkeiten im Zuschauen und Intervenieren verfeinern

Sie können Ihr Kind besser verstehen, wenn Sie ihm immer wieder zuschauen. Wenn es älter wird, werden Sie bemerken, dass es sich besser ausdrückt und kommunikativer wird. Schauen Sie ihm zu, wenn es spielt. Indem Sie Ihr Kind kennen lernen, werden Sie sich an seine Körperbewegungen, seine motorischen Fähigkeiten und an sein Frustrationsniveau gewöhnen. Das wird Ihnen helfen gelassen zu bleiben und seiner Kompetenz mit Herausforderungen umzugehen zu vertrauen. Lassen Sie es selbst entdecken, was es anregend findet, und seine Lernerfahrungen selbst wählen.

Erlauben Sie ihm, sich mit etwas auseinander zu setzen. Helfen Sie ihm dabei, sich selbst als Problemlöser zu sehen. Es ist für ein Kind frustrierend, wenn Eltern ständig sein Spiel unterbrechen oder lenken. Wir unterbrechen Kinder, weil wir sie nicht respektieren und weil wir vielleicht das Gefühl haben, dass das, was sie tun, nicht wichtig sei, oder dass wir es besser wüssten. Wenn man das Problem des Kindes lösen oder es „retten" will, dann vermittelt man ihm damit auch die Botschaft, dass die Welt ein gefährlicher Ort sei, mit dem es nicht gut umgehen könne, weil es nicht kompetent genug sei. Kinder sind wunderbare Problemlöser, sie sind nur viel langsamer als wir.

> **Geralynn** berichtet: „Melanie hat gelernt, sie selbst zu sein, und weiß, dass sie sich nicht besonders hervortun muss. Wenn sie bei etwas ein wenig ängstlich ist oder es ihr mit etwas nicht gut geht, dann zögert sie nicht, es uns wissen zu lassen. Sie hat gelernt sich selbst zu vertrauen. Wenn in einer RIE-Gruppe Kinder auf die Möbel kletterten, haben wir oft gehört, wie Sie ihnen sagten: 'Hier ist die Kante. Ihr seid nahe an der Kante.' Wenn sie klettert, dann schaut Melanie nach unten und fühlt die Kante. Sie ist sich ihres Körpers und des Raumes bewusst, in dem sie sich bewegt."

Fallen lernen

Wenn Ihr Kind hinfällt und weint, können Sie zu ihm sagen: „Du bist hingefallen. Was ist passiert? Hast du dir wehgetan?" Sie können zu ihm hingehen oder Ihre Hände ausstrecken. Seien Sie für das Kind erreichbar. Geben Sie ihm eine Chance, mit der Situation so umzugehen, wie es kann. Bieten Sie ihm verschiedene Möglichkeiten an, statt es zu „retten". Es ist eine gute Strategie für das Leben, Ihr Kind herausfinden zu lassen, was zu tun ist.

Ihr Baby wird mobil

Fallen ist nichts Schlechtes. Sie fallen und stehen wieder auf. Fallen heißt das Gleichgewicht zu verlieren und das ist etwas, das natürlicherweise vorkommt. Wenn man einem Baby nicht erlaubt zu fallen, hält man es davon ab zu lernen, wie man fällt – eine wichtige Fähigkeit. Gleichgewicht zu halten kann sowieso nicht gelehrt werden. Wenn Sie spiegeln, was passiert ist, zeigen Sie, dass Sie Mitgefühl mit Ihrem Kind haben, und geben ihm damit zugleich nicht das Gefühl, ein „Opfer" zu sein.

Verstärken Sie nicht eine Opfermentalität, indem Sie sagen: „Armes Baby. Lass mich dir helfen. Ich gebe dir einen Kuss und es wird wieder gut." Damit nehmen Sie Ihrem Kind nicht nur die Möglichkeit sich selbst zu trösten. Sie liefern auch eine „magische" Lösung, an der es keinen Anteil hat. Sie denken vielleicht: Was macht das schon? Ich glaube, alles Verhalten summiert sich mit der Zeit und die Gesamtsumme hilft dem Kind entweder oder sie behindert es.

Ich glaube nicht, dass es gut ist, wenn man zu einem Kind, das hingefallen ist und weint, sagt: „Es ist schon wieder gut.". Wenn ein Kind weint, fühlt es sich nicht gut, und wenn man das behauptet, verleugnet man damit seine Gefühle. Es ist eine doppelte Botschaft, wenn man ihm etwas sagt, es aber das Gegenteil empfindet. Wenn Ihr Kind zum Beispiel Angst vor dem Heulen einer Sirene hat, dann ist es besser, wenn man sagt: „Das ist eine laute Sirene. Hat sie dir Angst gemacht?" als: „Hab keine Angst, das ist nur eine Sirene." Es ist gesünder zu akzeptieren, was Ihr Kind fühlt (auch wenn es Ihnen dumm vorkommt), als ihm zu sagen, was es fühlen sollte. So gewinnt es dadurch Sicherheit, dass es verstanden und angenommen wird.

Iris fügt hinzu: „Sie sagen immer, dass es für Kinder in Ordnung sei zu weinen. Zu oft vermitteln negative Emotionen wie Verletztheit oder Wut Erwachsenen ein unangenehmes Gefühl und deshalb versuchen wir Kinder durch Ablenken davon abzuhalten, sie zu fühlen. Ich habe gelernt, meine Tochter ihre Emotionen ganz erleben zu lassen, aber auch als sie älter wurde einen Weg zu finden, diese auf eine sozial akzeptable Weise auszudrücken."

Wenn Ihr Kind etwas tun möchte, was Sie nicht wollen (mit einem Spielzeug auf den Tisch schlagen oder es nach Ihnen werfen), dann bieten Sie eine Alternative an: „Ich möchte nicht, dass du den Löwen auf den Tisch haust oder ihn nach mir wirfst. Du kannst den Löwen in diesen Korb werfen oder in den da." Bieten Sie nach Möglichkeit eine Alternative an (zwei Körbe). Damit geben Sie ihm eine gewisse Macht und Kontrolle über die Situation und vermitteln ihm nicht ein Gefühl von Hilflosigkeit.

Selbstvertrauen gewinnen

Es ist wunderbar, in unseren RIE-Gruppen Kinder aufblühen und wachsen zu sehen, nicht nur körperlich, sondern was Ihr Selbstvertrauen anbelangt. Wenn sie so weit sind, bekommen sie neue Spielsachen zum Klettern, damit sie Wahlmöglichkeiten haben, die ihrer Entwicklungsstufe entsprechen. Sie erklimmen gern unsere niedrige, hölzerne Rampe und unseren großen Würfel aus Holz, in den sie hinein- und wieder herausklettern können. Mit der Zeit fangen sie an, auf die großen Holzkästen zu klettern, die den Raum begrenzen.

Zuerst erforschen die Kinder diese neuen Dinge ganz vorsichtig und erproben ihre Eigenschaften, um zu sehen, ob sie sich bewegen oder umkippen. Sie probieren auch ihre eigenen Fähigkeiten aus sich hochzuziehen, sich umherzubewegen und zu klettern. Sie tragen Puppen und tauschen Spielsachen. Sie tauschen Plastikeimer, fangen Diskussionen über Spielsachen an, lachen und weinen auch manchmal während der zwei Stunden fast totaler Freiheit.

Auf dieser Entwicklungsstufe merke ich, wie die Eltern gelassener werden, während die Monate vergehen. Aus ängstlichen, eben flügge gewordenen Eltern ist mittlerweile eine erfahrene Gruppe geworden, die nicht länger in Panik gerät, wenn ein Kind stolpert oder weint. Zurückblickend kann man kaum glauben, dass dieselben Eltern bei manchen der Gruppentreffen in Tränen ausgebrochen waren. Nicht dass es keine Tränen mehr gibt. In jedem Alter und in jeder Phase des Elternseins kommen neue Themen auf, die unsere Herzen bewegen. Aber ich sehe, dass ihr Selbstvertrauen gewachsen ist.

Auch die Kinder spüren die vertrauensvolle Haltung der Eltern und erfreuen sich an dem wachsenden Gefühl von Unabhängigkeit. Das Vertrauen, das sie ihren Eltern anmerken, ermutigt sie ihre Welt zu erforschen.

Bewusstes Eingreifen – ein Beispiel

Ich erinnere mich an eine Situation in einer Gruppe, als ein Kind seine Mutter vom Spielbereich im Haus aus rief. Ein paar von uns saßen gerade im Spielbereich draußen. Die Mutter und ich standen auf um zu sehen, was geschehen war. Eine der großen Kisten aus Holz hatte ein Loch in der Größe eines Kindes, in das die Kinder gerne ihr Spielzeug steckten; auch kletterten sie hinein- und wieder heraus. Das Kind, das gerufen hatte, war offensichtlich in der Kiste stecken geblieben und schaute von der Hüfte an aus ihr heraus. Seine Mutter kniete sich zu ihm hin und versuchte herauszufinden, was los war; das Kind konnte es ihr nicht sagen, denn es konnte noch nicht sprechen. Und doch stellte die Mutter diese Frage. Wir bemerkten, dass es einen Ball in der Hand hatte, der innerhalb der Kiste war. Das Kind sah aufgeregt aus und wiederholte: „Mama."

Seine Mutter schaute es an und sagte: „Du versuchst den Ball aus der Kiste zu ziehen und bekommst jetzt den Ball und deine Hand nicht aus dem Loch." Das Kind lächelte. Anstatt das Kind aus der Kiste zu heben, half seine Mutter ihm, den Ball herauszubringen. Das Kind nahm glücklich den Ball, zog seine Beine aus der Kiste und kam herunter.

Ich sah die Mutter an und sagte: „Ich fand schön, wie Sie die Situation angeschaut haben, bevor Sie etwas unternommen haben." Ich hatte mich gefreut, als ich sah, wie sie wartete, hinschaute und dann nur so viel wie nötig eingriff. Warten hatte der Mutter ermöglicht ihr Kind besser zu verstehen und ihm die angemessene Unterstützung zu geben.

Sie können bei sich zu Hause oder im Park oder auf dem Spielplatz mit Ihrem eigenen Kind auf ähnliche Weise umgehen. Nehmen Sie die Situation wahr und warten Sie. Seien Sie erreichbar und lassen Sie Ihr Kind seinen Prozess durchmachen, um die Antwort zu finden.

Die Spielumgebung einfach gestalten

Eine einfache Spielumgebung, die Gegenstände enthält, die der Größe des Kindes angepasst sind, hilft ihm sich kompetent zu fühlen. Erinnern Sie sich an Alice im Wunderland, als Alice schrumpft und von all den großen Möbeln und ihrer Umgebung überwältigt ist? Ein Kind kann sich in einer Umgebung, die für Erwachsene gemacht ist, klein und inkompetent fühlen. Tisch und Stühle in Kindergröße machen es ihm leichter sich wohl zu fühlen. Kleine, sichere Gegenstände zum Klettern können hinzukommen, wie etwa niedrige Rampen und kleine, glatte, robuste Kästen aus Holz.

Spielsachen wie (sichere) Küchenutensilien, Behälter zum Verstauen von Spielsachen, Spielsachen, die man schieben und ziehen oder auf- und zumachen kann, Spielzeugautos und -lastwagen und Spielzeugtelefone können eingeführt werden. Große, lebensechte Puppen sind schöne Ergänzungen. Pappbücher, besonders solche, die ein Kind bei verschiedenen Aktivitäten wie Essen, Baden und Spielen zeigen, sind sehr passend. Kinder in diesem Alter mögen auch Sand und Wasser zum Graben und Schütten.

Ich rate sehr dazu, das Fernsehgerät aus dem Spielbereich zu entfernen. Fernsehen nimmt Kindern nicht nur Initiative, sondern wirkt sich auch auf ihre Gesundheit aus. Übergewicht bei Kindern nimmt zu, da durch Videospiele und die vielen Fernsehprogramme eine passive Generation geprägt wird. Kinder gewöhnen sich wie Erwachsene daran, unterhalten zu werden.

Diese Situation kann vermieden werden, indem Sie die innere Stimulation Ihres Kindes unterstützen. Ein Kind, das von innen bestimmt ist, braucht kein Fernsehen zur Unterhaltung und wird auch nicht von ihm abhängig. Sie können dafür sorgen, dass Ihr kleines Kind keinen Zugang zum Fernsehen hat. Lassen Sie Ihr Kind seine eigenen Aktivitäten entdecken. Es weiß selbst, was am besten für es ist.

Kinder können lernen schön für sich allein zu spielen, aber Sie müssen das Vertrauen haben und auch glauben, dass es dazu kommt. Eltern erwarten zu oft etwas von sich selbst, was sie nicht leisten können – 24 Stunden ganz mit ihrem Kind zusammen zu sein. Sie werden bessere Eltern und erfülltere Menschen sein, wenn Sie auch Ihr eigenes Leben haben. Vertrauen Sie der Fähigkeit Ihres Kindes, sein eigenes Spiel zu erfinden. Zugleich machen Sie damit Ihr eigenes Leben leichter.

Wie ist es mit Toben?

Ich bin der Meinung, dass ein Kind beim Toben, wenn es zum Beispiel in die Luft geworfen wird, wie Väter das oft tun, wie ein Objekt behandelt wird. Zu dieser Art Spiel kommt es vielleicht, weil es schwierig ist, mit einem Baby zusammen zu sein. Es sagt uns nicht, wie wir uns ihm gegenüber verhalten sollen. Für Väter gehört Toben zu ihrem ererbten Glaubenssystem. Irgendwie scheint es das zu sein, was Männer machen sollten. Ob wir wollen oder nicht: Wir wiederholen, was mit uns selbst gemacht wurde. Unbewusste Gewohnheiten, die wir in unserer Kindheit gelernt haben, tauchen wieder auf. Wie oft haben wir plötzlich gedacht, wenn wir unserem Kind etwas gesagt haben: „Ich klinge genau wie meine Mutter (mein Vater)." Lust am Spielen ist wunderbar, solange es Ihrem Kind nicht aufgezwungen wird oder ihm nicht Angst macht.

Ich glaube nicht, dass es gut ist Kinder zu kitzeln. Kitzeln ist aufdringlich, fast wie ein Angriff. Es verändert den Zustand, wie ein Kind sich gerade fühlt, indem man es zum lachen bringt. Lachen sollte aus der Seele kommen und ein Zeichen von Unbeschwertheit, Zufriedenheit und Freude sein. Wenn ein Kind gekitzelt wird, dann lacht es hysterisch und hinter dem Lachen ist vielleicht Furcht. Ich glaube, dass dieses Lachen vonseiten des Kindes eine nervöse Reaktion ist und den Eltern das Gefühl gibt, es unter Kontrolle zu haben. Es gibt einem ein Gefühl von Macht, fast hypnotischer Macht, wenn man bewirken kann, dass ein anderer Mensch lacht. Es gibt sanftere Möglichkeiten mit Kindern zusammen zu sein. Machen Sie einen Spaziergang, schauen Sie sich zusammen Bilderbücher an oder schauen Sie ihm einfach zu, wenn es spielt.

Eltern haben mich gefragt, ob ein Spiel wie „Such mich!", bei dem ein Kind von sich aus anfangen kann außer sich zu geraten, respektlos sei. Sie können ein Kind nicht daran hindern, von sich aus außer sich zu geraten, deshalb ist das völlig in Ordnung. Sie heizen die Atmosphäre nur nicht weiter an. „Such mich!" ist für Kinder übrigens ein wichtiges Spiel, weil es dabei um sein Gefühl „Bist du da?" geht. Wenn der Vater oder die Mutter wieder auftaucht, dann fühlt sich das Kind sicher, dass seine Eltern immer noch da sind.

Spielen in der Gruppe

Kinder, die mit Respekt und innerer Motivation aufgezogen wurden, tendieren dazu, auch in Gruppen gut zu spielen, manchmal ganz ruhig, alle mit ihrem eigenen Projekt oder mit anderen Kindern beschäftigt. Auseinandersetzungen zwischen Kindern sind jedoch unvermeidlich. Die meisten Erwachsenen greifen sofort ein, wenn sie Kinder um ein Spielzeug streiten sehen, und versuchen das Problem zu lösen. Das wird gewöhnlich in der guten Absicht getan, kleine Kindern die ersehnte Lektion zu lehren, dass man teilen oder das strittige Spielzeug dem geben solle, der es zuerst hatte. Andauerndes Eingreifen wird die Aufgabe aber nicht lösen, die darin besteht, dass Sie Ihr Kind dabei unterstützen, dass es teilen möchte.

Kinder lernen teilen durch Vorbilder

Teilen ist ein komplexes Thema. Kleine Kinder wollen alles, was sie sehen, einfach weil sie es wollen. Kein Kind möchte ein Spielzeug, das es auch als ein Teil seiner selbst sieht, abgeben oder es mit jemandem teilen. Kleine Kinder verstehen noch nicht, was Teilen ist. Eltern, die das Teilen vorleben, können ein gutes Beispiel sein.

Um besser erklären zu können, wie Teilen für Kinder ist, zitiere ich oft ein Beispiel aus dem Buch *Siblings without Rivalry* von Adele Faber und Elaine Mazlish, in dem eine schöne Frau mit einem Koffer an der Tür einer Familie auftaucht und der Ehefrau sagt, dass sie da leben möchte und dass sie nicht daran interessiert sei, ihr den Ehemann wegzunehmen, aber ihn mit ihr teilen möchte. Etwa so wie diese Ehefrau fühlen sich Kinder, wenn sie mit einem neuen Bruder oder einer Schwester konfrontiert sind und man ihnen sagt, sie sollten das Spielzeug teilen. Ich glaube, Teilen kann man kleinen Kindern nicht beibringen. Sie lernen es durch liebevolles Verhalten, das ihnen ihre Eltern vorleben. Kleine Kinder lernen aus dem, was sie sehen, nicht durch Lehren.

Seien Sie erreichbar

Unnötiges Eingreifen eines Erwachsenen in Streitigkeiten zwischen Kindern vermittelt ihnen das Gefühl, dass sie keine Lösung aushandeln können. Ich bin der Meinung, dass es gesund ist, wenn man Kindern erlaubt, ihre Probleme selbst durchzuarbeiten (ohne dabei jemanden zu verletzen). Wenn Kinder um ein Spielzeug streiten, werfen sie gewöhnlich am Ende das Spielzeug zur Seite, weil sie das Interesse daran verloren haben. Je mehr wir eingreifen, desto mehr komplizieren wir die Dinge.

Geben Sie Ihrem Kind die Botschaft: „Ich glaube, du kannst damit umgehen. Ich bin da, wenn du es nicht kannst." Wenn ein Kind nie die Gelegenheit bekommt seine Probleme selbst zu lösen, dann wird es entweder übermäßig abhängig von den Eltern oder entwickelt ihnen gegenüber Trotz.

Betrachten Sie folgendes Beispiel: Anna und Rikki, beide 10 Monate alt, spielen im Hof, während Rikkis Mutter ihnen zuschaut. Jedes der beiden Kinder zieht an einem Arm derselben Babypuppe.

Mutter (kniet sich bei ihnen hin): „Ihr wollt beide die Puppe. Rikki hat dir die Puppe weggenommen, Anna, und du wolltest das nicht."
    Anna zieht noch mehr an der Puppe. Rikki packt mit ihren beiden Händen den Arm der Puppe.
Mutter: „Ja, Rikki, du möchtest die Puppe auch." (Sie wartet einen Moment, gibt beiden Kindern die Gelegenheit eine Lösung zu finden. Dann bietet sie einen Ausweg an.) „Es gibt zwei andere Puppen im Regal. Rikki, möchtest du dir eine andere Puppe aussuchen?"
    Die Kinder hängen beide weiter an der Puppe. Rikki fängt an zu weinen.
Mutter: „Rikki, es sieht so aus, als wolltest du wirklich diese Puppe."
    Anna zieht an der Puppe. Anna hebt eine Hand, um Rikki zu schlagen.
Mutter (legt ihre Hand auf Annas Hand): „Ich lasse nicht zu, dass du Rikki schlägst."
    Rikki zieht Anna die Puppe weg.
Mutter: „Rikki hat jetzt die Puppe, Anna. Möchtest du eine der anderen Puppen? Es gibt noch zwei andere, du kannst dir eine aussuchen."
    Anna schaut Rikki an, die die Puppe weiter festhält.

Rikki bietet Anna die Babypuppe an. Anna nimmt die Puppe.
Mutter: „Jetzt gibt Rikki dir die Puppe."
Anna und Rikki lächeln. Anna lässt die Puppe fallen und beide jagen einen Schmetterling, der über den Hof fliegt.

Die oben beschriebene Szene hätte auch ganz anders ausgehen können. Anna hätte die Puppe nehmen können. Beide hätten sie fallen lassen können. Oder sie hätten länger festhalten können. Entscheidend ist, dass Rikkis Mutter dadurch, dass sie dem Weg des geringsten Widerstands gefolgt ist, den Kindern die Gelegenheit gegeben hat das Problem allein zu lösen. Sie ist neutral geblieben, aber sie blieb bei ihnen und ließ sie wissen, dass sie erreichbar war und dass sie nicht allein gelassen würden, als sie stritten. Es gibt vielleicht Leute, die glauben, man könne Kindern in diesem Alter wirklich beibringen zu teilen, indem man sie zwingt sich abzuwechseln oder indem man ihnen das Spielzeug wegnimmt. Ich glaube, dass man Kinder nicht lehren oder zwingen kann zu teilen. Es ist ein Lernprozess, der seine Zeit braucht.

Manchmal brauchen Kinder Beistand. Nachdem die Gefühle durch Spiegeln anerkannt wurden, schlage ich vor in einem Streit zwischen Kindern akzeptable Alternativen anzubieten. Im Beispiel bot die Mutter Anna eine andere Puppe an. Während Sie kommentieren, was geschieht, oder sagen, was ein Kind nicht tun soll (das andere Kind schlagen, wie in dem Beispiel), sagen Sie ihm, was es tun kann. Spiegeln Sie. Seien Sie freundlich und empathisch, aber bestimmt. Denken Sie daran, Kindern Zeit zu geben. Sie werden feststellen, dass sie ihren Streit oft schnell lösen und zur nächsten Aktivität weitergehen.

Patty berichtet: „ RIE gab mir als Mutter das Vertrauen, dass Kinder viele Konflikte ohne unsere Hilfe austragen können. Dieser Stil des Elternseins ist Teil meines Lebens geworden, besonders in der Hinsicht, Kinder Probleme und Konflikte selbst lösen zu lassen."

Melissa fügt hinzu: „Mein Sohn (jetzt 5) hat einen Freund, der zum Spielen zu uns kommt. Manchmal streiten sie sich. Ich lasse sie das unter sich ausmachen, wenn sie sich nicht gegenseitig wehtun. Wenn das passiert, dann schreite ich ein und sage: 'Robert, sag ihm, was du nicht magst.' Ich ermutige sie, miteinander zu sprechen, aber ich versuche mich rauszuhalten, weil ich gemerkt habe, dass sich die Kinder in der einen Minute streiten und in der nächsten wieder Freunde sind. Ich weiß, das ist gesund. Wenn ich dauernd eingreife, dann ist es das nicht."

Unterstützen Sie Ihr Kind dabei, freundlich zu sein

Es ist gesund Kindern zu erlauben, einander zu erforschen und zu berühren. Allerdings sollte eine Betreuerin in der Nähe sein und die Kinder im Auge behalten, um zu gewährleisten, dass kein Kind durch das Berühren Angst bekommt und dass keinem Kind dabei wehgetan wird. Kinder können am Vorbild der Erwachsenen lernen behutsam miteinander umzugehen. Sie können zum Beispiel sagen: „Sei bitte ganz sanft und vorsichtig. Du berührst Jamies Gesicht. Man berührt das Gesicht ganz sanft." Wenn das Kind, das berührt wird, Angst hat, kann man das andere Kind davon abhalten, es zu berühren. Und wieder gilt: Je weniger wir tun, desto besser.

Kinder sollten niemals Eltern, Betreuerinnen oder andere Kinder schlagen oder ihnen wehtun dürfen. Sie können sagen: „Ich werde nicht zulassen, dass du Jamie schlägst. Das tut ihm weh. Was könntest du denn sonst noch machen?" Sie können auch sanft das Gesicht des Kindes streicheln und sagen: „Sanft, langsam." Das allein kann die Situation schon entspannen. Es kann hilfreich sein, wenn Sie auf freundliche Weise Vorbild sind. Bleiben Sie nahe am Ort des Geschehens, wenn nötig auf dem Fußboden, um Kinder daran zu hindern, einander zu verletzen, ihnen aber erlauben sich auseinander zu setzen.

Wenn ein Kind das andere beim Spielen schlägt oder ihm wehtut, können Sie zu dem Kind, das geschlagen hat, sagen: „Du hast Rebecca geschlagen. Das hat ihr wehgetan. Bitte sei vorsichtig mit ihr." Wenn das Kind, dem wehgetan wurde, verstört ist, dann trösten Sie es, ohne das zu übertreiben oder es als armes Opfer zu idealisieren. Sie könnten zum Beispiel sagen: „Michelle hat dich geschlagen. Hat dir das wehgetan?" Nehmen Sie es auf den Arm, wenn es signalisiert, dass es das möchte. Der Ansatz von RIE versucht sowohl dem entgegenzuwirken, dass Kinder andere Kinder schikanieren, als auch dem, dass Kinder sich als Opfer fühlen.

7

Lektionen werden im Allgemeinen besser gelernt, wenn Kinder ihre Konflikte selbst austragen, aber manchmal brauchen sie Hilfe. Wenn Ihr Kind niemals in der Lage ist andere Kinder davon abzuhalten, ihm ein Spielzeug wegzunehmen, können Sie es dabei unterstützen, indem Sie spiegeln: „Wenn du das Spielzeug haben möchtest, dann ist es in Ordnung es festzuhalten. Halt' es einfach gut fest." Solch eine Ermutigung ist hilfreicher als Mitgefühl, das nur die Opferhaltung verstärkt.

Wenn Ihr Kind etwas tut, das Sie nicht für sicher halten, können Sie sagen: „Ich möchte nicht, dass du auf diesen Tisch kletterst. Da oben bist du nicht sicher. Wenn du klettern möchtest, dann kannst du auf die Couch klettern."

Ärger als solches ist ein normaler menschlicher Impuls. Wovon ein Kind aber abgehalten werden sollte, das ist das, was es tut oder tun will, wenn es ärgerlich ist. Wenn Ihr Kind zum Beispiel mit etwas werfen möchte, das ein anderes Kind verletzen kann, dann bieten Sie ihm stattdessen ein Kissen an und lassen Sie das Kind entscheiden, wohin es das werfen möchte.

Kinder werden ihre eigenen Grenzen setzen. Carol erzählt die Geschichte ihrer Tochter Rachel (jetzt 27 Monate), die im Jahre 1969 mit sechs Monaten das jüngste Kind in meiner ersten Eltern-Kind-Gruppe war.

> „Wenn Rachel ein Spielzeug wollte, dann weinte sie deshalb, unternahm aber keinen Versuch es zu bekommen, weil sie gewohnt war, dass ich ihren Wunsch erkenne und ihr das Spielzeug gebe. Ich erinnere mich, dass Sie mich aufforderten zu warten, während sie ihr Weinen durchmachte, damit sie lernen konnte ihre Probleme selbst zu lösen und sich zu verschaffen, was sie haben wollte. Es gab ein anderes Kind in der Gruppe – Melody –, das aus einer Familie mit älteren Brüdern und großen Hunden kam. Melody setzte sich gewöhnlich gegen Rachel durch und hatte sich daran gewöhnt, über sie zu bestimmen. Ich erinnere mich, wie Melody eines Tages beim Imbiss versuchte Rachels Banane wegzunehmen. Etwas musste in Rachel passiert sein, denn sie holte sich die Banane von Melody zurück. Das war eine andere Lektion bei RIE, für sie und für mich."

Unterschiede zwischen den Geschlechtern?

Ich glaube nicht, dass es richtig ist Jungen im Säuglings- und Kleinkindalter anders zu behandeln als Mädchen. Während der ersten paar Jahre gibt es keinen großen Unterschied zwischen den Geschlechtern. Versuchen Sie Ihr Kind zu verstehen und herauszufinden, warum es tut, was es tut. Das Schöne bei kleinen Kindern ist, dass alles – Probleme, Krisen, Streitigkeiten – nie lange dauert. Ihr Grundprinzip sollte sein, dass Sie für Ihr Kind erreichbar sind und es wissen lassen, dass es auf Sie zählen kann – nicht dass Sie sein Problem lösen, sondern da sind, wenn es Unterstützung braucht.

Trennungsangst – eine gesunde Reaktion

Trennungsangst kommt auch bei Kindern vor, die einen sicheren inneren Boden haben. Wenn ein Kind entdeckt, dass es ein von seinen Eltern getrennter Mensch ist, dann kann es Angst empfinden. Das ist Teil des normalen Ablösungsprozesses und kommt und geht zu verschiedenen Zeiten während der frühen Kindheit. Während dieser Perioden klammert sich ein Kind verstärkt an die Menschen, zu denen es eine besonders enge Bindung hat. Das kann eine Ursache häufigen Weinens oder Aufwachens in der Nacht sein. Trennungsangst ist ein gutes Zeichen dafür, dass es eine gesunde Bindung zu seinen Eltern entwickelt hat.

Wenn Sie mit Ihrem Kind zusammen sind, dann seien Sie ganz bei ihm. Wenn Sie gehen und es weint, sagen Sie: „Ich sehe, dass du nicht möchtest, dass ich jetzt weggehe, aber ich werde ja im Nachbarzimmer sein." Gehen Sie zuerst nicht weit weg. Es wird lernen, dass die Tatsache, dass es Sie nicht sieht oder von Ihnen nicht berührt wird, nicht bedeutet, dass es verlassen ist.

Ich wiederhole im Hinblick auf Trennungsangst meine Überzeugung von der Wichtigkeit der Grundregel, mit Ihrem Kind aufrichtig zu sein. Es kann eine Versuchung sein, sich aus einem Zimmer oder aus dem Haus zu schleichen, besonders wenn Sie wissen, dass es Tränen geben wird. Manchmal geht es aber nicht einmal um Wegschleichen. Vielleicht warten Sie, wenn Ihr Kind bei einem Babysitter oder im Kindergarten bleibt, bis es ganz in einer Aktivität versunken ist, und gehen dann. Sagen Sie Ihrem Kind stattdessen, dass Sie weggehen, erkennen Sie seine Traurigkeit an, sagen Sie ihm, wann Sie zurückkommen werden, und dann gehen Sie. Wenn es in einer besonders verletzlichen Phase ist, lassen Sie es nicht lange allein. Trennung ist ein Teil des Lebens und sollte auch erlebt werden. Stärken Sie sein Vertrauen, indem Sie es wissen lassen, was auf es zukommt, auch wenn es im Moment schmerzhaft ist.

Ich habe Mitgefühl mit Eltern. Es ist schwer mit einem Kind, das sich an einen anklammert. Wenn Ihr Kind eine besonders anhängliche Phase durchmacht, versuchen Sie die Zeit der Trennung nicht zu lange werden zu lassen. Kommen Sie so oft wieder, wie Sie können. Und wiederholen Sie auch hier das Mantra: Auch dies wird vorübergehen. Denken Sie an die Zukunft, in der Ihr Kind Sie vielleicht verlassen möchte und Sie weinen und sagen: „Musst du wirklich gehen? Es ist noch so früh." Und Ihr Kind antwortet dann vielleicht: „Auf Wiedersehen, Mama."

Ich merke, dass auch Eltern Trennungsangst bekommen. Das kann die traurigen Gefühle eines Kindes intensivieren. Sie sollten sich dessen bewusst sein und sich davor hüten, das Trennungsproblem Ihres Kindes noch zu verstärken. Sie können trotzdem noch aufrichtig sein. Es ist in Ordnung, wenn Sie sagen: „Es ist schwer zu gehen, aber ich komme ja wieder." Versuchen Sie nicht zu dramatisieren. Bleiben Sie sein sicherer Rückhalt, der es unterstützt.

Beispiele für Trennungsangst

Trennungsangst meldet sich zu verschiedenen Zeiten im Leben Ihres kleinen Kindes. Während unserer Gruppentreffen entschieden Kinder sich manchmal dazu, bei den Eltern auf dem Schoß zu bleiben, manchmal während des ganzen Treffens. Ihnen wurde niemals gesagt, sie sollten zu den anderen gehen oder aufhören „scheu" zu sein. Ihnen wurde erlaubt zu tun, was sich für sie gut anfühlte. Die Kinder bewegen sich oft hin und her, von drinnen nach draußen, während ihre Eltern dasitzen und zuschauen. „Arme, verlassene Eltern", sage ich zu den Erwachsenen, wenn ich ihre Angst oder Traurigkeit spüre. „Jetzt sind Sie es, die allein gelassen werden." In einer Gruppe brachte eine Mutter ein Beispiel zur Sprache: „Als ich neulich Erin zum Spielen in ihrem Zimmer zurückließ, stand sie einfach am Törchen und schrie nach mir."

„Timing ist in diesem Alter so wichtig", sagte ich. „Ich würde sagen 'Ich komme ja wieder' und die Trennung nicht lange dauern lassen, zwei oder drei Minuten, dann wiederkommen und mit dem Kind sprechen."

Ein Vater stimmte ein: „Wenn Billy und ich unseren täglichen Spaziergang machen, dann möchte er, dass ich ihn den ganzen Weg trage."

Ich lächelte und nickte Billy zu, der in meine Richtung schaute. „Ja, wir sprechen über dich. Dein Papa erzählt mir von euren Spaziergängen."

Eine andere Mutter meldete sich: „Michael hat das auch gemacht."

Ich fuhr fort und mir war klar, dass das alles Beispiele von Trennungsangst waren. „Das ist ganz legitim. Diese Kinder haben das Gefühl, dass sie bald nicht mehr getragen werden. Sie fangen an, die ‚conditio humana' zu fühlen." In diesem Moment ging Michael nach draußen und stolperte spielerisch in den Schoß seiner Mutter.

„Sehen Sie, wie er Sie wieder in Besitz nimmt", sagte ich lächelnd.

Seine Mutter sagte: „Er fällt genau in meine Arme. Ich glaube, er mag das Gefühl."

„Das nennt man Urvertrauen", sagte ich.

Trennungsangst, Urvertrauen – zwei wichtige Stücke, die zusammengehören und gesunde Anhänglichkeit bedeuten. Nehmen Sie die Trennungsangst Ihres Kindes an in dem Wissen, dass es der Beweis seiner Sehnsucht nach Ihnen ist. Und Sie können sich wieder sagen, dass auch dies vorübergehen wird.

Fremdenangst

Angst vor Fremden ist eine andere bei kleinen Kindern verbreitete Angst. Sie gehört zu einer gesunden emotionalen Entwicklung und geht mit der Zeit vorüber. Respektvoll mit der Angst Ihres Kindes vor Fremden umzugehen bedeutet: Zwingen Sie es niemals dazu, sich von einem Menschen halten oder küssen zu lassen, vor dem es Angst hat, auch wenn es ein Verwandter oder ein Freund ist.

Fremdenangst ist ein Schutzmechanismus, den ein Kind vielleicht benutzt, um neue Menschen aus der Entfernung prüfen zu können. Diese manchmal lästige Erscheinung wird mit der Zeit vergehen. Ein gewisses Maß an Vorsicht vor Fremden ist jedoch auch wichtig.

Langsam und liebevoll abstillen

Die Zeit kommt, da Ihr Kind das Interesse an der Brust oder der Flasche verliert, typischerweise im letzten Viertel des ersten Lebensjahres. Das ist die beste Zeit zum Abstillen. Zu diesem Zeitpunkt kann Ihr Kind lernen eine Tasse zu benutzen. Die Flasche ist eine Erleichterung, kann aber auch zu einem „Liebesobjekt" oder Sicherheitsobjekt werden. Kinder können lernen aus einer Tasse zu trinken und können an ihrer Decke oder ihren Fingern saugen, wenn sie das Bedürfnis nach Saugen haben.

Die günstige Zeit zum Abstillen ist dann, wenn Kinder damit beschäftigt sind, die Welt um sie herum zu erforschen. Das geschieht gewöhnlich, während sie sitzen, kriechen und laufen lernen. Ich habe das Gefühl, dass man dem Bedürfnis des Kindes zu saugen zu viel Gewicht beimisst. Ein Kind, das gewohnt ist sich selbst zu trösten, wird an seinen Fingern, an seiner Decke oder an einem Spielzeug saugen, das es gerade hat. Man sollte Kindern Dinge zur Verfügung stellen, die sie mit den Zähnen und dem Mund untersuchen können.

Eine stillende Mutter kann unabsichtlich den Abstillprozess behindern, weil sie es auch genießt und Panik davor bekommt, dass die Tür sich schließt. Seien Sie respektvoll zu Ihrem Kind, indem Sie es den Abstillprozess selbst bestimmen lassen. Beobachten Sie es, um zu sehen, wie es ihm damit geht.

Bei den ersten Anzeichen von Desinteresse beginnen Sie die Stillzeiten zu verkürzen. Lassen Sie allmählich eine „Still-Mahlzeit" nach der anderen weg. Abends sind Mütter müde und Kinder können dann ein wenig furchtsam sein. Da das abendliche Stillen dasjenige ist, das für das Kind am schwersten aufzugeben ist, sollte es nicht das letzte sein, das Sie weglassen. Die letzte Stillzeit sollte die morgendliche sein. Der Prozess des Abstillens sollte langsam vor sich gehen, während mehrerer Wochen oder einiger Monate, je nach dem Verhalten Ihres Kindes.

Tisch und Stuhl anbieten

Nimmt Ihr Kind nicht mehr so oft die Brust oder die Flasche, wird es mehr feste Nahrung zu sich nehmen wollen. Wenn es so weit ist, dass es allein in eine sitzende Position gelangen kann, empfehle ich, einen kleinen Tisch und Stuhl statt eines Hochstuhles einzuführen. In RIE-Gruppen benutzen wir kleine Stühle aus Plastik und niedrige, abgerundete Tische. Wenn ein Kind krabbeln oder laufen kann, kann es allein auf einen der Stühle klettern.

Ich habe das Gefühl, das Tisch und Stühle in Kindergröße Respekt fördern, weil Kinder die Welt aus ihrer eigenen Perspektive sehen. Warum sollte ein Kind in einem Hochstuhl an einem Esszimmertisch sitzen? Ein Hochstuhl ist eine Erleichterung für die Eltern, aber er ist auch ein kleines Gefängnis. Warum nicht einen kleinen Stuhl und Tisch in der Größe Ihres Kindes bereitstellen, wo es sich allein hinsetzen und aufstehen kann?

Wenn Sie Tisch und Stuhl in Kindergröße benutzen, passen Sie sich an die Größe Ihres Kindes an und dann fühlt es sich wohler. Wenn Sie es hochnehmen, in einen Kindersitz setzen und sichern, betonen Sie so seine Hilflosigkeit. Tisch und Stuhl fördern sein Gefühl von Kompetenz, da Sie es allein zu seinem Tisch gehen lassen können. Es entscheidet selbst, ob es dasitzen und essen möchte, und es entscheidet auch, wann es aufstehen und weggehen möchte. Es weiß, dass dies sein besonderer Platz zum Essen ist.

Einem Kind die angemessenen Wahlmöglichkeiten zu geben ist wichtig. Wahlmöglichkeiten geben Kindern Macht und fördern Selbstvertrauen. Der kleine Tisch und der Stuhl sind dabei eine Hilfe. Das Kind weiß, dass es sein Essen immer dort bekommt. Zur Essenszeit des Kindes wird das Essen gebracht und das Kind entscheidet, ob es essen möchte oder nicht. Es sitzt dann an seinem Tisch. Wenn es kommt und geht und nur geringes Interesse an seinem Essen zeigt, dann kann man das Essen wegnehmen und ihm später noch einmal anbieten. Schließlich wird das Kind zu den Zeiten essen wollen, zu denen das Essen gebracht wird, weil Kinder mit festen Essenszeiten sich mit der Zeit an diese Essgewohnheiten anpassen.

Zwischenmahlzeit in der RIE-Gruppe

Sobald die Kinder alt genug sind auf kleinen Stühlen zu sitzen und eine Tasse zu halten, bieten wir etwa zur Halbzeit des Eltern-Kind-Treffens einen Imbiss an. Die Betreuerin steht auf und kündigt an, dass es Zeit für den Imbiss ist, und geht dann in die Küche, um ihn vorzubereiten. Ein paar Minuten später kommt sie mit einer Plastikschüssel mit Bananen sowie mit Apfelsaft, Lätzchen, einem kleinen Krug und Tassen, mit feuchten Waschlappen und trockenen Handtüchern wieder. Sie stellt niedrige Stühle um einen kleinen Tisch herum. Ein Kind nach dem anderen geht zu dem Tisch. Es gibt Streit um die Stühle, aber schließlich sitzen die Kinder um den Tisch herum. Jedes Kind darf sich sein Lätzchen unter mehreren von verschiedener Farbe aussuchen. Wenn ein Kind sich sehr dagegen wehrt, ein Lätzchen zu tragen, dann kann es sich dafür entscheiden, keins zu tragen (außer die Eltern entscheiden anders). Die Kinder helfen dabei, ihre Hände mit den feuchten Waschlappen sauber zu machen.

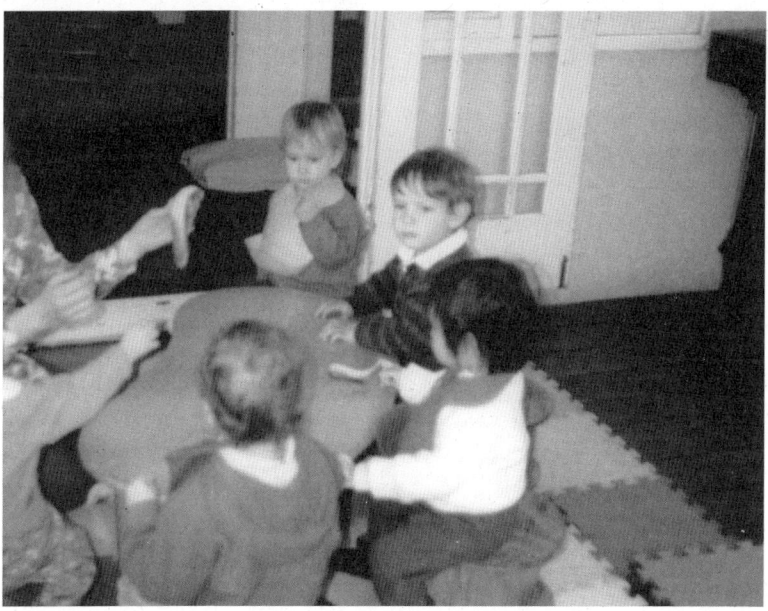

Ihr Baby wird mobil

Nachdem alle Kinder, die etwas essen möchten, sich hingesetzt haben, bringt die Betreuerin die Bananen. Wenn manche Kinder weiter spielen und nicht essen möchten, dann ist das auch in Ordnung. Die Betreuerin schält eine Banane, während die Kinder zuschauen und manche helfen, die Schale herunterzuziehen. Manchmal trällern die Kinder eine Art Melodie („nana, nana, nana"), während sie auf ihre Zwischenmahlzeit warten. Eine Banane teilt sich ganz natürlich der Länge nach in drei Teile. Die Betreuerin bricht sie in dieser Weise ab und verteilt die Teile.

„Schauen Sie, wie zivilisiert sie sind", sage ich zu den Eltern. „Das ist eine Situation, in der es auf Warten ankommt. Kein Kind wartet gerne. Und doch tun sie es."

Eltern fragen mich oft, warum es bei uns einen solchen Imbiss gibt. Ich sage ihnen, dass die Imbisszeit dazu da ist, Regeln zu lernen. Da gibt es neue und andere Erwartungen als in der übrigen Zeit in der Gruppe. Während der Gruppe gibt es sehr wenige Regeln und die Kinder finden sie schnell heraus. Solch ein Imbiss bereitet sie auf soziales Leben vor. Es geht um Ursache und Wirkung: Wenn sie den Tisch verlassen, bekommen sie kein Essen. Sie dürfen nicht mit ihrem Bananenstück weggehen. Und sie dürfen so viel essen, wie sie möchten.

Ich erinnere mich an einen Vater, der mich fragte. „Wie bringen wir unsere Kinder dazu, auf ihren Stühlen zu bleiben, hier und zu Hause?"

Ich lächelte und antwortete: „Die Regeln werden hier nicht als Zeichen von Gewalt oder mit Schimpfen durchgesetzt. Kinder sind nicht fürs Sitzen geschaffen. Es ist eher so, dass sie sitzen wollen. Das ist das Geheimnis guter Erziehung – eine immer wiederkehrende Gewohnheit für alles das zu etablieren, wovon sie sich wünschen, dass Ihr Kind es für das Leben lernt. Machen Sie Ihrem Kind die Folgen seines Handelns klar: „Wenn du vom Tisch aufstehst, dann heißt das für mich, dass du keinen Hunger mehr hast, also räume ich das Essen ab." Und das tun Sie dann auch. Das ist für Eltern schwer, weil sie das Gefühl haben, dass ihr Kind nicht genug isst oder nicht die richtige Ernährung bekommt. Erinnern Sie sich daran, dass die Rolle eines Kindes darin besteht, uns herauszufordern. Dass sie sich wohl genug fühlen, uns herauszufordern, ist ein gutes Zeichen, weil nur Kinder, die sich sicher fühlen, herausfordern. Ängstliche Kinder machen vielleicht eher Dinge hinter dem Rücken ihrer Eltern."

Der Vater fuhr fort: „Ist es der Gruppendruck von Seiten der Gleichaltrigen, der bewirkt, dass sie so gut damit klarkommen, am Tisch zu sitzen?"

Ich beobachtete die Kinder, die essen wollten und einander zuschauten und ziemlich ruhig aussahen, und lächelte: „Hier gibt es keinen Druck." Eine andere Mutter meldete sich zu Wort: „Ich benutze zu Hause einen Hochstuhl, weil ich möchte, dass meine Tochter beim Essen auf der gleichen Höhe wie wir sitzt."

„Viele Leute empfinden so", antwortete ich. „Ich habe das Gefühl, dass ein kleiner Tisch mit einem kleinen Stuhl respektvoller ist."

Beim Snack geht es langsam und gelassen zu, so wie es mit allen Mahlzeiten sein sollte. Nachdem die Kinder ihre Portion Banane gehabt haben, bringt die Betreuerin den Krug und die Tassen. Jedes Kind kann sich eine Tasse aussuchen. Manche verlassen den Tisch. Jedes wartet, bis es an der Reihe ist und die Betreuerin ihm ein bisschen Saft in seine Tasse gießt. Ältere Kinder bekommen kleine Krüge und gießen sich ihren Saft selbst ein. Manche möchten eine zweite Portion. Wenn sie mit dem Saft fertig sind, benutzen sie die Waschlappen, um sich ihr Gesicht und die Hände abzuwischen. Manche Kinder helfen gerne den Tisch und den Fußboden sauber zu machen oder die Stühle wegzuräumen. Die Betreuerin nimmt den Tisch, die Stühle und das Essen weg und die Kinder spielen weiter.

Im Laufe der Jahre haben mir viele Eltern erzählt, dass Kinder, die zu Hause nie Bananen essen, sie in den RIE-Gruppen immer essen. Das erinnert mich an eine schöne Geschichte. Ein fünf Jahre alter Junge, der an solchen Gruppentreffen teilgenommen hatte, kam einmal zu Besuch. Seine Mutter erzählte mir, dass sie mit ihm in der Einfahrt zum RIE-Zentrum über Magda und das RIE gesprochen und er nicht reagiert habe. Aber als er vor der Eingangstür stand, zeigte er hinein und sagte: „Bananen!"

Was sich dem kleinen Jungen vielleicht eingeprägt hatte und was sich allen kleinen Kindern einprägt, die gerne bei RIE-Treffen Bananen essen, ist dies, dass sie mit freundlichem Respekt behandelt werden. Es ist eine Freude, dem Imbiss im RIE zuzuschauen. Es kann einen überraschen, wenn man sieht, wie kooperativ sich kleine Kinder verhalten. Und wenn die Monate vergehen und die Kinder reifer werden, werden sie sogar noch „wohlerzogener". Kinder spüren, wenn sie respektiert werden, und reagieren entsprechend.

Für ruhige und entspannte Mahlzeiten sorgen

Wenn Ihr Baby heranwächst, sorgen Sie dafür, dass die Mahlzeiten spannungsfrei sind. Machen Sie sich keine Sorgen darüber, wie viel es an einem Tag isst. Es ist realistischer, darauf zu achten, was es im Laufe einer Woche isst. Bieten Sie ihm eine gesunde Auswahl an. Sie können ihm bewusst gute Essgewohnheiten vermitteln.

Beginnen Sie eine Mahlzeit damit, dass Sie Ihrem Kind sagen, dass sein Essen in ein paar Minuten fertig sein wird, damit es sich auf das Essen einstellen und freuen kann. Sie können ihm zeigen, was Sie in der Küche machen, wenn Sie das Essen vorbereiten und Ihr Kind in Sichtweite ist. Wenn es älter ist, kann es Ihnen beim Kochen und Tischdecken helfen.

Sobald das Essen fertig ist, setzen Sie sich zu ihrem Kind auf einen niedrigen Stuhl oder Sessel und passen sich an seine Umgebung an, statt zu erwarten, dass es sich an Ihre Umgebung anpasst. Legen Sie einen Schwamm bereit, um den Tisch sauber zu machen, und einen sauberen, nassen Waschlappen zum Saubermachen der Hände. Sagen Sie Ihrem Kind, was es zu essen gibt, zeigen Sie ihm sein Essen und lassen Sie ihm Zeit sich hinzusetzen. Es sollte das Essen nicht vom Tisch wegtragen dürfen, aber lassen Sie es aufstehen, wenn es mit dem Essen fertig ist. (Ich finde es auch nicht gut ein Kind mit einer Flasche herumlaufen zu lassen.)

Falls Ihr Kind Interesse daran zeigt, einen Löffel zu halten, geben sie ihm einen zum Halten, während Sie es mit einem anderen füttern. Lassen Sie es damit experimentieren, sich selbst zu füttern, so „chaotisch" das vielleicht am Anfang sein mag. Auf diese Weise wird es schließlich diese Fertigkeit erwerben. Ein deutsches Sprichwort sagt: „Übung macht den Meister." Mit einem Löffel essen zu lernen ist ein langer Prozess. Lassen Sie ihm Zeit zum Lernen. Geduld und Ermutigung sind hilfreich. Sie können ihm beim Lernen der Regeln helfen, indem Sie ihm sagen, welche das sind. Zum Beispiel: „Die Schüssel bleibt auf dem Tisch" oder „Der Saft bleibt in der Tasse. Wenn du deinen Saft ausschüttest, nehme ich die Tasse weg."

Sie können Ihrem Kind, das anfängt essen zu lernen, kleine Stückchen geben, die es mit seinen Fingern in den Mund stecken kann. Ich rate Ihnen, Ihrem Kind immer nur sehr kleine Mengen Essen auf einmal zu geben und nicht eine große Portion vor es hinzustellen. Lassen Sie es sich melden und mehr verlangen. Das Ziel ist, dass Ihr Kind die Kontrolle hat und weiß, wann es Hunger hat oder satt ist. Überfüttern zerstört das natürliche Gefühl für Sättigung. Bieten Sie ihm das Essen an und warten Sie, bis Ihr Kind seinen Mund aufmacht, und hören Sie auf, wenn es kein Interesse mehr zeigt.

Einem Kind einen großen Teller mit Essen anzubieten, das überwältigt es nicht nur, sondern es ermutigt auch mit dem Essen zu spielen. Lassen Sie es selbst mit Essen anfangen. Passen Sie sich seinem Esstempo an. Zwingen Sie es niemals zum Essen. Es ist besser ein bisschen weniger zu füttern als noch den letzten Löffel hineinzubekommen. Essen hat auch eine soziale Qualität. Es sollte eine Situation ohne Druck und mit guten Gefühlen verbunden sein. Füttern kann Spaß machen und eine Zeit von besonderer Qualität sein. Lernen Sie zusammenzuarbeiten. Lassen Sie Ihr Kind sein Essen genießen, während Sie sich daran freuen, dass Sie mit ihm zusammen sind.

Neue Speisen ausprobieren

Wenn Ihr Kind eine neue Speise ablehnt, dann bestehen Sie nicht darauf, dass es sie isst, sondern bieten sie zu einem anderen Zeitpunkt noch einmal an. Erinnern Sie sich, wie Sie einmal essen gegangen sind oder eingeladen waren und eine unbekannte oder exotische Speise vor Sie hingestellt wurde. Haben Sie nicht selbst einmal mit zwiespältigen Gefühlen probiert oder abgelehnt? Jede neue Speise ist für Ihr Kind exotisch. Manche Menschen sind für Neues offener als andere. Ihr Kind braucht Zeit, eine neue Speise in sein Repertoire aufzunehmen.

Stellen Sie eine neue Speise so oft vor, dass sie sich beim dreißigsten Mal für Ihr Kind nicht mehr neu anfühlt. Drei- oder viermal reicht nicht. Ein paar Monate später sind Sie vielleicht überrascht, dass die neue Speise ein Lieblingsessen Ihres Kindes ist. Drängen Sie es niemals. Bieten Sie neue Speisen an, wenn Ihr Kind richtig hungrig oder durstig ist. Dann ist es vielleicht eher bereit, etwas Neues auszuprobieren.

Stellen Sie jede neue Speise für sich zwei Wochen lang vor. Wenn verschiedene neue Sachen auf einmal angeboten werden, entwickelt ein Kind nicht die Gewohnheit zu erkennen: Wenn es orangefarben ist, dann sind das Möhren, und wenn es grün ist, dann ist das Spinat ... Vorhersehbarkeit ist für kleine Kinder wichtig.

Sie können Saft, Milch oder Wasser in einer Tasse anbieten. Sehr milder Kamillentee, abgekühlt, ist beruhigend. Es ist nützlich, wenn Sie das Getränk mithilfe einer kleinen Kanne in die Tasse gießen. So kann Ihr Kind den Prozess verfolgen und lernen, wie es das später allein machen kann. Gießen Sie nur eine kleine Menge des Getränkes in die Tasse, denn Verschütten ist unvermeidlich. Helfen Sie Ihrem Kind, wenn es lernt, die Tasse zu halten und aus ihr zu trinken. Aus einer Tasse trinken – sie mit den Lippen fassen, die Flüssigkeit aufnehmen und schlucken – das sind neue Fertigkeiten, die Übung brauchen. Mit der Zeit wird es lernen die Tasse allein zu halten. Es fängt vielleicht an zu spielen und kippt die Tasse um, um der überfließenden Flüssigkeit zuzuschauen; deshalb geben Sie nur kleine Mengen in die Tasse.

Die Mahlzeit beenden

Wenn Ihr Kind Desinteresse am Essen zeigt, indem es aufhört, das Essen wegschiebt oder vom Tisch aufsteht, dann ist es Zeit die Mahlzeit zu beenden. Fängt ein Kind an mit dem Essen zu werfen oder die Tasse umzukippen, zeigt es mehr Interesse am Spielen. Mit Essen zu spielen sollte nicht erlaubt werden. Sie können mit einer neutralen Stimme sagen: „Du hast deine Tasse umgekippt. Anscheinend hast du keinen Durst mehr. Ich möchte nicht, dass du mit der Tasse spielst. Ich werde sie wegstellen." Wenn ihm die begonnene Aktivität echte Freude macht, dann besorgen Sie ihm ein Becken mit Wasser und eine Tasse, mit denen es (draußen) spielen kann, oder ein kleines, flaches Becken zum Planschen. Die meisten Kinder lieben Wasser. Lassen Sie es das Spielen mit Plastikflaschen und Eimern genießen, die es nach Herzenslust ausgießen und ausschütten kann. Dann kommt es vielleicht weniger vor, dass es seine Tasse umkippen möchte.

Ist Ihr Kind mit dem Essen fertig, so räumen Sie das Essen und die Getränke ab und sagen ihm, dass es Zeit ist sauber zu machen. Ermutigen Sie es dabei zu helfen, den Tisch mit dem Schwamm abzuwischen, und auch dabei zu helfen, seine Hände und sein Gesicht mit dem Handtuch abzuwischen. Wenn es damit fertig ist, lassen Sie es vom Tisch aufstehen.

Wenn Ihr Kind Essen verweigert

Machen Sie sich keine Sorgen, wenn Ihr Kind Phasen durchmacht, in denen es seinen Appetit verliert oder sich zu essen weigert. Außer in Fällen von Krankheit oder einer emotionalen Störung ist kein Kind, das Nahrung zur Verfügung hat, in Gefahr zu verhungern. Alle Kinder machen Perioden durch, in denen ihr Appetit nachlässt, typischerweise im zweiten Lebensjahr, wenn sie anfangen zu laufen und zu sprechen und damit beschäftigt sind, die Welt zu erforschen. Etwa auch um diese Zeit herum lässt ihr Wachstumstempo nach und dann brauchen sie weniger Nahrung.

In dem Moment, in dem Ihr Kind Essen verweigert, würde ich aufhören mehr anzubieten. Das ist schwer für Eltern. Aber haben Sie nicht auch schon einmal erlebt, dass Sie keinen Hunger hatten? Hätten Sie es gern gehabt, wenn Menschen um sie herum sie zum Essen gezwungen hätten? Wenn Ihr Kind keinen Appetit zeigt, können Sie von der Annahme ausgehen, dass es keinen Hunger hat, und das Essen wegräumen. Man sollte nur essen, wenn man Hunger hat, aus keinem anderen Grund, besonders nicht um den Eltern einen Gefallen zu tun.

Am Emmi-Pikler-Institut in Ungarn essen die Kinder gerne. Aber sie werden nie dazu gedrängt, auch nur einen Löffel mehr zu essen, wenn sie sich abwenden oder Desinteresse zeigen. Idealerweise sollte man nur essen, wenn man möchte. Respektieren Sie die innere Stimme, die Ihr Kind zu Appetit und Sättigung führt.

Das Schlafen in diesem Alter

Die Schlafgewohnheiten verändern sich, während Kinder die verschiedenen Phasen physiologischer, emotionaler und sozialer Entwicklung durchmachen. Hier besprechen wir ein paar Möglichkeiten, wie sich der Schlaf Ihres Kindes verändern kann, und ein paar Vorschläge, wie man darauf reagieren kann.

Nächtliches Aufwachen

Nachts aufzuwachen ist bei kleinen Kindern üblich. Ein Kind, das gerade Laufen lernt, hat vielleicht das Gefühl, dass es körperlich seine Eltern verlassen kann. Dies kann ihm Angst machen und zur Folge haben, dass es nachts aufwacht. Ein Kind, das Trennungsangst erlebt, kann aufwachen und nach seiner Mutter rufen. Oder ein Kind kann einen Albtraum haben und weinen. An den Übergängen von verschiedenen Lernperioden und Entwicklungsphasen, kann es sein, dass Ihr Kind Sie mehr als sonst braucht, sowohl am Tag wie auch in der Nacht.

Achten Sie darauf, dass Sie keine neuen und unerwünschten Gewohnheiten rund um das Einschlafen schaffen oder verstärken. Ein weinendes Kind kann sich leicht daran gewöhnen, in den Schlaf geschaukelt zu werden, wenn Eltern das jedes Mal tun, wenn es aufwacht. Je länger ein unerwünschtes Verhalten verstärkt wird, umso schwieriger ist es zu verändern. Kinder weinen nachts oft laut. Manchmal schlafen sie wieder ein, wenn Sie einen Moment warten. Auch wenn Ihr Kind mitten in der Nacht nach Ihnen schreit, bleiben Sie ruhig und verstärken Sie nicht seine Angst. Wie immer: Beginnen Sie mit dem Minimum.

Gehen Sie ruhig zu ihm hin und tun Sie möglichst wenig. Wenn Ihr Kind aufwacht, sprechen Sie mit ihm. Wenn es mehr Trost braucht, streicheln Sie es oder legen Sie Ihren Arm um es. Versuchen Sie auf dem Boden neben seinem Bettchen zu sitzen und noch ein bisschen mit ihm zu sprechen. Wenn es immer noch erregt ist, können Sie es hochnehmen und auf dem Arm halten, bis es sich beruhigt. Dann legen Sie es wieder in sein Bett. Wenn Sie weniger tun, wird Ihr Kind lernen sich selbst zu beruhigen, vielleicht zum Trost ein Stofftier nehmen, ein bisschen schaukeln oder an seinen Fingern saugen.

Veränderungen beim Nickerchen zwischendurch

Das Schlafen zwischendurch verändert sich und wird gewöhnlich länger, während Ihr Kind seine täglichen Gewohnheiten entwickelt. Wenn es gewohnt war, Schlafen als angenehme Zeit zu erleben, und wach in sein Bettchen gebracht wurde, werden die Zeiten des Schlafes zwischendurch ruhig verlaufen. Während des ersten Jahres hält ein Kind typischerweise einen kurzen Schlummer morgens und einen nachmittags. Nach dem ersten Jahr wird der Morgenschlummer gewöhnlich aufgegeben – wenn es da auch Variationen von Kind zu Kind gibt.

Gute Schlaf- und Schlummergewohnheiten zu verstärken macht Ihr Leben leichter, weil jeder Tag dann einen vorhersehbaren Rhythmus hat. Halten Sie möglichst immer dieselbe Reihenfolge der Ereignisse ein. Ihr Kind jeden Tag am selben Ort und etwa zur selben Zeit ins Bett zu bringen ist nützlich. Respektieren Sie Ihr Kind, indem Sie gesunde Schlafgewohnheiten einführen, die ihm einen guten Start ins Leben ermöglichen.

Langsam und mit Geduld

Warum beeilen wir uns? Wohin eilen wir? Macht es uns Spaß uns zu beeilen, uns selbst unter Druck zu setzen? Die Haltung unserer Gesellschaft scheint zu sein: „Mehr, mehr, schneller, schneller." Können wir wirklich alles haben, alles machen, alles sein? Und wann wird das sein? Warum nicht langsamer werden und sich an dem freuen, was wir jetzt haben?

Wie David Elkind in *Das gehetzte Kind* feststellt, ist diese Haltung des Sichbeeilens für Kinder schädlich und belastet ihr Leben mit unnötigem Stress. Um sich zu entfalten brauchen Kinder ein langsames, überschaubares Leben. Als Eltern und als ihre Vorbilder sollten wir das nicht vergessen.

Kinder reagieren nicht so schnell wie Erwachsene, weil die Prozesse ihres Verstandes und Denkens immer noch damit beschäftigt sind, die Beziehungen zwischen Dingen und ihren Bedeutungen aufzufassen. Wenn Sie Ihrem Kind sagen, dass Sie ihm seine Schuhe anziehen möchten, weil Sie mit ihm nach draußen gehen möchten, dann lassen Sie ihm Zeit Ihre Erwartungen Schritt für Schritt zu erfüllen. Haben Sie Geduld, während die Botschaft „durch die grauen Zellen geht" und es sie versteht. Lassen Sie ihm diese wichtige Übergangszeit, während Sie umschalten. Erinnern Sie sich daran, Ihr Kind ist bemüht, Ihnen zu gefallen. Wenn es sich bemüht, ein Spielzeug zu greifen oder seinen Pullover anzuziehen, dann lassen Sie es seinen eigenen Prozess durchmachen, auch wenn es schwer oder frustrierend ist zuzuschauen, weil Sie wissen, es ginge schneller und leichter, wenn Sie es selbst machten. Auf diese Weise unterstützen Sie es.

Bestimmte Entwicklungsphasen können dem Wunsch Ihres Kindes zu kooperieren manchmal im Wege stehen. Ein Kind, das

Schmerzen hat, weil es einen neuen Zahn bekommt, möchte vielleicht nicht seine Schuhe anziehen oder überhaupt irgendetwas machen. Damit ist schwer umzugehen, wenn Sie in Eile sind oder selbst einen schweren Tag haben. Behalten Sie das Ziel im Auge: Geduld.

Diane berichtet: „Ich habe gelernt es mit meinen Kindern langsam angehen zu lassen, auf sie aufmerksam zu sein und ihnen zuzuschauen, statt sie meinem Zeitplan anzupassen. Ich habe gelernt mich auf ihre Wellenlänge einzustimmen statt sie zu meiner zu zwingen. Das habe ich üben müssen. Ich habe gelernt mich zurückzuhalten, meine Kinder Dinge allein tun, sie kämpfen, versagen, frustriert werden und versuchen zu lassen. Ich erinnere mich daran, wie ich gelernt habe, Jennifer in Ruhe zu lassen, als sie noch ein Baby war und noch nicht krabbeln konnte, wenn sie auf ihrem Bauch lag und frustriert war, weil sie an ein bestimmtes Spielzeug nicht herankam. Ich lernte mich zurückzuhalten und zuzuschauen, wenn sie sich rollte und Zentimeter für Zentimeter hochzog und schließlich das Spielzeug auch erreichte, das sie haben wollte. Zu beobachten, wie sie danach griff, und zu sehen, wie stolz sie war, wenn sie es bekam, war etwas, was ich sonst wohl nicht erfahren hätte. Ich hätte ihr einfach das Spielzeug gegeben. Ich lernte, bei meinen Kindern nicht einzugreifen, und dass es nicht wichtig war, wenn Dinge nicht auf die ‚richtige' Weise gemacht wurden – wie zum Beispiel, wenn meine Tochter seitwärts oder rückwärts einen Abhang hinunter wollte. Ich war so aufgezogen worden, dass man mir zeigte, wie alles gemacht werden musste. Mein Instinkt drängte mich dazu, es mit meinen beiden Kinder genauso zu machen, aber ich glaube nicht, dass es für sie das Beste gewesen wäre."

Respektieren Sie Ihr Kind, indem Sie sich an sein Tempo anpassen, während es wächst und lernt. Geben Sie ihm die Möglichkeit und die Zeit kompetent zu werden. Ein Kind, dem Freiheit und Wahlmöglichkeiten gelassen werden, lernt viele kluge Entscheidungen zu treffen. Haben Sie Vertrauen.

Die Zeit des Laufenlernens und ihre Herausforderungen

Wenn Ihr Kind die Welt erobert

Wenn ein Kind laufen lernt, kommt es in eine neue Entwicklungsphase, für die es im Englischen ein eigenes Wort gibt: Es wird ein *toddler*, ein Kind, das die ersten kleinen wackeligen und noch etwas unsicheren Schritte auf seiner Reise vom Babyalter in die Kindheit macht. Wenn es eine sichere Bindung mit seinen Eltern entwickeln konnte, hat es gelernt zu vertrauen, dass sie für es da sind. Es wird die Welt (die die Eltern repräsentieren) als einen freundlichen Platz empfinden, an dem es wirkungsvoll handeln kann und seine Bedürfnisse befriedigt werden. Es kann dann seine Energien mehr dazu benutzen, die Welt zu erforschen und zu lernen, als Sicherheit zu suchen.

Die Entwicklung der Selbstvertrauens eines Kindes ist ein langsamer Prozess, der in der frühen Kindheit beginnt und sich dadurch aufbaut, dass es Sicherheit erfährt und seine Fertigkeiten entwickeln kann. In diesem Alter entwickeln sie ihre Fertigkeiten, Aufgaben meistern zu können, dadurch, dass sie immer komplexere Aufgaben bewältigen wie Eimer mit Sand zu füllen und Puppen anzuziehen. Zeit und Gelegenheit für Erfolge beim Lösen solcher Aufgaben im Spiel sind für das sich entwickelnde Selbstgefühl des Kindes wichtig.

Wie oben erwähnt wird bei einem Kind das Gefühl einer sicheren Bindung durch Aufrichtigkeit in der Kommunikation unterstützt. Wenn Sie ausgehen, sagen Sie Ihrem Kind, dass Sie weggehen und wann Sie wieder da sind, besonders wenn es starke Trennungsangst hat. Wenn Sie so vorgehen, lernt es, dass das Abschiednehmen einfach nur ein Moment des Trennungsprozesses ist und dass es Ihnen vertrauen kann. Das Loslassen wird leichter.

Erinnern Sie sich daran, dass das Wissen darum, was auf das Kind zukommt, und das Wissen, was als Nächstes geschehen wird, dazu beiträgt, dass es sich sicher fühlt.

Während dieser Zeit beginnt sich eine kleine Persönlichkeit zu zeigen, die ihre eigenen Vorstellungen von den Dingen hat. Die Kinder sind oft überschwenglich von der Welt begeistert, haben aber noch nicht das Urteilsvermögen entwickelt, das sie brauchen. Ein Kind kann sich manchmal groß und mächtig fühlen, und doch ist es noch ein Kleinkind. Ihr Kind kann darauf bestehen, sich selbst anzuziehen, aber dann auch wieder zu Ihnen kommen, wenn es Angst hat. Kinder fühlen sich in diesem Alter mächtig, können jedoch auch Angst vor ihrer Macht haben. Sie brauchen Ihre Unterstützung.

Ihr Kind macht eine wichtige Übergangsphase durch, in der es seine Stärken und seine Verletzlichkeit entdeckt. Das Wichtigste, was Sie in diesem Alter verstehen müssen, ist, dass sein Verhalten Teil seines Lernprozesses ist. Die Kinder sind in diesem Alter, in dem sie ihre Identität entdecken oft liebenswert aber auch kompliziert. Wir können sie unterstützen, indem wir geduldig und verständnisvoll sind.

Trennung – ein schwieriger, aber gesunder Teil des Heranwachsens

Die Zeit, wenn ein Kind laufen und klettern, rennen und sprechen lernt, ist für Eltern eine wunderbare, aber anstrengende Zeit. Es ist aufregend seinem Kind zuzuschauen, wie es den Schwierigkeiten des Lebens begegnet und mit seinen Ängsten ringt, doch ist es auch schwer es kämpfen zu sehen. Kinder entwickeln sich in diesem Alter so schnell, dass es einem so vorkommt, als machten sie jeden Tag etwas Neues, wenn sie mit scheinbar endloser Energie spielen. In dieser Phase lernt das Kind sich von seinen Eltern zu trennen und erlangt schließlich Selbständigkeit. Während es lernt sich zu trennen, möchte ein Kind Dinge auf *seine* Weise tun. Dies überschreitet oft seine Fähigkeiten – was zu Frustration und Wut führt.

In seinem Buch *Identität und Lebenszyklus* beschreibt Erik Erikson, wie ein Kind während des zweiten und dritten

Lebensjahres entweder ein Gefühl von Autonomie oder von Zweifel entwickelt. Wenn Eltern das Bedürfnis des Kindes (an)erkennen das zu tun, was es allein und in seinem eigenen Tempo tun kann, dann wird sein Gefühl von Autonomie gestärkt und der Zweifel verringert.

Die Aufgabe des Kindes ist sich abzulösen – seine eigene Identität zu entdecken. Es ist anderer Meinung, regt sich auf oder wird wütend und kämpft. Es ist wichtig für das Kind, dass es das tut. Sie, die Eltern, haben die schwierige Aufgabe zu versuchen es zu unterstützen und doch Freiheit zuzulassen. Es ist eine fast unmögliche Aufgabe. Als Eltern sind Sie in der prekären Situation, herauszufinden zu versuchen, ob Sie Ihrem Kind helfen sollen, ein Problem zu lösen, und wenn ja, wie viel Hilfe Sie ihm anbieten sollen und dabei gleichzeitig auch zu wissen, dass Ihre Hilfe auf Widerstand stoßen kann.

Wenn Sie zum Beispiel sehen, wie Ihr Kind versucht einen Hemdärmel über seinen Fuß zu ziehen und wütend wird, dass er nicht passt, was sollten Sie dann tun? Warten. Vielleicht sogar aus dem Zimmer gehen. Fragen Sie sich selbst, ob Ihr Kind weiß, dass das, was es tut, nicht gehen kann. Wenn Ihr Kind um Hilfe bittet, können Sie sagen: „Wie können wir das machen? Ist dies hier für deine Hand oder für deinen Fuß?" Wann immer möglich lassen Sie Ihr Kind selbst herausfinden, was zu tun ist. Eine minimale Hilfestellung, ein winziger Anstoß kann genug sein, damit es das herausfinden kann. Werfen Sie den Ball auf seinen Platz zurück. Schenken Sie ihm Vertrauen. Übernehmen Sie das Problem nicht und lösen Sie es nicht, auch wenn es vielleicht schneller und leichter geht, wenn Sie es selbst machen. Wenn Sie Letzteres tun, vermitteln Sie ihm damit vielleicht die Botschaft: „Ich kann alles lösen, aber du nicht."

Grundvertrauen aufbauen

Es ist eine Herausforderung, Ihr Kind auf die Schwierigkeiten des Lebens vorzubereiten, und ihm gleichzeitig zu helfen, Grundvertrauen zu entwickeln. Es ist unmöglich einem Kind zu versprechen es könnte immer glücklich sein. Sie können aber ein Kind so aufwachsen zu lassen, dass es sagen kann: „Ja, ich weiß es ist jetzt nicht leicht, aber ich werde schon etwas finden." Grundvertrauen in sich selbst zu entwickeln ist in jedem Alter wichtig.

Respektieren Sie Ihr Kind, indem Sie ihm helfen Vertrauen in sich selbst aufzubauen. Es entwickelt sich, wenn es sich darauf verlassen kann, dass Sie für es da sind. Es lernt Ihnen zu vertrauen und sich auf Sie zu verlassen. Sehen Sie Ihr Kind als kompetent an und unterstützen Sie seine Kompetenz. Im Laufe der Zeit entwickelt Ihr Kind Selbstvertrauen und fühlt sich mit seiner Ablösung wohl. Für ein Kind, das Grundvertrauen aufbauen konnte, wird die Ablösung leichter, weil Vertrauen das Fundament von Unabhängigkeit ist. Schließlich trennt sich das Kind mit einem Gefühl von Sicherheit von seinen Eltern und gibt sich den Erfahrungen des Lebens hin, statt sie zu fürchten.

Es ist für Eltern wichtig, konsequent zu sein. Ein Kind, das seine Eltern leicht manipulieren kann, kann die Basis für seine Sicherheit verlieren. Wenn ein Kind weint, jammert oder schreit und Eltern nur um des lieben Friedens willen dauernd nachgeben, kann eine Situation entstehen, in der ein Kind das Gefühl bekommen kann, das Sagen zu haben, obwohl es die Verantwortung nicht wirklich will noch davon profitieren würde. Zu viel Macht (ein Gefühl Kontrolle über die Eltern zu haben) kann für ein Kind ungesund und beängstigend sein. Wenn es sich zu mächtig fühlt, kann es sich schuldig fühlen, und Schuld kann Selbstvertrauen verringern.

William: „Ich habe gelernt Juliana, die jetzt 20 Monate alt ist, zu vertrauen. Gestern sind wir auf einem Steg am Strand spazieren gegangen. Sie lief auf dem Holzsteg bis zur Kante, die über eine halben Meter über dem Sand ist. Ich ließ sie laufen, weil ich wusste, sie würde an die Kante gehen, hinunterschauen und merken, dass sie sich wehtun würde, wenn sie fiele. Ich habe gelernt zu vertrauen, dass sie mich im Zweifel fragen würde. Um dieses Vertrauen zu festigen, habe ich Juliana erlaubt Dinge selbst zu tun. Statt ihr beizubringen, wie man sich dreht, sitzt, geht und spricht, hat sie diese Fertigkeiten, die jeder Mensch schließlich erwirbt, allein gelernt. Ich hatte das Gefühl, wenn ich ihr zeigen würde, wie man geht, bevor sie so weit war, dann wäre sie nur frustriert und es hätte sie möglicherweise traurig gemacht, dass sie nicht tun konnte, wozu ich sie zu bringen versuchte. Ich ließ ihr die Möglichkeit zu experimentieren. Zuschauen half mir, sie zu verstehen und ihr zu vertrauen.

Vertrauen ist ein wichtiger Teil des Prozesses des Loslassens, für Eltern wie für Kinder.

Wünsche: Ich will, ich will...

Kinder in diesem Alter haben viele Forderungen und Wünsche, wenn sie beginnen, ihren Körper, ihren Geist und ihre Emotionen zu entdecken. Ihr Kind fängt vielleicht an, Ihnen Befehle zu geben: Geh, sitz, raus, hol, lies und nein. Ein wenig später nimmt es Sie vielleicht an der Hand oder schubst Sie in die Richtung von etwas, was es haben möchte. Es ist ein gutes Zeichen, wenn ein Kind Forderungen und Wünsche ausdrückt, weil es zeigt, dass es sich sicher fühlt. Unsichere Kinder haben Angst davor, etwas zu fordern.

Wenn Ihr Kind sich der Welt bewusster wird und ihr begegnen möchte, dann drückt es Wünsche aus. Zum Beispiel weiß es, wenn es an Mamas Hosenbein zieht, bekommt es ihre Aufmerksamkeit.

Erkennen Sie die Wünsche Ihres Kindes an

Ich erinnere mich daran, wie mich eine Mutter um Rat fragte, wie sie mit einer Situation mit ihrer Tochter Christina umgehen solle. Die Mutter erzählte mir, wie Christina wollte, dass ihre Mama ihr alles geben solle: Glühbirnen, Flugzeuge am Himmel und den Mond. Die Mutter versuchte, Christina logisch zu erklären, warum sie ihr diese Dinge nicht geben konnte – Glühbirnen seien zu heiß, ein Flugzeug zu schwer und der Mond zu weit weg. Sie fragte sich, ob sie auf diese Weise respektvoll und produktiv auf ihre Tochter eingehe. Letztlich war sie ja nur aufrichtig.

„Unterstützen Sie ihre Wünsche", sagte ich der Mutter. „Lehnen Sie sie niemals ab. Sagen Sie zu Christina: ‚Du möchtest den Mond. Wo ist dieser Mond? Wie könntest du ihn bekommen?' Vielleicht wird Sie eines Tages eine Dichterin werden und den Mond berühren. Es gibt keine ‚falsche' oder ‚schlechte' Wünsche, nur schlechte Handlungen. Wenn Sie sich wünschen, dass Engel in Ihr

Zimmer fliegen und die Nacht bei Ihnen bleiben, warum sollten sie nicht kommen? Ein Wunsch hat Flügel. Das ist das Schöne daran. Ein Kind könnte auch die schrecklichste Wünsche haben – es könnte sagen, es möchte alle Menschen auf der Welt umbringen –, das ist immer noch in Ordnung. Sie können sagen: 'Oh, du möchtest alle Menschen auf der Welt umbringen?' Nicht alles, was man tun kann und tut, ist in Ordnung." Die Mutter sagte mir später, dass sie danach auf Christinas Ausdrücken ihrer Wünsche in einer positiven und ermutigenden Weise reagiert habe, statt ihr zu sagen, was sie nicht haben oder zu bekommen hoffen könnte.

Indem Sie den Wunsch eines Kindes anerkennen, akzeptieren Sie auch seine Gefühle, die Quelle seines Wünschens. Wenn es zum Beispiel wütend ist, möchte es vielleicht seinen Spielkameraden schlagen. Wenn Sie es seinen Wunsch ausdrücken lassen, werden seine Gefühle anerkannt und nicht begraben. Sie können antworten, indem sie sagen: „Du möchtest Lance schlagen, aber ich werde das nicht zulassen. Das tut ihm weh." Setzen Sie bei Ihrem Kleinkind bei dieser Art Intervention festere Grenzen, anders als bei einem Baby, das etwas erforschen will, und dem Sie sagen: „Sanft, ruhig."

Erlauben Sie Ihrem Kind, seine Gefühle auszudrücken

Das Ausdrücken von Gefühlen zu unterstützen ist gesund. Es hilft Schuldgefühle zu vermeiden und fördert Aufrichtigkeit. Wenn Ihrem Kind im Gegensatz dazu gesagt wird: „Das sagt man nicht. Das ist nicht schön", dann wird es sich nicht wohl dabei fühlen, wenn es sich ausdrückt. Eher wird es sich wegen seiner Gefühle schuldig fühlen, weil seine Eltern denken, sie seien „nicht schön". Manipulieren Sie die Gefühle Ihres Kindes nicht, indem Sie zum Beispiel sagen: „Warum bist du so mürrisch? Lächle doch mal für Mama." Geben Sie ihm die Erlaubnis zu fühlen, was es fühlt. Erwachsene brauchen später Therapie, weil ihnen als Kind nicht erlaubt wurde auszudrücken, was sie fühlten. In ihrer Vergangenheit hat jemand zu ihnen gesagt: „Das ist nicht in Ordnung."

In einer Studie mit 119 Familien hat John Gottman, Professor für Psychologe an der Universität von Seattle, herausgefunden, dass es zwei Gruppen von Eltern gibt – solche, die Unterstützung im Umgang mit Emotionen geben, und solche, die das nicht tun. Die

Kinder, deren Eltern Emotionen anerkannten, waren besser in der Lage für sich selbst einzutreten und waren erfolgreicher in und außerhalb der Schule. Gottman glaubt, dass diese Fähigkeit, Kinder anzunehmen und ihnen zu helfen, Gefühle zu benennen, und ihnen in ihrem Verhalten doch Grenzen zu setzen, ihnen ein gesundes emotionales Leben und bessere Beziehungen mit anderen Menschen ermöglicht, und das bis ins Erwachsenenalter. Weiter behauptet er, dass „soziale und emotionale Intelligenz" Kindern helfen kann, mit den Auswirkungen einer Scheidung besser zurechtzukommen und junge Menschen vor Depression schützt. (*Los Angeles Times*, 2. Februar 1997)

Carol, Mutter von Clay (9) und Lily (10) berichtet folgendes: „Die Gefühle meiner Kinder anzuerkennen war wichtig, weil es einen Dialog ermöglichte, als sie älter wurden und sich mehr verbal ausdrückten. Das war ein natürliches Fortschreiten der Kommunikation, die wir beim Wickeln begonnen haben und die sich danach immer weiter vertieft hat. Ich habe das Vertrauen, dass meine Kinder und ich weiter eine gute Beziehung haben werden, wenn sie heranwachsen."

Diane berichtet: „Jennifer, die jetzt 6 Jahre alt ist, ist sehr mit ihren Gefühlen verbunden. Sie drückt mir gegenüber ihre Gefühle frei aus und weiß meistens, was sie fühlt.
Vor kurzem haben uns meine Eltern besucht. Jennifer war vor ihrem Besuch sehr aufgeregt. Weil sie am Valentinstag kamen, hatten wir beim Bäcker einen besonderen Kuchen bestellt. Als die Bäckerei den falschen Kuchen lieferte, war Jennifer ganz niedergeschmettert, weinte und ich ging mit ihr in ihr Zimmer, um mit ihr zu sprechen. 'Großmama und Großpapa kommen einmal im Jahr zu Besuch. Es ist kaum zu glauben, dass sie eben angekommen sind und du wegen dieses Kuchens weinst.'
Sie sagte: 'Mama, ich weine nicht über den Kuchen. Ich bin nur so aufgeregt. Es ist wirklich ein unangenehmes Gefühl. Es fühlt sich in meinem ganzen Körper so unangenehm an.'

Jennifer verbirgt nicht, was sie fühlt. Neulich frühstückte sie und saß dabei unter dem Küchentisch. Als ich sie fragte, was sie da tat, sagte sie: 'Ich kann im Moment nicht aushalten, das meinen Bruder anzuschauen, aber ich möchte mein Frühstück essen.' Ich freue mich, dass sie sich so frei fühlt, mir so etwas zu sagen. Ich habe bei RIE gelernt, dass alles, was ein Mensch fühlt, in Ordnung ist, auch wenn das Verhalten vielleicht nicht immer in Ordnung ist."

Wenn ein Kind hinfällt und weint, dann widersprechen Sie seinen Gefühlen, wenn Sie sagen: „Es ist doch gar nichts passiert. Es ist alles in Ordnung." Auf diese Weise lernt es seinen Gefühlen zu misstrauen, weil es wehtut, ihm aber von dem Menschen, dem es vertraut, gesagt wird, dass alles in Ordnung sei. Dem Kind wird somit auch die Botschaft gegeben, dass es nicht akzeptabel sei, unglücklich zu sein. Wenn einem Kind dauernd gesagt wird, dass es den Mond nicht bekommen kann, hört es vielleicht auf es zu versuchen.

Unsere Kinder nehmen uns auch als Wegweiser für ihre Gefühle und nehmen unsere Haltung in ihre Psyche auf. Sie sind für unsere Reaktionen sehr empfindsam. Wir sollten ihre Gefühle immer respektieren. Wenn das Handeln eines Kindes, das aus einem Gefühl folgt, unerwünscht ist (zum Beispiel wenn Ihr wütendes Kind Sie treten möchte), dann erkennen Sie sein Gefühl an, setzen Grenzen und geben ihm die Gelegenheit herauszufinden, was es tun könnte. „Du bist anscheinend wütend. Ich lasse nicht zu, dass du mich trittst. Aber was könntest du sonst machen?"

Einem Kind zu erlauben, seine Gefühle auszudrücken, positive und negative, ist eine gesunde Art, es auf das Leben vorzubereiten. Indem Sie die Gefühle Ihres Kindes annehmen, helfen Sie ihm damit, sie selbst ebenfalls anzunehmen. Diese Haltung, Gefühle zu akzeptieren, ist die Grundlage für eine gute Kommunikation, weil Ihr Kind sich immer frei fühlen wird mit Ihnen zu sprechen.

Neugier ist Teil der Kreativität

Neugier ist eine natürliche Eigenschaft bei Kindern. Sie ist die Tür zu Kreativität und sollte geschätzt und genährt werden. Lassen Sie die natürliche Neugier Ihres Kindes sich entwickeln, indem Sie es allein forschen lassen, statt es anzuleiten. Natürliche Neugier führt zur Freude der Entdeckung, wenn ein Kind zum Beispiel herausfindet, wie man einen Deckel abschraubt oder Teile eines Puzzles zusammensetzt. Das Leben besteht letztlich daraus, Situationen anzuschauen und zu sehen, was passt oder was angemessen ist zu tun, genauso wie herauszufinden, wie man ein Puzzle zusammensetzt.

Kinder finden kreative Lösungen für Probleme, wenn wir sie lassen. Sie finden Antworten, manchmal auch falsche Antworten. Erwachsene sind gewöhnlich erfolgsorientiert, deshalb müssen wir uns zurückhalten und verstehen, dass es für die Kinder nicht auf Erfolg ankommt. Für sie ist es wichtig, zu lernen, wie man es macht. Wenn wir Dinge für die Kinder machen oder sie kritisieren, wird dieser Prozess für sie schwieriger. Dann beginnen sie mit einem negativen Gefühl. Geben Sie unterstützendes Feedback: „Du hast es versucht." Es geht nicht um die Leistung, sondern um den Versuch, den Ihr Kind gemacht hat, um seine Unbefangenheit im Probieren. Sich zu bemühen ist ein positiver Schritt im Lernprozess.

Ich erinnere mich, wie ein Vater mir erzählte, wie sein Sohn lernte mit seinen Händen zu essen. Eine Bananenscheibe wurde für das Kind zur Herausforderung, weil sie immer wieder am Tisch kleben blieb. Nach vielen Versuchen sie mit seinen Fingern aufzunehmen führte er seinen Mund zum Tisch und nahm sie so auf und benutzte diese Technik immer dann, wenn sein Hunger größer als seine Toleranz für das Lernen der neuen Fertigkeit war. Derselbe Vater erzählte mir, dass sein Sohn in der Zeit, in der er lernte mit einem Löffel zu essen, ein Stück eher aufnehmen konnte, wenn er es mit dem Griff des Löffels aufspießte statt es auf den Löffel zu schieben – eine kreative Lösung. Ich freute mich, dass der Vater seinem Sohn die Freiheit für seine Experimente ließ. (Übrigens hat er mir erzählt, dass sein Sohn jetzt, mit drei Jahren, sehr gut mit Gabel und Löffel essen kann.)

Indem Ihr Kind die Beziehungen zwischen den Dingen erforscht und ihre Ähnlichkeiten und Unterschiede entdeckt, lernt es die Welt kennen. Es lernt die verschiedenen Eigenschaften von Sand und Wasser kennen, indem es sie in einen Eimer füllt und wieder ausschüttet. Die meisten Kinder verstehen die Bedeutung des Wortes „heiß" sehr schnell. Bälle, die rollen und springen, sind eine hervorragende Quelle von Information und nützliche Spielsachen für ein Kind. Kinder aller Entwicklungsstufen können ihre Fähigkeiten weiterentwickeln, wenn sie einen rollenden oder springenden Ball zu fangen versuchen.

Dem freien Spiel kommt im Entwicklungsprozess der Kinder eine große Bedeutung zu. Indem Kinder die Eigenschaften der Dinge verstehen, sammeln sie Wissen und verstehen immer mehr von der Welt. Sie verfeinern ihre Fertigkeiten durch Wiederholen und haben Freude an der Anstrengung und der Auseinandersetzung, die dazu gehören. Deshalb ist eine Umgebung, die reiche Lernmöglichkeiten bietet, so unschätzbar.

Lynne A. Bond, die Herausgeberin von *Facilitating Infant* and *Early Childhood Development* (University Press of New England, 1982), bemerkt, dass vielen erfolgreichen Programmen gemeinsam war, dass sie „eine Umgebung hatten, die auf die Kinder abgestimmt ist, eine Umgebung, in der ihr Verhalten eine Wirkung hat. So erfuhren und lernten die Kinder, dass sie eine gewisse Kontrolle über ihre Umgebung hatten und Veränderungen bewirken konnten."

Muss man Kindern etwas beibringen?

Kinder in diesem Alter können mit dem ABC oder mit Lesen oder Zählenlernen oder mit Beschäftigung an einem Computer nichts anfangen. Ihr Hauptinteresse ist es, immer selbständiger zu werden, während sie die Welt kennen lernen. Kinder lernen in der Schule zur passenden Zeit lesen. Die Zeit eines Kindes, das gerade laufen lernt, wird besser darauf verwendet, geistige Empfänglichkeit zu entwickeln und damit den Grund für zukünftiges Lernen zu bereiten.

Kinder lernen immer. Jeden Tag sind sie ein bisschen anders. Wenn Sie sich ihnen aufmerksam zuwenden, werden Sie die Veränderungen bemerken. Sie sehen vielleicht, dass Ihr Kind gestern nicht im geringsten an den Bauklötzen interessiert war, die sie in seinem Zimmer gelassen haben, aber heute spielt es damit. Kinder lernen nur, wozu sie bereit sind. Denken Sie an die Veränderungen, die in den ersten drei Lebensjahren stattfinden. Während dieser Zeit entwickelt sich ein Neugeborenes, das noch viel weint, zu einer kleinen Persönlichkeit, die laufen und sprechen kann. In einer durchschnittlichen Umgebung, in der es normale Konversation gibt, lernt ein Kind Formen, Farben und Namen von Gegenständen, ohne dass man ihm dies beibringt. Warum sollte man ein Kind etwas lehren, was es von allein lernen wird?

Wozu sollte es gut sein, ein Kind zum Lesen zu zwingen, wenn es noch nicht bereit dafür ist? Kleine Kinder lassen uns wissen, dass sie noch nicht so weit sind, indem sie Widerstand gegen das leisten, was wir ihnen beizubringen versuchen. Kindern ist nicht angeboren, ungern zu lernen. Sie lernen ja dauernd. Oft ermuntern wir sie, etwas zu lernen, das sie nicht begreifen können, statt etwas, das sie interessiert. Das lenkt vom Lernen ab. Wenn ich zum Beispiel anfinge, mit Ihnen Ungarisch zu sprechen, würde Ihnen das nicht gefallen, weil Sie es nicht verstehen. Und vielleicht würden Sie das auch gar nicht wollen.

Jeder durchschnittliche, gesunde Mensch hat einen angeborenen Drang Dinge herauszufinden, zu entdecken und zu lernen. Warum lesen Erwachsene die Zeitung? Wenn man weiß, was in der Welt vor sich geht, bekommt man das Gefühl, man wäre ein Teilnehmer. Die ideale Situation für ein Kind wäre, wenn seine Eltern respektieren, was es interessiert, und es nicht gezwungen wird etwas zu lernen, das völlig über sein Verstehen und Interesse hinausgeht. Spielt es jemals im späteren Leben eine Rolle, ob jemand mit 4, mit 5 oder mit 6 lesen gelernt hat? Der Erwerb schulischer Fertigkeiten sollte Kindern im Schulalter vorbehalten bleiben. Lassen Sie Ihr Kind bis dahin seinem eigenen Rhythmus folgen und diesem entsprechend lernen. Wenn Sie es drängen, verliert es seinen „Appetit" auf das Lernen. Und es ist dieser Appetit, der sein Interesse und seine Lust am Lernen hervorruft.

Wir alle erinnern uns an Lehrer, die wir gerne hatten, und an andere, die uns langweilten. Daran kann man sehen, das es nicht notwendigerweise um die Themen geht. Gute Lehrer wecken und inspirieren in uns die Lust am Lernen – wie in dem wunderbaren Buch *Emile* von Jean-Jacques Rousseau. Emile war ein Kind, das mit seinem Hauslehrer in den Wald ging. Sie lernten viel über Pilze, Blumen, Bäume und den Himmel – was immer Emile interessierte.

Ein kleines Kind kann sich vielleicht an die Zahlen oder Farben auf Lernkarten erinnern. Ein Affe kann das Gleiche, ohne ein wirkliches Verständnis davon zu haben, was diese Dinge bedeuten.

Eine auf solche Art gelernte Information ist nutzlos, solange ein Kind nicht die mentale Kapazität hat, ihre Bedeutung zu verstehen.

David A. Caruso zitiert in *Young Children* (September 1988) Beispiele, die das belegen. Er zeigt, dass der Lernprozess eines kleinen Kindes besser in einer Umgebung unterstützt wird, die spontanes Spielen zulässt, durch das ein Kind auf seine eigene Weise zu einem Verständnis der Welt gelangen kann, als in Situationen, die von Erwachsenen strukturiert sind und in denen es lernen soll, indem es sich etwas einprägt.

Respektieren Sie Ihr Kind, indem Sie zulassen, dass es auf seinem Weg von seinem eigenen Interesse geleitet wird.

Sicherheit in diesem Alter

Ich betone immer wieder, wie wichtig Sicherheit in der Umgebung Ihres Kindes ist, sei es im Garten, in seinem kindersicher eingerichteten Spielbereich oder im ganzen Haus. Kinder lernen in diesem Alter jeden Tag neue Fertigkeiten. Sie klettern, springen und ziehen und schieben Dinge hin und her. Alles ist ein passendes Ziel – Regale, Möbel und Schnüre von Rollos, die gefährlich sind, wenn man sie einfach hängen lässt. Ich habe schon viele Eltern sagen hören: „Aber mein Kind geht da niemals ran." Wenn Sie ehrlich sind, können Sie eigentlich nur sagen: „Bisher nicht." Wir sollten alle sicherheitsbewusster sein.

Eine Mutter hat mir erzählt, wie ihre Tochter eines Tages (unerwartet) lernte, wie man das Sicherheitstörchen aufmacht, und sie sie in der Küche mit einem Messer hantierend fand, das auf der Arbeitsfläche lag. Kinder lernen offensichtlich auch dann Dinge, wenn die Eltern aus dem Zimmer gehen. Erwarten Sie das Unerwartete. Seien Sie auf das vorbereitet, was Ihr Kind vielleicht als Nächstes tut, und zwar bevor es das tut.

Entfernen Sie potenziell gefährliche Gegenstände oder Möbelstücke. Wenn Ihr Kind immer wieder auf den Glastisch in Ihrem Wohnzimmer klettert, dann räumen Sie ihn weg. Das ist sicherer und weniger mühsam, als Wochen damit zu verbringen, es vom Tisch herunterzuholen, ihm zu sagen, dass es nicht daraufklettern soll, und sich aufzuregen. Sie können anfangen ihm zu vermitteln, wie die „Hausregeln" sind, und den Tisch wieder aufstellen, wenn es ein bisschen älter ist und gelernt hat, seine Impulse zu kontrollieren. Entfernen Sie Bodenlampen und ähnliche Gegenstände, die eine Gefahr sein könnten.

Aktive Kinder brauchen eine sichere Umgebung und Aufsicht. Es ist eine große Hilfe, wenn man einen hundertprozentig sicheren Raum oder Spielbereich hat.

Die Spielumgebung für Ihr Kind im „Lauflernalter"

Wenn Sie die Spielumgebung Ihres Kindes einrichten, ist es wichtig darauf zu achten, dass Raum und Spielsachen altersgemäß sind und der Entwicklungsstufe Ihres Kindes entsprechen. Wenn Spielsachen zu einfach sind, wird Ihr Kind keine Herausforderung erleben. Spielsachen, die zu kompliziert oder aber defekt sind, können für Ihr Kind frustrierend sein. Allerdings ist ein gewisses Maß an Frustration nützlich, weil es zum Problemlösen herausfordert.

So wie Babys kleine, gemütliche Räume brauchen, um ihnen ein Gefühl von Sicherheit zu geben, etwas ältere Babys mehr Raum und mehr Spielsachen brauchen, haben Kinder, die laufen lernen wieder andere Bedürfnisse. In diesem Alter sind sie „Wissenschaftler" und Experimentierer mit einer ungeheuren Neugier. Sie brauchen reichlich Spielraum. Sie brauchen Raum zum Gehen und Laufen, Tragen und Abladen und Klettern und Erforschen – und Eltern oder Betreuerinnen, die ihr Spiel beaufsichtigen können.

Eine optimale Spielumgebung erlaubt das Spielen drinnen und draußen, am besten mit der Möglichkeit (zum Beispiel einer Tür zu einem angrenzenden Garten), hinaus- und wieder hereinzugehen, wann sie möchten. Unterschiedliche Oberflächen des Bodens wie Holz, Beton, Sand und Gras bieten sich an zum Erforschen. Für Spielsachen mit Rädern ist eine harte Oberfläche erforderlich. Auch die Natur erfahren zu können ist wünschenswert, Himmel, Bäume und Blumen, nach Möglichkeit auch Sonne und Schatten. Spielen im Freien ist wichtig, weil wir die einzigen Lebewesen sind, die nicht grundsätzlich draußen leben.

Neben dem Zugang zu frischer Luft und räumlicher Weite hat ein Kind draußen viele Möglichkeiten, seine eigenen Spiele zu erfinden. Kinder lieben es, Blätter und Stöcke zu sammeln und

Ameisen, Käfer und Vögel zu beobachten. Sie lieben es, sich im Gras zu wälzen und im Sand zu spielen. Sand und Wasser im Spielbereich zu haben ist eine große Bereicherung. Kinder schlafen mit der natürlichen Stimulation, die sie draußen bekommen, auch besser.

Geeignete Spielsachen

Wenn Ihr Kind einmal anfängt laufen zu lernen, können Sie viele neue Spielsachen einführen: verschiedene Dinge mit Rädern, die Ihr Kind schieben oder auf denen es fahren kann, und Dreiräder. Kleine Kinder lieben es, Dinge zu schieben. Stellen Sie ihm auch Dinge aus der Küche zur Verfügung wie leichte Töpfe und Pfannen. In diesem Alter lieben sie es, Mama und Papa nachzuahmen. Sie können ihnen auch Hüte, Brieftaschen, Brillenetuis, Geldbörsen und Taschen, Schals, Dinge zum Verkleiden und Handpuppen geben, mit denen sie Rollenspiele entwickeln können. Bücher mit einfachen Bildern oder Fotos sind gut geeignet. Kinder sehen sich gerne Bilder von anderen Menschen, Kindern und Tieren an.

Große Puppen, die an- und ausgezogen werden können, sind nützlich, denn Kinder in diesem Alter üben gerne ihre wachsenden Fähigkeiten an jedem, der dazu bereit ist, oder an allem, was sich dazu eignet. Außerdem können Puppen Ihrem Kind helfen, Konflikte und Ängste durchzuarbeiten wie zum Beispiel den Umgang mit einem neuen Geschwister. Ich erinnere mich an einen kleinen Jungen in einer RIE-Gruppe, der einen kleinen Bruder bekommen hatte. Eines Tages nahm er eine der großen Stoffpuppen, schlug sie immer wieder auf den Boden und sagte dabei: „Der Junge, der Junge." Ich fragte mich, ob er da nicht vielleicht seine Wut auf seinen kleinen Bruder durchlebte.

Geräte zum Klettern – Podeste aus Holz, Stufen, Kisten, niedrige Rutschen und Klettergerüste, selbst Leitern aus Holz, wenn man sie auf den Boden legt – sind für Kinder in diesem Alter von Nutzen, denn sie suchen sich gerne Dinge, auf die sie klettern können.

Es ist hilfreich, die Spielsachen in Behälter wie stapelbaren Kartons, Körbe oder Schubladen oder auf niedrige Regale zu räumen, wo sie so angeordnet sind, dass Ihr Kind weiß, wo es sie finden kann.

8

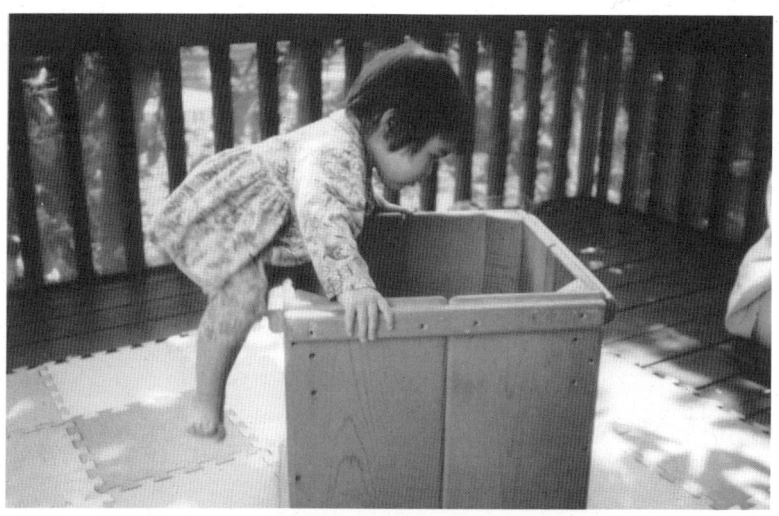

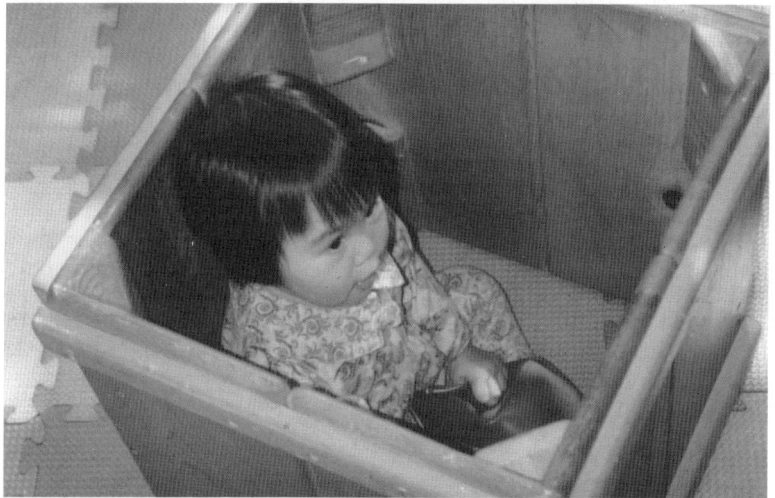

Beim Spielen sieht es so aus, als liefen Kinder in diesem Alter von einem Spielzeug zum nächsten und hätten anscheinend nur eine kurze Aufmerksamkeitsspanne. Wenn Sie genauer hinschauen, werden Sie sehen, dass sie in Wirklichkeit ihren eigenen Lernprojekten folgen. Den ganzen Tag schleppen sie etwas, laden ab, schütten aus, sammeln auf und machen Deckel auf und wieder zu. Solche Aktivitäten sind für dieses Alter typisch und Teil der motorischen Entwicklung. Dafür sollte man ihnen reichlich Raum geben. Spezifischeren Aktivitäten wenden sie sich in der Regel nicht vor dem dritten Lebensjahr zu.

Zeigen Sie Interesse, wenn Sie Ihrem Kind beim Spielen zuschauen. Es ist nicht nötig, dass Sie auf alles, was es tut, reagieren oder es kommentieren, aber seien Sie ganz bei ihm. Teilen Sie seine Freude mit ihm. Auf diese Weise wird es das Gefühl bekommen, dass das, was es tut, sinnvoll ist, und wird dadurch gestärkt. Das Lächeln der Eltern ist wertvoll. Seien Sie großzügig.

Lassen Sie den Fernseher ausgeschaltet

Fernsehen ist bei den meisten Familien Teil des Familienlebens. Fast jeder sieht gelegentlich fern. Weil der Einfluss des Fernsehens in unserer Kultur unvermeidlich ist, sage ich immer wieder, dass man das Fernsehen für Kinder am besten hinausschieben sollte, auch wenn es um Vorschulprogramme für Kinder geht. Ich empfehle, im Spielbereich ihrer Kinder keinen Fernsehapparat zu haben und ihn auch sonst nicht anzustellen, während Ihr Kind wach ist. Ich bin dagegen, dass kleine Kinder fernsehen. Je später sie damit anfangen, umso besser.

Fernsehen kann die Empfindsamkeit beeinträchtigen. Wenn Ihr Kind Sendungen sieht, in denen Gewalt vorkommt – und das gibt es in vielen Sendungen –, kann es Gewalt gegenüber unempfindlich werden. Oft findet man Gewalt in Comics, in denen die Figuren einander stoßen, schlagen oder verletzen, dann zurückschlagen oder einfach aufstehen und weggehen. Das erzeugt ein schiefes Bild, dadurch dass die Wirkungen verletzender Akte nicht gezeigt werden, Figuren in Comics haben keine Wunden und bluten nicht.

Neben der Desensibilisierung gibt es andere Gefahren. Fernsehen ist ein visuelles Medium. Es verlangt von Kindern nicht den Einsatz der Denkprozesse oder anderer Sinne und bewirkt das Gegenteil von dem, was RIE unterstützt: Statt aktiver Teilnehmer zu werden, wird ein Kind zum passiven Beobachter und süchtig nach Fernsehen. Weil es süchtig danach ist, unterhalten zu werden, wird ein Kind, das vom Fernsehen abhängig ist, leicht gelangweilt und kann ein starkes Bedürfnis nach Stimulation entwickeln, statt seine eigene Unterhaltung zu kreieren. Ferner nehmen Kinder in diesem Alter, da sie ja schon Sprache verstehen, Botschaften auf, die in der Werbung vermittelt werden, und werden damit zu Zielen für die Manipulation durch Werbung.

Fernsehen ist in unserer Kultur so akzeptiert, dass wir aus den Augen verloren haben, welch einen starken Einfluss es hat. Studien haben gezeigt, dass Gewalt im Fernsehen gewalttätiges Verhalten bei Kindern verursachen kann, die noch nicht reif genug sind, Fantasie von Wirklichkeit zu unterscheiden. Videos und Vorschulprogramme sind vielleicht geeigneter, aber jede Form von Fernsehen fördert Passivität. Eltern können versucht sein, Fernsehen als Babysitter zu verwenden, aber das ist nicht im Interesse des Kindes. Sie können Ihrem Kind Respekt erweisen, indem Sie es dabei unterstützen, aktiver Forscher in seiner Umwelt zu sein und nicht passiver Zuschauer, der sich unterhalten lässt.

Unglücklicherweise kann Fernsehen auch zu einer ungesunden Form von Handelsobjekt werden. Eltern können versucht sein zu sagen: „Wenn du dein Abendessen isst, darfst du diese Sendung sehen." Und je mehr es auf diese Weise Gegenstand eines Handels wird, umso mehr wird Ihr Kind es wollen. Falls Sie ein älteres Kind fernsehen lassen, seien Sie wenigstens sachlich. Setzen Sie eine bestimmte Zeit für das Fernsehen fest, indem sie zum Beispiel sagen: „Du möchtest eine bestimmte Sendung sehen. Morgen werden wir früher zu Abend essen, danach kannst du fernsehen." Setzen Sie dem Fernsehen Grenzen. Manche Familie erlauben ein Video pro Woche oder pro Tag oder Fernsehen nur an Wochenenden.

Bücher und Musik nähren die Seele

Bücher und Musik sind im Leben eines Kindes wohltuend. Sie sprechen den Geist und die Sinne an und nähren die Seele.

Musik ist die internationale Sprache. Sie erhebt einen, bewirkt, dass es einem gut geht. Und wenn Sie ein Buch lesen oder jemand liest Ihnen ein Buch vor, dann erschafft Ihre Fantasie die Geschichte. Sie hören die Worte, aber Sie sehen die Handlung vor Ihrem geistigen Auge. Sie nehmen aktiv teil.

Aktive Teilnahme ist das Ziel des RIE für Kinder. Engagement und Initiative statt Passivität werden Ihr Kind dabei unterstützen, sich zu entfalten. Nähren Sie diese Qualitäten in ihm, indem Sie es schöne Musik hören lassen, die seine Vorstellungskraft anregt. Ganz oft reagieren Kinder auf eine bestimmte Weise, wenn sie Musik hören – sie bewegen und wiegen sich im Rhythmus. Die meisten Kinder lieben Musik.

Lassen Sie Ihr Kind einfache, altersgemäß illustrierte Bücher anschauen. Sie können ihm auch vorlesen. Kinder in diesem Alter sehen gerne Bilder oder Illustrationen von Kindern in Aktion. Sie entdecken und zeigen gerne auf das, was sie aus ihrem Leben wieder erkennen. Sie sind begeistert von Bildern von Tieren und einfachen, gut erkennbaren Dingen. Das ist ein Teil des Lernprozesses. Statt Ihrem Kind das ABC beizubringen, lassen Sie es lieber Bilderbücher anschauen, die eine Beziehung zu seinem Leben haben.

Das Schaffen eines Kunstwerks verlangt, dass Sie Ihr Unbewusstes „sprudeln" lassen. Das ist genau das, was passiert, wenn wir Kinder frei forschen und spielen lassen. Sie schöpfen ununterbrochen aus ihren Quellen, um Situationen zu erforschen und Probleme zu lösen. Sie können Ihr Kind respektieren, indem Sie seine kreativen Fertigkeiten in einer sinnlich reichen Umgebung nähren. Allerdings ist es sinnvoll, nicht dauernd Musik laufen zu lassen. Auch Stille zu erfahren ist wichtig für Ihr Kind.

Sind Märchen schädlich?

Es ist umstritten, ob es Kindern schadet oder ihnen eher gut tut, wenn man ihnen Märchen vorliest. Manche Leute haben das Gefühl, dass sie kleinen Kindern zu viel Angst machen oder es in ihnen zu gewalttätig zugeht. Erinnern Sie sich an Hänsel und Gretel und die Hexe, die sie fressen möchte? Ist es für Kinder gut, wenn sie hören, dass alles immer gut ausgeht und dass das Mädchen immer dem Prinzen begegnet?

Bei der Entscheidung, ob Sie Ihrem Kind Märchen vorlesen, müssen Sie natürlich Ihr eigenes Urteilsvermögen zurate ziehen. Ich habe nichts gegen Märchen, denn sie haben eine symbolische Bedeutung. Sie bringen uns in eine andere Wirklichkeit, die auch ein Teil unserer Welt ist. Märchen machen Angst, aber sie bringen die Ängste, die die Kinder in sich haben, an die Oberfläche, so dass sie sich in ihrer Angst nicht so allein fühlen. Ängste sind gewöhnlich von Gedanken begleitet wie: „Ich habe diesen schrecklichen Gedanken" oder: „Niemand ist so schlecht wie ich" oder: „Niemand außer mir hat diese geheimen Wünsche oder

Gedanken oder Gefühle." In Märchen identifiziert sich der Leser mit Hänsel und Gretel oder mit Aschenputtel. Der Prozess dieser Identifikation macht Unglück erträglicher. Und am Ende bekommt man den Prinzen. Märchen sind nicht das wirkliche Leben. Aber Fantasie kann uns Freude geben, die uns das wirkliche Leben nicht geben kann.

Fantasie ist Teil des Spiels von Kindern. Sie dient ihnen als Ausdruck ihrer Träume und Wünsche. In dieser Hinsicht sind Märchen nützliche, fördernde Fantasie. Sie können Märchen zu verschiedenen anderen Büchern Ihres Kindes tun. Aber achten Sie natürlich darauf, wie Ihr Kind auf die einzelnen Märchen reagiert. Wenn es zu viel Angst bekommt, egen Sie das Buch besser zur Seite. Ihre Wahrnehmung wird Ihnen die Antwort geben.

Das Spiel in diesem Alter

Etwas Überraschendes, was Eltern vielleicht entdecken, ist, dass Kinder beim Spielen eine wunderbare Konzentrationsfähigkeit und Ausdauer besitzen, wenn sie in Situationen engagiert sind, die sie interessieren. Wenn wir ihnen erlauben und sie dazu ermuntern, kompetente Forscher zu werden, werden sie stark und lebendig und ein gutes Urteilsvermögen entwickeln.

Wenn wir Kindern erlauben, sich natürlich und ohne Einschränkung zu bewegen, entwickeln sie Vertrauen in ihren Körper und ihre Fähigkeiten und lernen von allein ihre Stärken und Grenzen kennen. Kinder, denen motorische Fähigkeiten nicht „beigebracht" werden, sind mehr in Harmonie mit ihrem Körper. In Parks und auf Spielplätzen habe ich oft wohlmeinende Eltern beobachtet, die ihre Kinder auf Rutschen und Klettergerüste setzen. Das Kind fängt dann an zu weinen, weil es vor dem Herunterklettern Angst hat. Um lernen zu können, wie man herunterklettert, muss Ihr Kind zuerst gelernt haben, wie man hinaufklettert.

Im Laufe der vielen Jahre, in denen ich Kinder beobachtet habe, habe ich gesehen, dass Kinder, die man die verschiedenen Phasen körperlicher Entwicklung ohne viel Eingreifen durchmachen lässt, weniger Unfälle haben. Da ein Kind, das so heranwächst, nicht in einen Stuhl gesetzt wird, bevor es allein hineinklettern kann, lernt es, wie man sicher und erfolgreich mit einem Stuhl umgeht. Es lernt auf seine eigene Weise und dann, wenn es so weit ist, hinauf- und hinunterzugelangen. Sein Selbstvertrauen wächst im Laufe des Prozesses, während es das allein herausfindet und eine Geschichte von Gelingen und Misslingen durchlebt. Wenn Sie wollen, dass Ihr Kind lernt, wie es Treppen hinauf- und hinuntergehen kann, dann lassen Sie es erst auf einer Stufe, dann auf zweien und schrittweise auf mehr Stufen üben. Es entscheidet sich vielleicht dafür, mit dem Kopf zuerst oder mit den Beinen zuerst oder auf seinem Bauch den Abstieg zu wagen. Wenn Sie es allein herausfinden lassen, wie man das macht, dann wird es für sich die leichteste und sicherste Weise herausfinden.

Der Schlüssel dafür, wie man mit einem Hindernis oder einem Problem umgeht, auf das Ihr Kind beim Spielen stößt, ist zu beobachten, abzuwarten und dann zu entscheiden, was zu tun ist. Es ist eine Ermessensfrage. Sie müssen empfindsam dafür sein, was von Ihrem Kind gelöst werden kann und was nicht.

Sie fragen sich vielleicht, was Sie machen sollen, wenn Ihr Kind auf einem Klettergerüst ist und nicht weiterkommt. Sollten Sie ihm hinauf- oder herunterhelfen? Das ist unterschiedlich. Unterstützen Sie es. Reagieren Sie zuerst, indem Sie Ihr Kind beobachten. Braucht es Sie, um ihm herunterhelfen, oder braucht es Sie vielleicht nur als unterstützende Brücke, damit es dahin gelangen kann, wohin es gelangen möchte? Hat es Angst? Manchmal sind wir keine guten Problemlöser, wenn wir große Angst haben. Kinder sind genauso. Fragen Sie Ihr Kind: „Möchtest du, dass ich dir herunterhelfe?" Wenn es das möchte, dann helfen Sie ihm. Manchmal wird ein Unternehmen so beängstigend, dass ein Kind seine Motivation verliert weiterzumachen. Auf jeden Fall wird es weniger Gefahr laufen sich zu verletzen, wenn es das Gerüst allein bestiegen hat.

So tun als ob

In diesem Alter fangen viele Kinder an so zu tun, als ob sie etwas täten. Sie bemerken vielleicht, dass Ihr Kind so tut, als tränke es aus einem Gefäß oder fütterte die Puppe. Manche Eltern machen sich Sorgen, wenn ihr Kind anfängt so zu spielen, weil sie Angst haben, es könnte Fantasie nicht von Wirklichkeit unterscheiden. Dieses „So-tun-als-ob" ist ein wichtiges Element beim Spielen von Kindern. Es entsteht aus der Kreativität, die in einer Umgebung, die freies

8

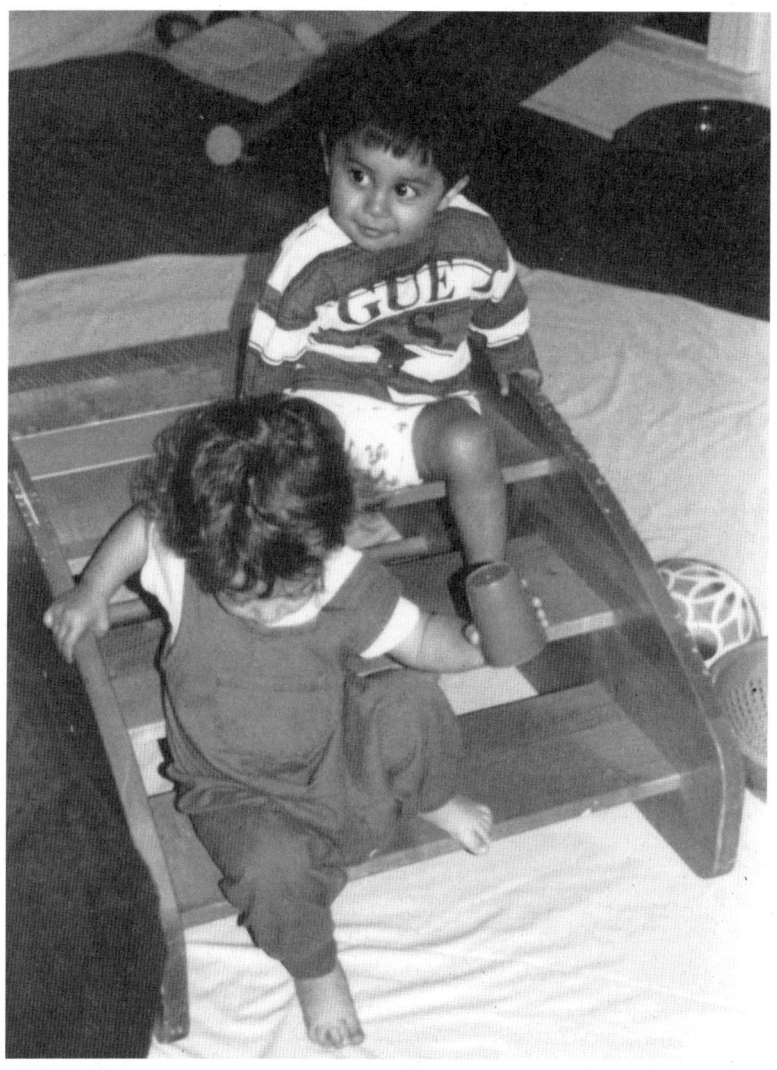

Forschen fördert, entsteht. Dieses Spielen, bei dem ein Kind so tut als ob, tritt gewöhnlich mit dem Erlernen der Sprache auf, kann aber auch schon vorher vorkommen. Ich habe Kinder beobachtet, die in der präverbalen Zeit auf allen Vieren gingen und bellten, um einen Hund nachzuahmen, den sie hörten. Wenn ein Kind mit den Gegenständen in seiner Umgebung und ihrer Verwendung vertraut wird, dann fängt es an zu experimentieren oder so zu tun als ob.

So tun als ob ist wunderbar. Es erlaubt unserer Fantasie zu fliegen. Warum lesen wir Erwachsenen Bücher oder gehen ins Kino? Warum weinen wir, wenn wir einen Film sehen? Es ist nicht die Wirklichkeit und doch weinen wir, weil wir uns mit der Situation identifizieren und berührt sind. Es ist eine Ausdrucksmöglichkeit, ein Kanal für unsere Fantasie. Fantasie hat es immer gegeben.

„So-tun-als-ob" spielen", zum Beispiel auch „Freunde" spielen, ist für Kinder gesund, weil das ihre Weise ist, Konflikte zu bewältigen, mit denen im wirklichen Leben schwer umzugehen ist. Ein kleines Mädchen, das seine Puppe schlägt, drückt damit vielleicht ihren Ärger über die Mutter oder den Vater oder einen Bruder oder eine Schwester aus, die sie nicht schlagen dürfte, wie sie weiß. Ein Kind, das einer Puppe eine Tasse anbietet, lernt dabei vielleicht zu teilen.

Diese Art zu spielen wird im Laufe der Entwicklung komplexer und es fängt an Rollen zu spielen, es wird Arzt, „Mama" oder „Papa". Schätzen Sie die Art, wie Ihr Kind seine Fantasie und Kreativität benutzt, wenn es so spielt. Versuchen Sie nicht, in seine vorgestellte Welt einzudringen, indem Sie ihm zu viele Fragen stellen; das kann etwas von ihrem Zauber nehmen. Vielleicht entdecken Sie, dass Sie genauso viel Freude erleben, wenn Sie Ihrem Kind zuhören und ihm zuschauen.

Mit anderen Kindern spielen

Wenn Kinder in das Alter kommen, in dem sie laufen lernen, interagieren sie beim Spielen mehr miteinander. Manchmal kooperieren Kinder und spielen ruhig miteinander. In diesem Alter eskalieren jedoch Auseinandersetzungen um Spielsachen, wenn das Gefühl „Ich will" stärker wird. Sie können die Kinder dadurch unterstützen, dass Sie sie ihre Konflikte selbst austragen lassen, solange niemand Schaden dabei nimmt. Kinder werden nicht in der Lage sein alle ihre Konflikte selbst zu lösen und wir sollten das auch nicht von ihnen erwarten, aber wir sollten sie an dem Prozess teilnehmen lassen. Das bereitet sie darauf vor, später in ihrem Leben gut Probleme lösen zu können. Sowohl Probleme zu lösen als auch Kooperation können durch Übung gelernt werden.

8

Schauen wir einmal, wie Luis und Ryan allein mit einem Konflikt umgehen:

Ryan und Luis wollen beide auf dem Spielplatz ihrer Tagestätte mit einem Dreirad fahren. Beide Kinder fangen an, an dem Sitz des Dreirades zu zerren und sagen dabei: „Meins, meins." Kurz darauf fangen beide an zu weinen. Die Betreuerin, die das beobachtet, geht näher zu den Kindern. Sie kniet sich zu ihnen hin und sagt: „Ihr wollt beide das Dreirad haben." Die Kinder zerren weiter. Luis fällt gegen das Dreirad und schiebt es damit ein paar Zentimeter weiter. Ryan hört auf zu weinen, als er sieht, dass das Dreirad sich bewegt. Beide fangen an zu kichern und beginnen, zusammen das Dreirad zu schieben.

Auch Tom, Casey und Jill finden ihre eigene Lösung:

Jill und Casey ziehen an derselben Plastikschüssel. Caseys Mutter kniet sich hin und sagt: „Ihr wollt beide diese Schüssel haben. Casey, kannst du dir eine andere Schüssel suchen?" Die Kinder sind sehr engagiert und keines von beiden will loslassen. Beide fangen an zu sagen: „Meine Schüssel, meine, meine." Tom, der in der Nähe spielt, nimmt eine andere Schüssel und bietet sie Jill an. Jill nimmt die so angebotene Schüssel und hört auf zu ziehen. Alle drei spielen ruhig weiter.

Kinder können häufiger Situationen bewältigen, als wir denken, wenn wir ihnen die Zeit dazu lassen. Wenn sich in den oben beschriebenen Situationen Erwachsene eingemischt hätten, hätte das vielleicht zu mehr Ärger und negativer Energie geführt, als nötig war. Geben Sie Ihrem Kind die Möglichkeit, Konflikte mit seinen Freunden allein auszutragen.

Greg berichtet: „Ich habe gelernt meiner Tochter beim Spielen mit anderen Kindern zuzuschauen und dabei nicht das Gefühl zu haben, ich müsste bei dem, was sie tun, eingreifen. Ich muss darauf achten, dass niemand verletzt wird, aber ich habe nicht das Gefühl, ich müsste ihnen beim Spielen helfen, sie anregen oder zum Spielen antreiben."

Peter fügt hinzu: „Ich habe gelernt Konflikte zwischen den Kindern zuzulassen. Wenn es in den RIE-Gruppen, zu denen wir gehen, einen Konflikt gibt, ist die Betreuerin bereit ihn zuzulassen, sofern die Kinder sich dabei nicht wehtun. Während ich geneigt bin mich einzumischen und zu versuchen, die Situation zu lenken oder einen moralischen Rat zu geben, ist sie bereit, die Kinder das unter sich ausmachen zu lassen. Ich habe gelernt mich mehr zurückzuhalten."

Teilen lernen braucht Zeit

Teilen ist für alle Kinder in diesem Alter schwer, weil sie diesen Gedanken noch nicht verstehen. Ich habe viele Eltern sagen hören: „Das ist nur ein Ball. Kannst du den Ball nicht mit jemandem teilen?" Wenn man ehrlich ist: Möchte eine Frau ihr Lieblingskleid oder ein Mann seinen besten Anzug mit jemandem teilen? Kleine Kinder möchten nicht abgeben. Sie verstehen nicht, warum sie das tun sollten. Sie kämpfen um ihr Spielzeug, als ginge es um ihr Leben. Es geht dabei nicht um Macht, eher ist es so: „Was ich sehe, will ich haben. Was ich will, gehört mir." Am Ende lassen beide das Spielzeug auf dem Boden liegen. Ich würde zu zwei Kindern, die sich streiten, sagen: „Du möchtest es und sie möchte es auch." Schauen Sie, wie die Kinder das allein unter sich ausmachen. Wenn der Streit intensiver wird, weisen Sie auf andere Spielsachen hin, die auch noch da sind. Vielleicht sind sie an diesen interessiert, vielleicht auch nicht.

Aber lassen Sie auf keinen Fall zu, dass die Kinder einander verletzen. Um die Möglichkeit zu verringern, dass ein Kind ständig den Kürzeren zieht oder verletzt wird, versuchen Sie es so einzurichten, dass Kinder miteinander spielen, die ungefähr auf der gleichen Entwicklungsstufe sind. Geben Sie Ihr Kind in diesem Alter nicht in eine Spielgruppe, in der es ein älteres Kind im Vorschulalter gibt, oder wenn Ihr Kind im Krabbelalter ist, dann nicht in eine Gruppe mit Kindern, die schon laufen können.

Eltern fragen mich oft: „Wie lernt mein Kind teilen?" Ich antworte ihnen dann: „Wenn Ihr Kind sieht, dass Sie teilen, wird auch Ihr Kind mit der Zeit teilen lernen." Eltern, die selbst teilen, sind ein Modell für ihr Kind. Wenn Sie sehen, wie Ihr Kind teilt, können Sie ihm eine positive Verstärkung geben, indem Sie zum Beispiel sagen: „Das war aber nett von dir, dass du Susan deinen Lastwagen gegeben hast. Sie spielt auch gern damit."

Ich habe Eltern sagen hören: „Gib es ihr. Sie hatte es zuerst." Oder: „Ihr müsst euch abwechseln." Die Logik der Erwachsenen funktioniert in solchen Fällen nie. Wenn man Kinder zum Teilen zwingt, werden sie dadurch eher wütend statt liebevoll. Kindern Teilen beibringen zu wollen, führt nicht dazu, dass sie von sich aus teilen wollen, das aber wäre das Ziel. Eltern fühlen sich vielleicht unter dem Druck, ihr Kind zum Teilen zu bringen, weil das in Spielgruppen so üblich ist. Versuchen Sie eine Gruppe zu finden, in der Kinder nicht gezwungen werden zu teilen oder sich abzuwechseln, oder fragen Sie die anderen Eltern, ob es ihnen etwas ausmacht, erst einmal abzuwarten, was geschieht, bevor man eingreift.

Wenn Ihr Kind Schwierigkeiten mit dem Teilen hat, löst das in Ihnen vielleicht die Sorge aus, es könnte selbstsüchtig werden oder Sie befürchten, dass dies Ausdruck des Versagens von Ihnen als Eltern ist. Vergessen Sie nicht, dass dieses Habenwollen von Dingen bei Kindern in diesem Alter ganz normal ist und eine Phase, die vorübergeht.

Ich erinnere mich an eine RIE-Gruppe, in der das Teilen und Abgeben von Spielsachen das Thema des Tages war. Die Kinder, zwischen 20 Monaten und 2 Jahren alt, liefen ins Haus und wieder hinaus, jagten hinter einander her, kippten Spielsachen aus Eimern und warfen sie wieder hinein. Sie warfen mit Bällen und umarmten einander. Manchmal hielten zwei Kinder ein Spielzeug fest und keines wollte nachgeben. In einem solchen Moment hielten Sara und Chad an einem roten Korb aus Plastik fest. Chad blieb ruhig, seine Finger fest um den Korb geschlossen. Sara kämpfte, wollte ihn von Chad wegziehen und fing an zu weinen, als ihr das nicht gelang. Keiner von beiden ließ den Korb los. Ich sah die Eltern an und sagte: „So ist das Leben."

„Ich kann das schwer mit ansehen", sagte Chads Mutter. „Ich bin ein Mensch, der gerne teilt."

„Können Sie sich daran erinnern, wie Sie ein Mensch geworden sind, der gerne teilt?", fragte ich sie.

Die Mutter dachte einen Moment nach und sagte dann: „Ich habe gesehen, wie meine Mutter teilte. Meine Mutter und mein Vater haben immer geteilt." Sie schaute wieder ihren Sohn an. „Chads ältere Schwester nimmt ihm Sachen weg, deshalb macht er das jetzt auch."

„Ja", sagte ich, „aber sie nehmen sich auch dann Sachen weg, wenn sie keine ältere Schwester haben. Sie kennen die Regeln der

Welt noch nicht. Sie glauben: 'Alles was ich sehe, gehört mir.' Es ist sehr schwer zu lernen: 'Wenn meine Mutter dafür bezahlt hat, dann gehört es mir, und wenn nicht, dann nicht.'"

Nach ein paar Minuten ließ Sara den Korb los und lief zu ihrer Mutter, um sich trösten zu lassen. Einen Moment später war sie damit beschäftigt, eine Puppe auszuziehen. Chad ließ den Korb fallen und fing an einen Behälter mit Deckeln zu durchsuchen. Der Korb lag am Boden, beide Kinder hatten ihn vergessen. Ich fuhr fort: „Dieses Verhalten ist typisch. Es ist eine wichtige Lernerfahrung ihr Problem selbst zu lösen. Doch oft, wenn wir sehen, dass Kinder versuchen ihre Probleme zu lösen, lassen wir sie nicht. Wir haben das Gefühl, dass sie leiden."

Eine andere Mutter erzählte, was sie erlebt hatte: „Meine Tochter Jennifer hatte in der Vorschule ein Problem. Da gab es ein Mädchen, das Jennifer immer jedes Spielzeug wegnahm, das sie hatte, gleich was es war. Und meine Tochter ließ immer los. Eines Tages sah sie schließlich dieses Mädchen an und sagte: „Nein!" und hielt fest. Danach war sie in der Lage Spielsachen festzuhalten, die sie haben wollte, und jetzt sind die beiden Kinder Freundinnen."

Selbst gelernte Lektionen, ganz gleich ob es um Teilen oder um die Entschlossenheit festzuhalten geht, bringen uns weiter.

Iris berichtet: „Wenn Angelika in ihrer Spielgruppe ist, spüre ich manchmal den Druck von den anderen Eltern, Angelika dazu zu bringen zu teilen; ich zwinge sie jedoch nicht dazu. Kinder in ihrem Alter (18 Monate) können sich nicht in einen anderen Menschen hineinversetzen, deshalb ist ihnen die Vorstellung zu teilen fremd. Ich habe das Vertrauen, dass sie es zu ihrer Zeit lernen wird."

Haben auch Sie das Vertrauen, dass Ihr Kind schließlich abgeben und teilen lernen wird. Lassen Sie ihm Zeit dazu.

Ihrem Kind helfen
mit aggressiven Gefühlen umzugehen

Aggression in Form von Schreien, Schubsen oder Schlagen ist für Kinder in diesem Alter ganz normal. Es ist ein gutes Zeichen, wenn Ihr Kind aktiv und offen mit seinen Gefühlen umgeht und seine Konflikte erlebt. Als Eltern müssen wir unseren Kindern angemessene Möglichkeiten zeigen sich auszudrücken.

8

Manche Menschen, das gilt auch für Kinder, sind aggressiver als andere. Gewöhnlich bringt Wut oder Aggression ein gewisses Maß an Erregung oder Energie mit sich, die ein Mensch loslassen möchte. Wenn Ihr Kind Aggression in einer unerwünschten Form wie zum Beispiel durch Schubsen oder Schlagen ausdrückt, kann das einfache Anerkennen seiner Gefühle vielleicht helfen. Sie können es fragen: „Bist du wütend? Möchtest du schlagen?" Oder Sie können ihm sagen: „Du siehst wütend aus." Achten Sie darauf, dass Sie nicht projizieren, indem Sie ihm sagen, es sei wütend.

Es ist wichtig, den bloßen Wunsch von wirklichen Handlungen zu unterscheiden. Wenn wir Menschen für das Denken schlechter Gedanken bestrafen würden, dann säßen wir alle im Gefängnis. Gedanken und Gefühle sollten erlaubt sein. Was Handeln angeht, hat die Gesellschaft ihre Regeln. Soll ein Kind „sozialisiert" werden, muss es die Regeln lernen, sie akzeptieren und sie befolgen. Je früher ein Kind die Regeln lernt, umso natürlicher fühlen sie sich an. Wie lernen Erwachsene, dass man nicht betrügt oder lügt oder stiehlt? An einem bestimmten Punkt müssen sie von sich aus motiviert sein die Regeln zu befolgen.

Iris berichtet: „Angelika geht dreimal die Woche in den Kindergarten, einmal zu einer Spielgruppe und einmal zu RIE. Im Gegensatz zu den anderen Gruppen ist das RIE-Zentrum ein viel ruhigerer Platz. Die Eltern in der Spielgruppe greifen bei den Kindern mehr ein, als meinem Gefühl nach nötig wäre. Sie versuchen die Kinder zu sozialisieren, indem sie sie dazu zwingen, zu teilen und sich zu vertragen. Mit 18 Monaten können die Kinder das noch nicht verstehen. In Angelikas Kindergarten versuchen die Erzieherinnen ihr Verhalten zu dirigieren. Im RIE-Zentrum dürfen die Kinder ihre Konflikte unter sich ausmachen und mit ihren Aggressionen umgehen, soweit sie das allein können, deshalb hat Angelika damit Erfahrung. Ich glaube, auf lange Sicht wird ihr das helfen."

Wenn Sie sehen, dass Ihr Kind aggressiv handelt, erlauben Sie ihm, dass es seine Gefühle ausdrückt, wobei Sie ihm dabei zugleich zu verstehen geben, dass Sie ihm nicht erlauben ein anderes Kind zu verletzen. Das ist besser, als ihm Schuldgefühle wegen seiner Gefühle zu machen oder zu versuchen, es dazu zu bringen sie zurückzuhalten. Sie können später in unerwünschter Form wieder an die Oberfläche kommen. Wenn es sprechen lernt, können Sie anfangen über seine Gefühle zu sprechen. Stellen Sie einem Kind in diesem Alter Fragen wie: „Bist du wütend, weil sie dir das Spielzeug weggenommen hat?" Einfach nur nach dem Grund zu fragen, wäre für das Kind vielleicht eine zu offene Frage, um darauf antworten zu können. Lernen mit den eigenen aggressiven Gefühlen umzugehen ist, wie alles andere, ein langer Lernprozess.

Ihrem Kind beistehen, wenn es mit einem anderen Kind streitet

Folgende Szene ist für Kinder in diesem Alter typisch: Zwei Kinder halten ein Spielzeug fest und keines will loslassen. Eine hoch emotionale Situation. Eines der Kinder fängt vielleicht an zu weinen oder es sieht so aus, als könnten sie einander schlagen. Viele Leute würden die Kinder trennen und ihnen sagen, sie sollten nett zueinander sein. Andere bringen sie vielleicht dazu, sich mit dem Spielzeug abzuwechseln. Noch eine andere Lösung wäre, ihnen das Spielzeug ganz wegzunehmen.

Ich bin der Ansicht, dass es in Ordnung ist Kinder um ein Spielzeug streiten zu lassen, so lange wie niemand verletzt wird oder sie ihre eigenen Grenzen, mit der Situation fertig zu werden, noch nicht überschritten haben. Streit ist ein Teil des Lebens, aller Aspekte des Lebens. Es gibt ein berühmtes ungarisches Theaterstück, das heißt: „Die Tragödie des Menschen". In einer Szene schaut Gott hinunter und sagt zu Adam und Eva: „Kämpft und verliert die Hoffnung nicht." Auf jeden Fall führt es nicht notwendigerweise dazu, dass Kinder einander verletzen, wenn sie sich streiten oder miteinander kämpfen. Es gibt im Leben soziale Möglichkeiten zu kämpfen. Bewerber um denselben Job kämpfen im Grunde miteinander, aber auf eine zivilisierte Weise.

Wie weit können Sie eine Situation zwischen zwei Kindern, die sich streiten, eskalieren lassen? Es hängt davon ab, wie sehr Sie mit den Kindern und ihrer Frustrationstoleranz vertraut sind. Deshalb ist Beobachten und Zuschauen so wichtig. Wenn Sie Ihr Kind (und auch seine Spielkameraden) mit der Zeit öfter beobachtet haben, werden Sie damit vertraut sein, wie viel es allein verkraften kann. Wie weit Sie eine Situation eskalieren lassen können, hängt also auch von Ihrer eigenen Frustrationstoleranz ab. Es gibt nicht nur eine einzige oder richtige Möglichkeit, wie man mit solchen Konflikten umgehen kann.

Bleiben Sie mit Ihren Händen in der Nähe der Kinder, bereit, die Hand eines Kindes aufzuhalten, sobald es eine schlagende Bewegung macht. Wenn sich die Kinder streiten und es so aussieht, dass sie damit umgehen können, dann lassen Sie sie sich auseinandersetzen, aber bleiben Sie in der Nähe. Sie können spiegeln, was geschieht. Wenn die Emotionen der Kinder den Höhepunkt erreicht haben und ihr Verhalten unkontrolliert wird oder wenn eines von beiden zu verletzendem Verhalten übergehen will wie Schlagen oder Beißen, können Sie entscheiden die beiden zu trennen. Sie können sagen: „Ich möchte nicht, dass einem von euch beiden wehgetan wird, und es sieht jetzt so aus, als könnte das passieren. Ich werde euch jetzt trennen."

In Situationen wie dieser müssen Sie sich Ihr eigenes Urteil bilden. Offensichtlich ist es leichter, zwei Kinder, die sich streiten, beim Entstehen eines Konfliktes zu trennen. Auf jeden Fall habe ich das Gefühl, je früher Kinder lernen sich zu streiten, zu verhandeln und mit anderen zurechtzukommen, umso besser geht

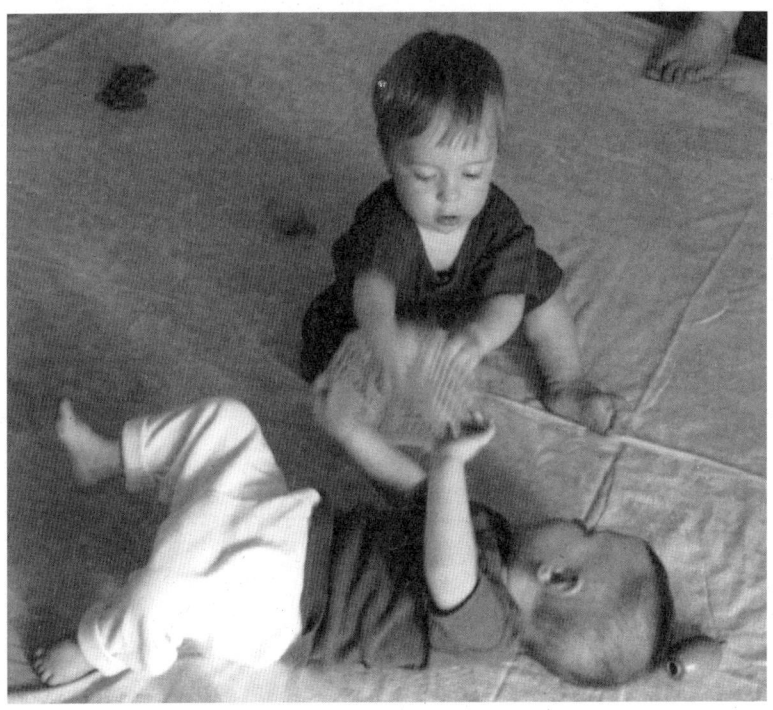

es ihnen. Sie fragen sich vielleicht, wie Kinder dadurch, dass man sie um ein Spielzeug streiten lässt, lernen mit anderen zurechtzukommen. Aber Streit ist ein normaler Teil menschlicher Beziehungen.

Was schadet es, wenn Sie Ihr Kind streiten lassen? Versuchen Sie zu sehen, wie es ausgeht, solange niemand verletzt wird, und bleiben Sie dabei in der Nähe. Das verlangt von Ihrer Seite Vertrauen, dass Ihr Kind schließlich lernt, etwas festzuhalten und auch wieder loszulassen, wenn es richtig für es ist.

Wenn Ihr Kind schlagen möchte

Die meisten Kinder schlagen irgendwann einmal, manche häufiger als andere. Manchmal geschieht das während eines Streits um ein Spielzeug. Schlagen ist normal und etwas, das im Laufe der Entwicklung mit Sicherheit auftreten wird.

Ich würde niemals einem Kind „predigen", das schlagen möchte. Das wirkt nicht. Ich erinnere mich an eine Mutter, die ihrem Kind immer wieder sagte: „Es ist nicht nett, wenn du ..." Ich identifizierte mich mit dem Kind und hätte der Mutter am liebsten gesagt: „Na und? Wer möchte schon nett sein?" Die Mutter repräsentierte das Gewissen: Kinder sollen nach dieser Auffassung lernen, wie man ein anständiger Mensch wird. Dies lernen sie jedoch dadurch, dass sie die Haltung und das Verhalten ihrer Eltern verinnerlichen, nicht durch Predigten.

Wie findet Ihr Kind heraus, was gut oder fair ist, wenn es nichts ausprobiert? Manche Menschen lernen es nie. Bevor man lenkend eingreift sollte man das Kind selbst herausfinden lassen, was zu tun ist. Ein Kind braucht Zeit, um den Unterschied zwischen einem Menschen und einer Puppe oder zwischen einem Gegenstand und einem Menschen zu lernen.

Sollen Eltern oder Betreuerinnen Kinder trennen, die anfangen sich zu schlagen? Ich rate Eltern, zuerst einmal den Kindern zu sagen: „Nein, nein, ich werde nicht zulassen, dass Ihr euch schlagt." Warten Sie erst einmal ab, bevor Sie sie trennen. Solche Situationen herunterzuspielen ist besser als sie hochzuspielen. Je mehr Sie eine große Sache daraus machen, umso weniger hören Kinder zu. Je mehr Sie Kinder mit Ihrer Begleitung Dinge selbst herausfinden lassen, umso kompetenter werden sie.

8

Wenn Ihr Kind Anstalten macht zu schlagen, können Sie seine Hand mit Ihrer eigenen blockieren und es sanft zurückhalten. Sagen Sie ihm: „Ich erlaube das nicht. Was könntest du denn sonst noch machen?" Es entscheidet sich vielleicht dafür, seine aggressiven Gefühle auszuhalten oder eine andere Möglichkeit zu suchen, wie es sie ausdrücken kann. Lernen, aggressive Impulse zu kontrollieren und in sozial akzeptable Kanäle fließen zu lassen, ist ein langer Prozess.

Während Ihr Kind heranwächst, fängt es an die Wirkung seiner Handlungen zu verstehen. Wenn ein Kind beim Spielen ein anderes schlägt oder verletzt, können Sie das angreifende Kind auffordern, das andere Kind anzuschauen, damit es die Wirkung seiner Handlung sehen kann. Bleiben Sie mit Ihrer Stimme neutral und vermeiden Sie einen vorwurfsvollen Ton. „Schau dir Zacharias an. Er weint. Wenn du ihn schlägst, tut ihm das weh. Sein Arm tut weh." Einfaches Wahrnehmen und Bewusstmachen bewirkt mehr als erzwungene Entschuldigungen oder Strafen. Aggressive Kinder sind im Grunde ängstliche Kinder, die lieber selbst aktiv werden, bevor ihnen etwas geschieht. Sie brauchen Einfühlung und feste Grenzen.

Erkennen Sie auch die Gefühle des Kindes an, das geschlagen wurde, indem Sie zum Beispiel sagen: „Mackenzie hat dich geschlagen. Ja, es sieht so aus, als hätte es wehgetan." Spiegeln ist besser als Sympathie zu zeigen. Dann wird es nicht danach streben, Aufmerksamkeit zu bekommen oder Trost zu finden, indem es zum Opfer wird.

Während des Spielens berühren und jagen die Kinder einander. Kinder sind wie Erwachsene in unterschiedlichem Maß empfindlich für Berührung. Wenn Ihrem Kind die Berührung durch ein anderes Kind etwas ausmacht, können Sie, bevor Sie eingreifen, sagen: „Laura fasst dich an, und es sieht so aus, dass du das nicht magst. Du kannst Laura sagen, wenn du das nicht magst." Damit erkennen Sie die Gefühle Ihres Kindes an und fordern es zugleich auf, darüber zu sprechen. Es hat im Moment vielleicht noch nicht die passenden Worte, aber später. Geben Sie ihm eine Chance, auf das andere Kind zu reagieren, durch Worte oder durch Handeln. Es äußert vielleicht ein einfaches „Nein!" oder stößt das Kind weg und findet in der Tatsache Trost, dass Sie bereit sind, wenn nötig einzugreifen. Wenn es zu sehr gestört wird, können Sie das andere Kind bitten aufzuhören. Als letzte Möglichkeit können

Sie die Kinder trennen. Wenn diese Kinder schon sprechen können, dann fragen Sie sie, was los war. Spiegeln Sie ihnen, was Sie gesehen haben, und sagen Sie ihnen, warum Sie sie getrennt haben.

Sparen Sie sich das Sprechen mit lauter oder erregter Stimme für ernste oder gefährliche Situationen auf. Ihr Kind wird dann den Grad der Dringlichkeit besser spüren. Eltern, die ständig mit lauter Stimme sprechen oder schreien, werden schließlich nicht mehr beachtet. Das Kind bekommt dann vielleicht das Gefühl: „Mama macht auch wegen allem ein Theater."

Beim Spielen Grenzen setzen

Grenzen setzen ist die Aufgabe der Eltern. Kinder müssen verstehen, dass bestimmte Verhaltensweisen wie Schlagen oder Beißen nicht toleriert werden. Wenn Ihr Kind weiß, dass Sie es daran hindern werden, eine unerwünschte Handlung auszuführen, bevor jemand anders oder es selbst dadurch verletzt wird, hilft ihm das, sich sicher zu fühlen. Dies ist ein dauernder Lernprozess, der Zeit braucht. Kinder müssen die Erwartungen ihrer Eltern zuerst verstehen lernen. Ein Kind, das sehr oft ein „Ja" zu hören bekommt, kann auch vertragen, dass man einmal „Nein" sagt. Standfestigkeit ist für das Aufrechterhalten von Grenzen entscheidend.

Grenzen werden beim Spielen gelernt, wie auch andere wichtige soziale Regeln. Kinder lernen angemessenes Verhalten von verletzendem zu unterscheiden und wie man sich für die eigenen Rechte einsetzt und manchmal sogar Mitgefühl hat. Ich bin in Gruppen oft berührt, wenn die Tränen eines Kindes ein anderes Kind auch zum Weinen bringen. Kinder können uns mit ihrer Tiefe des Gefühls überraschen, auch kleine Kinder.

Kleine Kinder lernen voneinander, machen Worte und Verhalten nach. Sie lernen aus ihrer eigenen Erfahrung und dadurch, dass sie das Verhalten der Eltern nachmachen. All diese Geschehnisse sind ihre „Lehrer". Das Leben ist ihr Lehrer.

Falls Ihr Kind beißt

Warum und wie entwickelt ein Kind das Verhaltensmuster, andere Kinder zu beißen? Beißen ist ein komplexes Thema. Freud spricht über die orale Phase in der Entwicklung von Kindern, in der sie alles durch ihren Mund erfahren. Sie nehmen jeden Krümel und jeden Fussel in den Mund, den sie auf dem Boden finden. Beißen ist eine orale Aktivität. Es gibt auch einen Zusammenhang mit dem Zahnen. Kinder probieren aus, andere Kinder zu beißen. Beißen kann manchmal durch die Reaktion eines anderen Kindes oder durch einen Erwachsenen verstärkt werden. Manche Kinder versuchen, durch Beißen Aufmerksamkeit, auch negative Aufmerksamkeit, zu bekommen.

Was sollten Sie tun, wenn Ihr Kind diese Gewohnheit entwickelt? Sagen Sie Ihrem Kind als Erstes: „Ich möchte nicht, dass du ein anderes Kind beißt", damit es Ihre Erwartungen an sein Verhalten kennt. Wenn es Zähne bekommt, geben Sie ihm Kekse oder etwas, worauf es beißen kann, wie einen Beißring. Wenn dies nicht der Fall ist, geben Sie ihm einen anderen Gegenstand als Ersatz. Lassen Sie es entscheiden, auf welchen Gegenstand es beißen möchte, wenn es den Impuls dazu spürt. Das kann ein zu diesem Zweck bestimmtes Spielzeug aus Plastik oder ein Beißring sein. Sie müssen die Situation genau im Blick haben. Ihr Kind muss die Regeln sozialer Interaktion lernen, die es mit der Zeit mit Sicherheit auch lernen wird.

Wenn Sie sehen, dass Ihr Kind dabei ist, ein anderes Kind zu beißen, und keine Zeit mehr ist, ihm einen passenden Gegenstand zu geben, halten Sie es sanft zurück und sagen: „Ich werde nicht zulassen, dass du deinen Freund beißt."

Sagen Sie zu dem Kind, das gebissen wurde zum Beispiel. „Laura hat dich gebissen. Hat das wehgetan?" Trösten Sie es, wenn es das möchte. Aber übertreiben Sie es mit dem Trösten nicht, wenn es um Beißen oder auch um Schlagen geht, damit Sie es nicht attraktiv machen, ein Opfer zu sein. Das kann sonst zu einem Verhalten werden, bei dem ein Kind auf negative Weise versucht Beachtung zu bekommen.

Das erinnert mich an eine Geschichte. Während des DIP-Programms in Palo Alto hatten wir ein Kind, das biss. Ich versuchte dem Kind beizubringen, zu dem Korb mit *Doughnuts* aus Plastik zu laufen, wenn es beißen musste, und in eines davon zu beißen. (*Doughnuts* = ringförmige Krapfen) Einmal sah ich dieses Kind quer durch dem Raum zu den *Doughnuts* laufen. Unglücklicherweise stieß es mit einem anderen Kind zusammen und es biss dieses andere Kind. Das beißende Kind tat mir leid, weil es sich wirklich Mühe gegeben hatte. Ich habe ihm keinen Vorwurf gemacht.

„Du hast dich wirklich bemüht", sagte ich zu ihm. „Weißt du, was wir machen? Wir hängen dir an dieser Schnur ein *Doughnut* um den Hals. Jetzt kannst du so viel beißen, wie du möchtest." Und das tat es dann auch.

Das Kind, das gebissen worden war, sah das und wollte auch ein *Doughnut*. Dann wollten auch alle anderen Kinder *Doughnuts*. Sie veranstalteten eine Beißorgie, wie ich es nannte, und machten witzige, angestrengte Gesichter. Es war wirklich ganz wunderbar. Wir schrieben auf jedes *Doughnut* den Namen eines Kindes, hängten sie an Haken und sagten: „Wir heben eure *Doughnuts* bis nächste Woche auf." In der nächsten Woche waren die Kinder an den *Doughnuts* nicht länger interessiert. Das Beißen hörte auf. Sie alle hatten dieses Verhalten beendet.

Sagen Sie Ihrem Kind, dass es niemanden beißen dürfe, aber sagen Sie ihm nicht, dass es überhaupt nicht beißen dürfe. Es muss beißen. Lenken Sie sein Beißen auf etwas anderes. Mit der Zeit wird dieses Verhalten vorübergehen.

Interventionen auf das Verhalten des Kindes abstimmen

In dem Maße, wie die Wünsche und der Wille Ihres Kindes wachsen, stößt es auf Frustration. Sein Wille wird seine Fähigkeiten oft überschreiten und dann reagiert es mit Ungeduld. Es möchte vielleicht seine Schuhe anziehen, aber es schafft es nicht und regt sich auf. Seine sprachlichen Fähigkeiten entwickeln sich, aber es ist vielleicht immer noch nicht in der Lage, Ihnen gegenüber seine Wünsche oder seine Frustration klar auszudrücken. Deshalb wird es dann vielleicht gereizt oder eigensinnig oder fängt an zu jammern.

Spiegeln, das auf Ihrer Wahrnehmung beruht, bietet einem Kind, das sich mit etwas abmüht, Trost: „Ich sehe, dass du versuchst deinen Schuh anzuziehen. Das ist wirklich schwierig." Wenn Sie glauben, dass Ihr Kind Hilfe braucht, können Sie sagen: „Ich werde dir helfen deinen Fuß hineinzustecken. Schau mal, ob du ihn jetzt anziehen kannst." Wenn Sie glauben, dass Ihr Kind das kann, können Sie es ermutigen, indem Sie sagen: „Kannst du ihn jetzt allein anziehen?" Wenn Sie viele Monate lang bemüht waren, Ihr Kind wahrzunehmen, werden Sie jetzt viel von der individuellen Persönlichkeit

Ihres Kindes und seiner Frustrationstoleranz verstehen. Es ist jedoch normal, dass Kinder ungeduldig werden, wenn sie neue Aufgaben lernen. Ihre Geduld und ruhige Präsenz wird sie unterstützen. Aufgeregtheit führt nur zu mehr Aufgeregtheit.

Sie können Ihrem Kind auch helfen Toleranz zu entwickeln, indem Sie ihm erlauben und es auch dazu ermutigen, seine Probleme selbst zu meistern. Wie viel und was sollten Sie es allein machen lassen? Alles, was nicht gefährlich ist. Versuchen Sie die Grenzen für Ihr Kind und für sich selbst zu setzen. Während der Mahlzeiten wird unweigerlich Essen auf den Boden fallen. Versuchen Sie nicht, Ihr Kind auf einem Teppich zu füttern, der sauber bleiben soll. Das ist das große Thema: Wie viel Freiheit sollten Sie gewähren und wie viel Kontrolle ausüben? Wenn Kinder zu viel Freiheit haben, wissen sie vielleicht nicht, wie sie damit umgehen sollen. Es ist der richtige Grad an Grenzen, der Freiheit gibt. Da wir in einer Gesellschaft leben, brauchen wir Regeln.

Wenn Ihr Kind etwas tut, das es frustriert, wie der Versuch einen Reißverschluss zu öffnen oder Bauklötze aufeinander zu stapeln, die immer wieder umfallen, dann greifen Sie nicht ein, bevor es Sie dazu auffordert oder Hilfe suchend anschaut. Unterstützen Sie es, wenn es Sie fragt, aber beginnen Sie mit minimaler Hilfe. Gehen Sie zu ihm hin und spiegeln Sie, was es tut. Es wird durch Ihre Gegenwart an Selbstvertrauen gewinnen und dadurch vielleicht schon in der Lage sein die Aufgabe allein zu beenden. Wenn es immer noch Hilfe möchte, machen Sie erst einmal nur den kleinsten Schritt, um sein Projekt zu erleichtern – fragen Sie es zum Beispiel, ob es einen Bauklotz auf den anderen legen kann. Es ist besser, weniger Hilfe zu geben – zuviel kann nicht wieder zurückgenommen werden.

Mit regressivem Verhalten umgehen

Kinder gehen in verschiedenen Phasen ihrer Entwicklung zu regressivem Verhalten über. T. Berry Brazelton bemerkt in seinem Buch *Touchpoints* (Addison-Wesley, 1992), dass Kinder regredieren und an bekanntem Verhalten festhalten können, bevor sie zur nächsten Entwicklungsstufe weitergehen, weil sie sich mit dem Neuen noch nicht wohlfühlen. Ein Kind, das schon laufen kann, fängt vielleicht an wieder zu krabbeln, wenn es eine neue Fähigkeit ausprobiert. Ein neues Geschwister kann die Ursache sein, dass ein Kind wieder wie das Baby sein möchte, um damit mehr Beachtung seiner Eltern zu bekommen.

Und lassen wir Erwachsene uns nicht auch in regressivem Verhalten gehen, wenn wir uns in unser Bett kuscheln oder an unseren Fingern kauen? Wir alle möchten manchmal Babys sein und zu der angenehmen Zeit zurückkehren, als für uns gesorgt wurde.

Lassen Sie regressives oder „unkorrektes" Verhalten zu. Zwingen Sie Ihr Kind nicht, Dinge „richtig" zu machen. Das Leben besteht nicht aus Richtig oder Falsch, Schwarz oder Weiß. Solange niemand durch die Handlungen Ihres Kindes leidet, ist es völlig in Ordnung, dieses unerwünschte Verhalten zu erlauben. Wenn Ihr Kind experimentieren möchte, lassen Sie es zu. Es ist seine Kreativität, die sich meldet.

Wenn Ihr Kind, das schon laufen kann, wieder krabbeln möchte, sagen Sie ihm nicht: „Hör auf zu krabbeln. Du bist doch kein Baby mehr." Wenn ein Kind, das abgestillt ist, wieder einmal die Flasche möchte, ist das in Ordnung. Wenn Ihr Kind ein Buch verkehrt herum lesen möchte, lassen Sie es und sagen Sie ihm nicht: „Dreh das Buch doch um. So herum ist es verkehrt." Respektieren Sie Ihr Kind, indem Sie ihm erlauben zu experimentieren und zu tun, was sich gut anfühlt.

Wenn Ihr Kind Ihre Grenzen austestet

Kinder probieren in diesem Alter dauernd aus. So erforschen und entdecken sie ihre eigenen Grenzen, die ihrer Eltern und die der Welt. Ihr Kind kippt zum Beispiel einen Behälter mit Spielsachen auf den Teppich, um die Wirkung zu sehen. Es möchte vielleicht auch sehen, was geschieht, wenn es den gleichen Behälter über seinem Spielkameraden auskippt oder auf dem Holzfußboden. Ihr Kind rennt vielleicht auf die Straße, was es nicht tun darf, um zu sehen, wie Sie reagieren. Es schüttet vielleicht auch sein Essen über seinem Kopf aus, um zu erfahren, wie sich das anfühlt und wie Sie reagieren.

Achten Sie darauf, dass Sie nicht Verhaltensweisen verstärken, die Sie von Ihrem Kind nicht möchten. Falls Sie überreagieren, wenn Essen auf den Boden fällt oder wenn Ihr Kind mit Spielsachen wirft, hält es vielleicht länger an diesem Verhalten fest. Es ist angebrachter, wenn Sie ihm ruhig sagen, was Sie nicht möchten. Wenn Ihr Kind aber auf die Straße rennt oder sonst etwas Gefährliches tut, müssen Sie zuerst handeln; danach können Sie ihm mit bestimmtem Ton sagen: „Lauf niemals auf die Straße. Das ist gefährlich."

Verstärken Sie Verhaltensweisen, die Ihr Kind beibehalten soll, indem Sie es dafür anerkennen. Für ein Kind ist es ermutigend, wenn es hört: „Es ist schön, wie sanft du Benjamin anfasst." Oder: „Danke dafür, dass du mir geholfen hast, die Spielsachen aufzuräumen." Oder: „Das war schön, dass du so geduldig warst und ruhig gespielt hast, als ich telefoniert habe." Ein Kind reagiert auf die Reaktionen seiner Eltern. Reagieren Sie auch freundlich auf positives Handeln, statt nur auf negatives Verhalten zu reagieren.

Nein! Nein! Nein!

Kinder gebrauchen in diesem Alter oft das Wort „nein". Sie sagen es zu sich selbst, zu ihren Eltern und zur Welt, wenn sie ihre physischen und emotionalen Grenzen entdecken und sie bewahren wollen.

Ich erinnere mich an einen heißen Sommertag. Ich sah wie eine Mutter mit ihrer kleinen Tochter eine Eisdiele verließ. Während sie an ihrem Eis leckte, fragte die Mutter das Kind, ob es einmal probieren wolle. Das Kind streckte die Hand nach dem Eis aus und sagte: „Nein!"

Am besten ignoriert man in den meisten Fällen das Wort „nein". Es ist eine verbale Entdeckung, die mit der Zeit wieder verschwindet. Es ist aber wichtig zu unterscheiden, ob Ihr Kind etwas wirklich nicht will oder ob es ihm einfach Spaß macht, „nein" zu sagen. Neinsagen ist ein Teil des Ablösungsprozesses. „Nein" ist nur ein Wort. Kinder haben unendlich viel Zeit und Energie, sich auseinander zu setzen. Wir haben nur begrenzte Zeit und Energie. Sparen Sie Ihre Energie für wichtige Dinge auf.

Wenn Ihr Kind sich weigert zu kooperieren

In diesem Alter fangen Kinder an sich zu weigern, bestimmte Dinge zu tun, und scheinen unkooperativ zu sein. Wenn Ihr Kind anfängt zu realisieren, dass es ein von seinen Eltern getrennter, selbstständiger Mensch ist, möchte es auch selbst Entscheidungen treffen. Alle Kinder weigern sich gelegentlich, etwas zu tun. Kein Kind möchte immer tun, was die Eltern wollen.

Wie könnten Sie mit der Situation umgehen, wenn Ihr Kind sich zum Beispiel weigert seine Schuhe anzuziehen und Sie nach draußen gehen möchten? Zuerst einmal müssen Sie verstehen, dass das völlig normal ist. Dann haben Sie zwei Möglichkeiten. Wenn Sie nicht eine Verabredung einhalten oder ein Flugzeug bekommen müssen und zu Hause bleiben können, können Sie sagen: „Wenn du deine Schuhe nicht anziehen möchtest, dann bleiben wir zu Hause." Und dann bleiben Sie auch zu Hause. Das lehrt Ihr Kind die Konsequenzen seines Handelns und es erhält eine wertvolle Lektion. Wenn es seine Schuhe nicht anzieht, kann es nicht das Haus verlassen. Schließlich wird es das einsehen und weniger Widerstand leisten. (Mehr über Ursachen und Konsequenzen weiter unten in diesem Kapitel.)

Wenn Sie keine Zeit haben zu warten, können Sie sagen. „Wir müssen deine Schuhe anziehen, damit wir rausgehen können. Möchtest du sie allein anziehen oder möchtest du, dass ich dir helfe?" Die Frage „Möchtest du es allein tun oder möchtest du, dass ich helfe?" ist in vielen Situationen hilfreich, in denen Sie möchten, dass Ihr Kind kooperiert. Indem Sie das sagen, geben Sie ihm den Ball zurück. Wenn man ein Kind in diesem Alter vor diese Wahl stellt, entscheidet es sich oft dafür, es allein zu machen.

Wenn es sich immer noch weigert seine Schuhe anzuziehen, sagen Sie ihm: „Ich verstehe, dass du deine Schuhe nicht anziehen möchtest, aber wir müssen sie einfach anziehen, damit wir losgehen können." Dann ziehen Sie ihm die Schuhe an, so schwer es auch sein mag, wenn es zappelt. Ihr Kind versucht herauszufinden, wie weit es gehen kann. Achten Sie auf Ihre eigene Toleranzgrenze, damit Sie nicht an den Punkt gelangen, an dem Sie Ihrem Kind gegenüber explodieren. Wenn Sie ahnen, dass Ihr Kind vielleicht Widerstand leisten wird, beginnen Sie früher und geben sich und ihm ein bisschen mehr Zeit.

Kinder haben ein anderes Zeitgefühl als Erwachsene. Erwachsene haben begrenzte Zeit, während Kinder das Gefühl haben, sie hätten alle Zeit der Welt. Sie können eine Woche lang dabei bleiben, ihre Schuhe nicht anzuziehen. Sie entscheiden vielleicht, das Warten das Beste sei. Es kann auch sein, dass Ihr Kind seine Schuhe genau dann nicht anziehen möchte, wenn Sie es dazu auffordern, aber ein paar Minuten später nimmt es sie vielleicht und beschließt es doch zu tun. Sie können entscheiden, ob Sie jedes Thema zu einem Schlachtfeld machen oder zu einer Gelegenheit zum Wachsen. Respektieren Sie Ihr Kind, indem Sie ihm sagen, was Sie von ihm erwarten, dann seine Reaktion beobachten, auch wenn es nicht das ist, was Sie möchten, und ihm Zeit lassen zu tun was Sie möchten.

Denken Sie daran, dass Ihr Kind anderer Meinung sein muss. Das ist Teil des Wachstums. Je respektvoller die Eltern, umso mehr wagt ein Kind anderer Meinung zu sein. Wenn es nicht ein wichtiges Thema ist, dann ist es in Ordnung, Ihrem Kind ab und zu nachzugeben.

Haben Sie vor allem Geduld. Ihre Aufgeregtheit oder Ihr Ärger werden nur seine Aufgeregtheit und seinen Ärger verstärken. Erinnern Sie sich daran, das Verhalten, das Sie möchten, zu verstärken. Sprechen Sie in einfachen Sätzen und vermeiden Sie Predigten. Sie sind das Vorbild für Ihr Kind.

Wenn die Kinder älter werden, werden sie vielleicht lauter und manchen macht es Spaß zu schreien. Ihr Wille drückt sich durch ihre Stimme aus, wenn sie laut ihre Wünsche und Abneigungen kundtun. Versuchen Sie dieses Verhalten zu ignorieren, weil eine starke Reaktion Ihrerseits dies nur verstärkt. Wenn Sie ausgehen, in ein Restaurant oder auf den Markt, bitten Sie es, ein bisschen leiser zu sein. Es kann sein, dass Sie Ihre Unternehmung abkürzen müssen. Mein Rat ist im Grunde aber, ein Kind in diesem Alter nicht mit in ein Restaurant zu nehmen und dann zu erwarten, dass es sich wie ein Erwachsener verhält. Es ist besser, wenn Sie einen Babysitter finden und ohne Ihr Kind ausgehen.

Kraftausdrücke gebrauchen

Ich erinnere mich daran, wie ein Vater einmal in einer Gruppe die Frage stellte: „Michael benutzt seit einiger Zeit Ausdrücke, die wir nicht wollen. Er hört sie bei älteren Kindern. Was können wir machen?"

Ich habe ihm gesagt. „Ignorieren Sie solche Ausdrücke. Je weniger Sie sich darüber aufregen, umso besser. Wenn Sie sich aufregen, kann das sein Verhalten verstärken, weil Michael dann das Gefühl hat, dass er Macht über Sie hat. In diesem Alter lernen

Kinder ihre Macht kennen und probieren sie aus. Wenn er Sie damit aufregen kann, dass er ein bestimmtes Wort gebraucht, dann gibt ihm das eine Menge Macht."

Wörter kommen und gehen. In diesem Alter ist es besser sie zu überhören. Wenn Ihr Kind älter ist und mehr verstehen kann, können sie mit ihm darüber diskutieren. Wenn Sie ein Vorbild für angemessene Sprache sind und selbst keine Kraftausdrücke verwenden, wird es Ihrem Vorbild folgen.

Ein typischer Abend in einer RIE-Familie

Um zu sehen, wie alle verschiedenen Facetten der Philosophie von RIE für Kinder in diesem Alter zusammenwirken, stellen wir uns einmal einen typischen Abend in einer RIE-Familie vor. Geralynn, Greg, und ihre Tochter Melanie (2 Jahre), die ihren Freund Taylor (auch 2) zum Spielen zu Besuch hat, essen zu Abend.

Als Taylor das Haus betritt, drückt Melanie Geralynn ganz fest und Geralynn küsst sie.

Geralynn: „Du bist so glücklich, dass Taylor dich besucht.
  Hoppla, jetzt hast du meinen Lippenstift auf deinem Arm."
Melanie: „Nana."
Geralynn (lacht): „Nana macht das immer. Du hast Sie vor
  einem Monat gesehen und du erinnerst dich immer noch."
  Taylor schaut die Treppe hinauf.
Geralynn: „Der Lärm, den du oben hörst, ist von Melanies Papa.
  Er arbeitet da oben."
  Taylor fängt an über das Sicherheitstörchen unten an der
  Treppe zu klettern.
Geralynn: „Wir bleiben jetzt unten. Vielleicht gehen wir später
  nach oben, aber jetzt bleiben wir unten."
  Taylor klettert wieder herunter von dem Törchen.
  Melanie wirft eine Puppe über ein anderes Sicherheitstörchen
  in die Küche.
Geralynn: „Wenn du etwas auf die andere Seite des Törchens
  wirfst, dann bleibt es da."
  Taylor schaut das Schaukelpferd aus Holz an, das in der
  Ecke steht.

Taylor: „Will schaukeln." Er klettert auf das Pferd. Melanie fängt auch an hinaufzuklettern.
Geralynn: „Melanie, Taylor ist jetzt oben. Ich möchte, dass du wieder herunterkommst. Es ist nicht sicher, wenn Ihr beide da oben seid. Der Sitz ist nur für einen gemacht."
Melanie klettert wieder herunter und setzt sich daneben auf den Boden, ihren Fuß unter dem Schaukelpferd.
Geralynn: „Möchtest du deinen Fuß darunter lassen? Er wird schaukeln."
Melanie steht auf und versucht wieder auf das Pferd zu klettern.
Geralynn: „Taylor ist jetzt auf dem Pferd. Ich möchte, dass du wartest, bis er herunterkommt. Es kann immer nur einer auf dem Pferd reiten. Ich möchte nicht, dass jemand herunterfällt."
Melanie bringt Geralynn ein Buch. Greg kommt die Treppe herunter.
Greg (zu Taylor): „Hallo."
Geralynn (zu Taylor): „Das ist Greg. Er ist Melanies Papa."
Melanie zieht ihre Hose aus und fängt an ihre Windel auszuziehen.
Greg: „Melanie, deine Windel musst du anbehalten. Ich möchte nicht, dass du sie ausziehst."
Melanie nimmt einen Korb und kippt die Kleider zum Verkleiden aus, die darin sind. Sie hält Taylor eine Tasche hin.
Geralynn: „Du möchtest, dass Taylor die Tasche nimmt. Ich glaube nicht, dass er sie möchte, Melanie. Du kannst sie hinlegen und wenn er sie möchte, kann er sie nehmen."
(Zu Taylor:) „Das ist Melanies Tasche und sie möchte, dass du sie benutzt."
Geralynn (geht in die Küche, hinter dem Törchen): „Ich werde das Abendessen machen."
Melanie (steht am Törchen): „Mm, Mm!"
Geralynn: „Ich weiß, du möchtest etwas. Gleich wenn der Wecker klingelt, sind wir so weit." Einen Moment später kommt Geralynn mit einem Tablett mit Essen und Geschirr in die Essecke. Sie zieht zwei kleine Stühle zu dem Kindertisch. „Melanie, welches Lätzchen möchtest du – das rote oder das blaue?"

Melanie entscheidet sich für das rote, Taylor nimmt das blaue.

Geralynn: „Hier sind ein paar Löffel für euch. Taylor, welche Tasse möchtest du?"

Geralynn teilt das Essen aus. Taylor nimmt eine Hand voll Nudeln von Melanies Teller.

Geralynn: „Das sind Melanies Nudeln. Du hast noch mehr davon auf deinem eigenen Teller. Du kannst von deinem Teller essen."

Taylor (isst Nudeln von seinem eigenen Teller): „Will mehr Apfelsaft."

Geralynn gießt Saft ein, Taylor steht auf.

Geralynn: „Taylor, ich möchte, dass du die Tasse auf den Tisch stellst, wenn du aufstehen willst."

Taylor setzt sich wieder hin und stellt die Tasse ab.

Melanie steht mit einer Hand voll Rosinen auf.

Geralynn: „Melanie, die Rosinen müssen auf dem Tisch bleiben."

Melanie setzt sich wieder hin und isst. Das Essen geht weiter. Beide Kinder fangen an mit ihrem Essen zu spielen.

Geralynn: „Das sieht so aus, als ob ihr fertig seid. Ich möchte nicht, dass ihr euer Essen hinwerft. Ich räume jetzt die Teller ab."

(Zu Taylor): „Jetzt ziehen wir mal dein Lätzchen aus, wenn du spielen gehen möchtest. Ich werde aber erst noch deine Hände und dein Gesicht abwischen."

Geralynn wischt sein Gesicht ab und nimmt das Lätzchen. Dann sagt sie Melanie, was sie tun wird, und nimmt auch ihr Lätzchen. Die Kinder stehen auf um zu spielen.

Taylor sitzt auf Melanies Stuhl. Sie protestiert.

Geralynn: „Taylor sitzt da jetzt. Du bist aufgestanden und er hat sich hingesetzt."

Melanie schubst Taylor.

Geralynn: „Melanie, ich möchte nicht, dass du ihn runterschubst."

Melanie schubst Taylor schnell von dem Stuhl und bleibt dabei stehen, um Geralynns Reaktion zu sehen. Taylor fängt an zu weinen.

Geralynn (zu Taylor, mit Mitgefühl): „Sie hat dich von dem Stuhl geschubst."

(Zu Melanie, in bestimmtem Ton): „Es ist nicht in Ordnung, wenn du ihn von dem Stuhl herunterschubst."
Taylor (aufgebracht): „Will Stuhl sitzen."
Geralynn: „Du kannst dich hinsetzen, Taylor. Ich werde nicht zulassen, dass Melanie sich hinsetzt. Melanie, wenn er aufsteht, kannst du dich setzen. Ich werde nicht zulassen, dass du ihn runterschubst oder ihm wehtust."
Melanie tritt von dem Stuhl zurück und Taylor setzt sich darauf. Nach ein paar Minuten steht Taylor auf.
Geralynn: „Taylor ist aufgestanden. Jetzt kannst du da sitzen."
Einen Moment später ziehen Taylor und Melanie an demselben Buch.
Greg: „Ihr wollt beide dieses Buch. Einer von uns kann es euch beiden vorlesen."

Geralynn und Greg sprachen langsam und mit ruhiger Stimme, als sie ihre Erwartungen ausdrückten und das spiegelten, was die Kinder taten oder vielleicht fühlten. Geralynn ließ sie unter verschiedenen Möglichkeiten wählen und regte sie dazu an, Lösungen für ihre Probleme zu finden, statt zu sehr lenkend in ihr Spiel einzugreifen. Das sind alles Dinge, die für Ihr Kind in diesem Alter ein optimales Lernklima und eine nährende Umgebung schaffen.

Wutanfälle: Die Geschichte des Antäus

In meiner Arbeit mit behinderten Kindern musste ich mit vielen Wutanfällen umgehen. Natürlich haben die meisten Kinder gelegentlich Wutanfälle. Ein solcher Wutanfall ist wie ein Ventil, ein „Überdruckventil", wenn ein Kind unter dem Druck von Emotionen fast platzt. Es schreit und schlägt um sich und landet dann gewöhnlich auf dem Fußboden. Ein solcher Anfall ist eine Befreiung der Energie für all die Veränderungen, die in Geist und Körper eines kleinen Kindes vorgehen. Es wächst, lernt, kämpft und setzt sich mit einer verwirrenden Welt voller Herausforderungen auseinander. Solche Wutausbrüche sind ein Teil des normalen Verhaltens in der Kindheit – eine vorübergehende Phase, zu der es kommt, wenn ein Kind seine Gefühle noch nicht verbalisieren kann.

Solch ein Ausbruch kann für Sie, die Eltern, beängstigend sein, weil Ihr Kind von seinen Gefühlen vollständig mitgerissen wird. Die Gründe für solche Anfälle zu verstehen und zu wissen, dass sie normal sind (wenn auch nicht alle Kinder sie haben), macht es leichter mit ihnen umzugehen.

Ich bin an die Geschichte des Antäus in der griechischen Mythologie erinnert. Antäus war der Sohn der Mutter Erde. Er war sehr stark, aber konnte auch besiegt werden. Wenn er mit einem stärkeren Gegner kämpfte, warf dieser Antäus auf die Mutter Erde. Dann bekam Antäus Stärke aus seiner Mutter Erde und war so wieder fähig aufzustehen. Das ist eine wunderbare Symbolik. In der Mythologie steckt viel alte Weisheit. Wenn ein Kind völlig verzweifelt ist und nicht weiß, was es sonst tun soll, dann wirft es sich auf den Boden. Wenn ich Kinder das tun sehe, sage ich immer: „Das ist die Geschichte des Antäus."

Solche Ausbrüche können durch alles mögliche ausgelöst werden. Ein Kind wacht vielleicht aus einem Schläfchen auf und bekommt solch einen Anfall, weil es sich vielleicht darüber aufregt, dass es etwas, das es haben möchte, nicht bekommen kann, oder aber es ist vielleicht übermüdet. Die Ursache ist gewöhnlich eine Kombination von Müdigkeit, geringer Frustrationstoleranz und einem Gefühl von Hilflosigkeit. Haben Sie noch nie das Gefühl gehabt, Sie könnten vor Wut einfach ausflippen? Jedem geht es gelegentlich so, obwohl wir uns als Erwachsene selten so zu Boden werfen und anfangen zu treten und zu schreien. Vielleicht sähe die Welt besser aus, wenn wir das täten! Vielleicht würden weniger Menschen schreckliche Verbrechen begehen, wenn sie richtige, gesunde Wutanfälle hätten.

Bleiben Sie während eines solchen Ausbruchs ruhig. Sie können ihn nicht verhindern und sollten das auch nicht versuchen. Er geht seinen eigenen Gang und muss sozusagen durch Ihr Kind hindurchgehen. Jeder derartige Anfall hat seinen eigenen Anfang, seinen Höhepunkt und sein Ende. Ob Sie zu Hause oder an einem öffentlichen Platz sind – am besten warten Sie ruhig, bis er zu Ende ist. Alles, was Sie sonst tun, wird die Sache nur verlängern. Es ist schneller vorbei, wenn Sie nicht eingreifen. Versuchen Sie Kommentare oder Blicke von Zuschauern zu ignorieren. Wenn es ganz schrecklich peinlich wird, nehmen Sie Ihr Kind auf den Arm und bringen es an einen geschützten Ort, in einen anderen Raum oder in Ihr Auto.

Um einen Wutausbruch in der Öffentlichkeit zu vermeiden, versuchen Sie Besorgungen oder Einkäufe zu machen, wenn Ihr Partner, ein Verwandter oder sonst jemand auf Ihr Kind aufpassen kann, damit Sie sich nicht in diese Situation bringen. Das ist dann sowohl für Sie wie auch für Ihr Kind leichter. Oder begrenzen Sie wenigstens Ihre Besorgungen. Kinder fühlen sich in Kaufhäusern nicht wohl.

Es ist keine gute Idee, einem Kind nachzugeben, ob es ein Keks mehr oder ein neues Spielzeug möchte, – nur um einen Wutanfall zu vermeiden oder einen, der im Gange ist, zu beenden. Ihr Kind wird bald merken, dass es solche Wutanfälle benutzen kann, um Ihre Grenzen zu verschieben.

Ob Sie zu Hause sind oder auswärts: Ich empfehle, dass Sie während eines Ausbruchs bei Ihrem Kind im Zimmer bleiben. Sagen Sie Ihrem Kind nicht, sie kämen erst wieder, wenn es sich wieder unter Kontrolle habe. Manche Experten empfehlen zwar, das Kind fest an sich zu drücken und zu halten, wenn es solch einen Wutanfall hat, aber ich denke, dass es besser ist, wenn Sie Ihr Kind tun lassen, was es möchte – solange es sich oder Sie nicht verletzt. Sitzen Sie einfach ruhig da und seien Sie bei ihm. Sie brauchen nichts zu tun oder zu sagen.

Zu einem solchen Anfall kann gehören, dass ein Kind hysterisch weint oder um sich schlägt. Wenn er vorbei ist, ist Ihr Kind wieder ruhig und heiter, wie ein Sonnenuntergang nach einem Sturm. Geht es nicht uns allen nach tiefem Weinen besser? Würde es sich nicht manchmal richtig gut anfühlen, nach einem anstrengenden Tag auf dem Boden zu liegen und zu schreien?

Wenn der Ausbruch vorbei ist, halten Sie ihm keinen Vortrag und fragen Sie es nicht, warum es ihn hatte. Das kann es Ihnen wahrscheinlich nicht sagen. Lassen Sie Ihr Kind seinen Ausbruch durchmachen in dem Wissen, dass Sie für es da sind und es trösten, wenn es fertig ist. Nachher können Sie es halten, wenn es das möchte. Seien Sie für es da und erreichbar.

Denken Sie an mein Mantra: Auch dies wird vorübergehen! Nach dieser Phase hören solche Ausbrüche gewöhnlich auf.

Mit dem Kopf schlagen, schaukeln und andere rhythmische Verhaltensmuster

Manche Kinder empfinden ein Bedürfnis danach, mit ihrem Kopf gegen ihr Bett oder die Wand zu schlagen, sich hin- und her zu wiegen oder andere rhythmische Bewegungen zu machen. Vielleicht brauchen sie Stimulation oder sie versuchen sich selbst zu beruhigen. Sie können Kissen am Bettchen anbringen, aber ein Kind, das mit seinem Kopf gegen etwas schlagen will, findet immer eine harte Stelle, wo es das tun kann. Sie können es vielleicht davon abhalten, solange Sie bei ihm sind, aber Sie können nicht 24 Stunden am Tag bei ihm sein. Mit solch einem zwanghaften Verhalten beruhigt das Kind sich vielleicht. Ihm zu sagen, es solle damit aufhören, wird es nicht davon abbringen. Solch ein Verhalten kann Eltern beunruhigen, aber es ist etwas, das sie auch wieder aufgeben. Kinder tun wie Erwachsene vieles, um Spannung und Stress abzubauen.

Dauerhafte Disziplin kommt von innen

Das Wörterbuch beschreibt Disziplin als Training, das formt. Ich bin der Überzeugung, das beste und dauerhafteste Training kommt von innen. Disziplin wird zuerst von außen gelernt, beruhend auf Erwartungen der Eltern und dann der Gesellschaft. Mit der Zeit internalisiert oder „besitzt" Ihr Kind dieses Verhalten. Das Kind braucht Regeln, damit es sich sicher fühlen kann und ein reifer, verantwortlicher Mensch wird. Wenn man ihm keine Disziplin vermittelt, vernachlässigt man seine Bedürfnisse.

Disziplin bedeutet lernen, dass man nicht immer tun kann, was man tun möchte. Man gehorcht Gesetzen. Sigmund Freud erklärt es mit seiner Theorie des Es, des Ich und des Über-Ich. (Das Es repräsentiert die Libido oder das Unbewusste. Das Ich repräsentiert das Bewusstsein. Das Über-Ich repräsentiert das Gewissen.) Das Über-Ich sagt einem: „Nein, nein. Es ist nicht gut, wenn man das tut." Das Es sagt: „Tu es, tu es!" Das Ich verhandelt zwischen den beiden. Manche Menschen nennen die beiden Engel und Teufel.

Die Entwicklung von Selbstkontrolle unterstützen

Wie kann man die Entwicklung von Selbstkontrolle unterstützen? Setzen Sie Ihrem Kind Grenzen und achten Sie konsequent darauf, dass sie eingehalten werden. Ein Kind lernt dadurch Selbstkontrolle, dass die Eltern ihm gegenüber deutlich machen, was sie von ihm erwarten. Wenn man für eine angemessene und sichere Umgebung sorgt, setzt man damit automatisch auch Grenzen. Ein Kind weiß dann zum Beispiel, dass es nicht in eine durch ein Törchen abgetrennte Küche darf.

Disziplin ist der Prozess, mit dem Eltern ihrem Kind helfen, Kontrolle über seine Impulse zu bekommen und ein kooperatives Mitglied seiner Familie und später der Gesellschaft zu werden. Grenzen konsequent aufrechtzuerhalten führt dazu, dass ein Kind Gewohnheiten entwickelt, die lebenslange Muster werden. Wenn ein Kind weiß, dass sein Essen weggenommen wird, wenn es damit wirft, lernt es, nicht damit zu werfen. Wenn ein Kind weiß, dass es bevor es ins Bett geht, gebadet wird und dann eine Geschichte vorgelesen bekommt, stellt es sich darauf ein und erwartet, danach zu schlafen. Kinder empfinden Regeln und Regelmäßigkeit beruhigend, wenn sie ihnen nicht aufgezwungen werden.

Es ist hilfreich dabei, Selbstkontrolle zu entwickeln, wenn man jeden Abend, wenn es Zeit ist schlafen zu gehen, das gleiche Ritual wiederholt. Wiederholen des Gleichen gibt Kindern Sicherheit. Sie lernen die Gewohnheit akzeptieren. Ich nenne das: Sequenzen einführen. Bevor Sie Ihr Kind ins Bett bringen, machen Sie andere Dinge, die mit dem Zubettgehen verbunden sind und diese Dinge immer in der gleichen Reihenfolge. Sagen Sie Ihrem Kind zum Beispiel: „Du wirst zu Abend essen, dann wirst du ausgezogen und dann ist es Zeit zum schlafen gehen." Das macht das, was kommt, vorhersehbar. Routine unterstützt Vorhersehbarkeit und Vorhersehbarkeit hilft einem Kind, Regeln zu akzeptieren. Wiederholen des Gleichen bewirkt Sicherheit. Das Leben eines kleinen Kindes sollte nicht aufregend sein. Zu viel Aufregung hat zur Folge, dass ein Kind überstimuliert wird.

Zur Selbstkontrolle gehört auch ein Vorbild. Zu predigen oder zu sagen „Tu, was ich sage, nicht was ich tue" ist unfair. Essen Sie nicht Süßigkeiten vor Ihrem Kind und sagen dann: „Iss das nicht. Schokolade ist nicht gut für dich." Wenn etwas nicht gut für Ihr

Kind ist, sollten Sie es nicht im Haus haben. Wenn etwas nur ausnahmsweise akzeptabel ist, essen Sie es auch selbst nur bei besonderen Gelegenheiten.

Ein Kind, das mit Respekt behandelt wird, entwickelt schließlich Disziplin, weil die Regeln klar benannt werden und als Gewohnheiten eingeführt werden.

Laute Stimmen, ärgerliches Schimpfen und Strafen im traditionellen Sinn sind ungeeignet und kontraproduktiv. Falls Sie auf Ihr Kind ärgerlich sind, können Sie Ihren Ärger ausdrücken und dabei anerkennen, dass es Ihr eigener Ärger ist, der aber in die beabsichtigte Intervention nicht einfließen sollte. Wenn Ihr Kind Sie zum Beispiel mit einem Spielzeug schlägt und ihnen wehtut, können Sie zu Ihrem Kind sagen: „Das tut mir weh. Ich bin ärgerlich, wenn du mich schlägst." Kinder spüren sehr schnell die Reaktionen ihrer Eltern und wiederholen eine Handlung dann vielleicht, wenn sie damit eine starke Reaktion hervorrufen können (die Eltern schreien). Aber bleiben Sie auf jeden Fall dabei, wenn Sie Ihrem Kind „nein" gesagt haben. Lassen Sie Ihr Gesicht und Ihren Körper das ausdrücken. Kinder neigen dazu, nicht locker zu lassen und zu jammern, wenn sie bei den Eltern Ambivalenz spüren.

Grenzen testen

Ihr Kind wird dauernd Ihre Grenzen testen, indem es sich Ihre Reaktionen auf Dinge merkt, die es tut. Auf diese Weise lernt es die Welt kennen. Das ist normales, gesundes Verhalten. Haben Sie Geduld und versuchen Sie in Ihren Reaktionen konsequent zu sein, wenn Sie damit umgehen.

Betrachten Sie einmal folgendes Beispiel:

Tobias fährt mit seinem Dreirad in ein Blumenbeet und knickt die Blumen um. Die Mutter, die ein Beet in der Nähe gießt, schaut auf und sieht das.

Mutter (bestimmt): „Tobias, bitte nimm dein Dreirad aus dem Beet. Es zerdrückt meine Blumen."

Tobias sieht seine Mutter an und lächelt.

Mutter (wartet einen Augenblick): „Es sieht so aus, als ob du nicht aus dem Beet herausfährst. Möchtest du es machen oder soll ich dir helfen?"

Tobias sitzt auf dem Dreirad. „Nein!"
Mutter: „Du zerdrückst meine Pflanzen. Ich möchte nicht, dass sie zerdrückt werden. Ich werde dir helfen da wegzufahren."
Tobias steigt vom Dreirad ab und schiebt es weg: „Ich mache das."
Mutter (lächelt): „Danke für deine Mitarbeit."
Tobias schiebt das Dreirad zurück in das Beet.
Mutter. „Ich bin ärgerlich. Du hörst mir nicht zu. Ich helfe dir das Dreirad wegzuschieben." (Sie geht zu Tobias und schiebt ihn auf seinem Dreirad aus dem Beet.) „Wenn du noch einmal auf das Beet fährst, werde ich das Dreirad in die Garage tun."
Tobias fährt mit seinem Dreirad in den Garten.

Die Mutter sagt Tobias, welches Verhalten sie von ihm erwartet. Indem sie ihren Sohn zur Hilfe auffordert, erlaubt sie ihm, ein aktiver Partner beim Lösen des Problems zu sein, während sie zugleich ihre eigenen Gefühle ausdrückt. Tobias spürt, dass seine Mutter fest bleiben wird, deshalb gibt er nach, nachdem er die Grenze ausgetestet hat. Das ist normales Verhalten. Wenn seine Mutter weniger konsequent gewesen wäre, wäre Tobias vielleicht noch weiter gegangen.

Geben Sie Ihrem Kind die Gelegenheit Selbstdisziplin zu entwickeln, indem Sie Grenzen setzen und zugleich geduldig und konsequent bleiben.

Ihre eigenen Bedürfnisse respektieren

Es ist wichtig, auch Ihre persönlichen Grenzen zu setzen. Dies hilft Ihrem Kind sein Leben zu strukturieren. Sie lehren es auch, Sie und Ihre Bedürfnisse zu respektieren. Allerdings müssen Sie zuerst selbst in Kontakt mit Ihren Bedürfnissen und Grenzen sein.

Falls Sie müde sind, ist es in Ordnung, wenn Sie Ihrem Kind sagen, dass Sie ein bisschen Zeit oder Raum für sich allein brauchen. (In solchen Momenten ist ein kindersicherer Raum unschätzbar.) Es ist in Ordnung, Ihrem Kind zu sagen, dass Sie im Moment keine Lust haben, ein Buch vorzulesen oder spazieren zu gehen, wenn das so ist. Tun Sie das ohne Schuldgefühle. Seien Sie Ihrem Kind gegenüber aufrichtig. Dadurch dass Sie für es nicht immer gleich verfügbar sind, lernt es die Realitäten des Lebens kennen.

Um dieses Thema der Grenzen zu illustrieren, benutze ich das „rote Licht", das „gelbe Licht" und das „grüne Licht". Das rote Licht bezieht sich auf eine Situation, in der Ihr Kind in Gefahr ist: zum Beispiel wenn es hinter einem Ball her auf die Straße läuft. Sie halten es sofort auf.

Das gelbe Licht bezieht sich auf eine Situation, in der man verhandeln kann. Zum Beispiel entscheiden Sie, ob Sie eher eine Zeitschrift fertig anschauen, die Sie sich eben genommen haben, oder ob Sie der Bitte Ihres Kindes nachgeben, mit ihm spazieren zu gehen. In diesem Moment wägen Sie ab und entscheiden dann, wessen Bedürfnisse vorgehen. Vielleicht können Sie Ihr Kind bitten ein paar Minuten zu warten, bis Sie fertig sind. Man kann Kompromisse aushandeln. So lernt Ihr Kind, dass es nicht immer alles haben kann, in dem Moment, wo es dies möchte. Das ist eine gute Lektion für das Leben. Drücken Sie Ihre Antwort positiv aus. Statt zu sagen „Ich kann dir das Buch jetzt nicht vorlesen", sagen Sie eher: „Ja, ich lese dir das Buch vor, wenn ich mit der Zeitung fertig bin."

Manchmal können Sie den Bitten Ihres Kindes nachgeben, ein anderes Mal gehen vielleicht Ihre Bedürfnisse vor. Wenn Sie sich über das im Klaren sind, was Sie selbst möchten, dann teilen Sie Ihre Wünsche Ihrem Kind auf eine klare Weise mit. Auf diese Weise vermeiden Sie vielleicht Ärger, der entstehen kann, wenn Sie das Gefühl haben, dass Sie sich opfern.

Das grüne Licht kennzeichnet eine Situation, in der Ihr Kind eine Wahl zwischen verschiedenen Dingen hat, die es tun kann, wie spazieren gehen oder im Sandkasten spielen, und Sie bereit und willens sind zu tun, was es möchte. Schauen Sie, dass Sie Zeit für diese wichtigen Zeiten „grünen Lichts" haben, in denen Sie für Ihr Kind ganz da sind. Zeiten grünen Lichts geben Ihrem Kind die konzentrierte Aufmerksamkeit, die es ihm möglich macht, sich zufrieden und glücklich zu fühlen.

Wie oft sollten Sie für Ihr Kind ganz da sein? Es geht nicht um eine bestimmte Anzahl pro Tag oder Woche, sondern eher um ein ausgewogenes Verhältnis, das Sie mit der Zeit immer besser erspüren können und das die Bedürfnisse Ihres Kindes und Ihre eigenen berücksichtigt. Es hängt auch von individueller Vorliebe und davon ab, wie oft Eltern für Ihr Kind ganz da sein möchten. Manchen Eltern macht es Spaß, Ihrem Kind stundenlang vorzulesen, andere schaffen mit Mühe nur eine einzige Geschichte. Respektieren Sie Ihre eigenen Grenzen

Wenn es um Befriedigung von Bedürfnissen geht, gibt es natürlich ein Geben und Nehmen. Wenn Ihr Kind krank oder müde ist oder sich in einer empfindlichen Phase befindet, geben Sie mehr. Nehmen ist auch in Ordnung. Sorgen Sie für sich selbst, damit Sie besser für Ihr Kind sorgen können.

Ist Strafen sinnvoll?

Ich mag das Wort „Strafe" nicht. Es klingt streng. Ich glaube andererseits nicht, dass irgendwo in der Welt jemals ein Kind ganz ohne irgendeine Art von Strafe aufgewachsen ist. Manchmal ist das Geschehen selbst die Strafe, zum Beispiel wenn ein Kind hinfällt oder sich sonst wehtut. Das Leben ist voll solcher Strafen, die die Situation selbst enthält. Ich weiß, dass die meisten Menschen ihre Kinder bestrafen. Ich habe das auch getan. Und ich selbst bin als Kind auch bestraft worden. In der Schule, die ich besuchte, musste ein Kind, wenn es etwas „Schlechtes" getan hatte, in der Ecke stehen. Wenn es etwas Schlimmeres getan hatte, musste es sich in der Ecke hinknien, und wenn es etwas ganz besonders Schlimmes gewesen war, dann musste es sich in der Ecke auf Maiskörner knien.

Aber zu welchem Ergebnis führen derartige Strafen? Sprechen Sie mit Ihrem Kind über das, was es getan hat, auch wenn es noch nicht antworten kann. Lassen Sie es wissen, was Sie nicht wollen: „Ich möchte nicht, dass du von mir weg in den Park läufst." Oder: „Ich möchte nicht, dass du immer wieder deinen Ball auf die Straße wirfst." Wenn nötig ziehen Sie Konsequenzen (- das wird später in diesem Kapitel behandelt). Lassen Sie Ihr Kind in jedem Fall wissen, dass es in einer Situation, in der es um Sicherheit geht, keine Kompromisse geben kann.

Ihr Ziel ist es, Ihr Kind davon abzuhalten, das unerwünschte Verhalten zu wiederholen. Sie möchten, dass Ihr Kind wenn möglich ein Verbündeter wird, der selbst vermeiden möchte in diese Situation zu geraten, die nicht so günstig ist. Aber – um uns einmal auf die Seite Ihres Kindes zu stellen – gibt es einen normalen Menschen, der niemals vom Gesetz abweicht? Für ein durchschnittliches, gesundes Kind ist das nicht möglich. Wie entdeckt ein Kind, wo seine Grenzen liegen? Kinder stellen Grenzen dauernd in Frage, indem sie nicht tun, was man ihnen sagt, oder indem sie Risiken eingehen. Es gäbe keine neuen

Entdeckungen, wenn Menschen nicht versuchten über ihre Grenzen hinauszugehen. Menschen stellen sich ständig und ihr ganzes Lebens lang auf die Probe und fragen sich: „Wie weit kann ich gehen?"

Strafe im traditionellen Sinn hat zu dem, was ein Kind getan hat, keine Beziehung und steht in keinem Verhältnis dazu. Sie schadet dem Selbstvertrauen eines kleinen Kindes, weil sie ein Gefühl von Schuld oder Scham erzeugt. Ein kleines Kind kann vielleicht auch noch gar nicht verstehen, warum es bestraft wird. Strafe wirkt selten wirklich abschreckend.

Ein Beispiel: Vielleicht kritzelt Ihr Kind mit einem Buntstift Zeichnungen an die Wand. Lange Zeit verstehen Kinder nicht, warum die eine Sache gut oder akzeptiert ist und eine andere nicht. Wenn ein Kind auf Papier malt, dann sagen alle: „Wie schön!" Aber wenn es dasselbe an der Wand macht, dann ist das nicht in Ordnung. Kinder brauchen Zeit, um zu verstehen, was akzeptables Verhalten ist und was nicht.

Einmal fragten mich Eltern, was ich mit einem Kind machen würde, das auf die Wand gemalt hat, und ob ich es bestrafen würde. Ich habe geantwortet: „Ich würde die Eltern bestrafen." Ein Kind, das noch so klein ist, dass es auf die Wand malen möchte, braucht Aufsicht. Wenn es aber alleine in seinem sicheren Raum spielt, nehmen Sie einfach die Buntstifte beiseite. Eine angemessene Umgebung und das Einführen angemessener Grenzen helfen, den Gebrauch von Strafen zu vermeiden.

Wie ist es mit einer „Auszeit"?

Viele Eltern halten es für ein gutes Mittel, dem Kind eine Auszeit zu geben. Wenn ich diesen Ausdruck höre, frage ich mich immer: Auszeit von was? Vom Leben? Ist es nicht besser, „im" Leben zu bleiben und herauszufinden, wie man es das nächste Mal besser machen kann?

Auszeit ist eine Form von losgelöster Strafe, bei der die Strafe in keiner Beziehung zu der unakzeptablen Handlung steht. Von solch einer Form von Strafe halte ich nichts. Das funktioniert so: Wenn ein Kind etwas tut, das Eltern oder Betreuungspersonen nicht gefällt, muss sich das Kind auf einen dafür bestimmten Stuhl setzen, und dort eine bestimmte Zeit lang, die gewöhnlich vom Alter des

Kindes abhängt, sitzen bleiben. Kinder erleben das als Strafe. (Nach einem Gesetz von 1987 ist in den Kindergärten und Tagesstätten Kaliforniens Auszeit für Kinder unter zwei Jahren verboten.)

Ich erinnere mich an einen kleinen Jungen, den ich in einer Spielgruppe beobachtete, der ein paar Minuten spielte und sich dann von sich aus ein paar Minuten auf diesen Stuhl setzte. Er lief dann zurück und spielte wieder und während der gesamten Spielzeit lief er weiter hin und her. Vielleicht trug er Schuldgefühle mit sich herum, denn er schien sich selbst eine Strafe auferlegen zu wollen.

Stacy berichtet: „Bevor Christopher geboren wurde, habe ich mit Kindergartenkindern gearbeitet. Wenn ich ärgerlich wurde, trennte ich streitende Kinder, verordnete ihnen Auszeit und sagte ihnen: 'Du bleibst jetzt da sitzen.' Ich spüre jetzt den Unterschied: ob ich Kinder trenne oder ob ich mit ihnen spreche und ihnen sage, warum ich mit ihrem Verhalten unzufrieden bin und was die Alternative wäre. Das hat mich oft davor bewahrt, wütend zu werden und meinen Status als großer Mensch und Erwachsener dazu zu benutzen, Kinder zu bestrafen. Ich verberge meine Gefühle oder meine Ablehnung von etwas, das Christopher getan hat und das ich nicht möchte, nicht. Ich habe gelernt ihn mit einzubeziehen und über das zu sprechen, was er getan hat, statt ihn auszuschließen. Das ist eine große Veränderung."

Ist Schlagen respektvoll?

Problematische Situationen entstehen, wenn Kinder etwas gefährliches machen oder sich unakzeptabel verhalten – ein Kind klettert auf einen Glastisch, hält seine Hand zu nah an eine Herdplatte, läuft auf die Straße (obwohl man ihm gesagt hat, es dürfe das nicht) oder es schlägt seinen kleinen Bruder. Viele dieser Situationen könnten vielleicht ganz vermieden werden. Der Glastisch kann weggeräumt werden. Die Küche kann man mit einem Törchen abtrennen. Ein kleines Kind sollte gar nicht erst die Möglichkeit haben allein auf die Straße zu laufen. Schließlich sollte es besser beaufsichtigt werden, wenn es mit seinem kleinen Bruder zusammen ist. Auch Sanftheit kann vorgelebt werden.

Eltern denken in solchen Situationen vielleicht daran, ein Kind auf die Hand oder den Po zu schlagen. Ich bin dagegen, ein Kind zu schlagen, ganz gleich unter welchen Umständen. Schlagen ist respektlos und unfair. Leider ist es in vielen Kulturen üblich.

Viele Menschen rechtfertigen ihr Schlagen mit dem alten Satz: „Was klein Hänschen nicht lernt, lernt Hans nimmer mehr." Wenn Sie ein Kind schlagen, hält es Schlagen für normal und wird später höchst wahrscheinlich selbst jemand, der schlägt. Das Kind entwickelt das Gefühl: „Warte nur, bis ich groß bin, dann werde ich ..." Viele Menschen, die selbst geschlagen wurden, schlagen ihre Kinder, auch wenn sie nicht daran glauben, dass es nützt. Unglücklicherweise geschieht das ganz von selbst. Leicht rutscht uns die Hand aus, weil Kinder uns wütend, gereizt und müde machen können. Wir sind auch nur Menschen.

Wenn man an den Unterschied an Größe, Stärke und Fähigkeiten zwischen einem Kind und einem Erwachsenen denkt, ist leicht einzusehen, dass es unfair ist ein Kind zu schlagen. Ich kann den Impuls verstehen. Auch die angenehmsten Kinder gehen selbst den geduldigsten Eltern einmal auf die Nerven. Aber auf keinen Fall ist Schlagen der Weg zu angemessenem Verhalten.

Es kann für schwierig sein, all diese Dinge in der Hitze einer Situation auseinander zu halten: Ihren eigenen Ärger, den Wunsch Ihr Kind zu angemessenem Verhalten zu bewegen und die Erinnerung daran, wie Ihre Eltern Sie selbst behandelt haben. Versuchen Sie langsamer zu werden und sich zu fragen: „Würde ich auf die Idee kommen, mein Kind zu schlagen, wenn ich nicht wütend wäre?"

Auch wenn das Schlagen in der Absicht geschieht, etwas bestimmtes zu erreichen, was für eine Lehre erteilen wir damit unseren Kindern? Wenn nichts anderes mehr funktioniert, dann Gewalt anzuwenden? Dass der Stärkere das Recht auf seiner Seite hat? Ist das nicht die Haltung, die wir in unserer Welt von heute gerade überwinden wollen? Es ist auch heuchlerisch seinem Kind zu sagen, dass es andere Kinder nicht schlagen solle, und es dann selbst zu schlagen.

Wenn wir unsere Kinder schlagen, bringen wir ihnen bei, dass es in Ordnung ist zu schlagen, wenn man größer und stärker wird. Dann können sie es kaum erwarten, größer und stärker zu werden. Sollten wir nicht eher ein Vorbild für ein dezenteres, angemessenres

Verhalten sein? Erinnern Sie sich auch daran, dass die Hände Ihres Kindes vor allem Mittel sind die Welt zu erforschen. Was für eine Botschaft vermittelt man ihm, wenn man auf seine Hände schlägt? Schlagen kann auch eine Wirkung haben, die der erwünschten entgegengesetzt ist. Ein Kind, das geschlagen wurde, hört vielleicht mit dem Verhalten (seinen Bruder zu schlagen) auf, aber es wird dann vielleicht feindselig oder duckmäuserisch. Schlagen kann andere unerwünschte Verhaltenswesen auslösen. Ein Kind, das geschlagen wird, kann dazu übergehen, andere Kinder oder seinen kleinen Bruder zu schlagen, wenn niemand es sieht. Ich kann verstehen, dass man leicht die Kontrolle verlieren kann, aber ich würde Schlagen niemals empfehlen. Es gibt gesündere und erfolgreichere Arten, Kindern zu vermitteln, was angemessen ist.

Erkennen, dass Handlungen Wirkungen zur Folge haben

Ich ziehe es vor, Ursache und Wirkung bewusst zu machen um die Entwicklung einer gewissen Selbstkontrolle zu unterstützen: Das Kind sieht, dass sein Verhalten Konsequenzen hat, und dafür sorgen Sie. Diese Konsequenzen sollten dem Entwicklungsstand und dem Verständnis des Kindes angemessen sein. Versuchen Sie, Konsequenzen, die zu dem Verhalten des Kindes in einer natürlichen Beziehung stehen zu finden und nicht Strafcharakter haben. Ein Beispiel wäre, wenn Sie zu Ihrem Kind in ruhigem Ton sagen: „Du hast dich nicht angezogen um in den Park zu gehen. Du bist nicht gekommen, als ich dich gerufen habe, deshalb gehen wir heute nicht."

Das macht es Ihrem Kind möglich die Wirkung seiner Handlungen zu erleben. Wenn es seinen Hasen aus seinem Bettchen wirft, lassen Sie das Stofftier auf dem Boden. Wenn es nicht aufhört Bauklötze an das Fenster zu werfen, nehmen Sie ihm die Klötze weg. Wenn es auf die Straße rennt, erlauben Sie ihm eine Zeit lang nicht, im Garten zu spielen. (Natürlich sollte kein kleines Kind ohne Aufsicht in einem Garten spielen, der nicht mit einem Tor gesichert werden kann.) Wenn Ihr Kind beim Spielen zu wild wird oder außer Kontrolle gerät, nehmen Sie es kurz beiseite, für eine Minute oder so, damit es sich beruhigen kann. Setzen Sie sich zu ihm und sagen Sie ihm, warum: „Ich möchte, dass du dich eine Minute hersetzt und dich beruhigst." Es für eine Minute vom Spiel beiseite zu nehmen ist insofern etwas anderes als eine Auszeit, als es nicht jedes Mal geschieht, wenn Ihr Kind etwas tut, was Sie nicht wollen, und auch insofern, als es mit dem, was es gemacht hat, in Beziehung steht.

Wenn Sie von diesem Prinzip von Ursache und Wirkung ausgehen, lernt Ihr Kind für die Konsequenzen seiner Handlungen Verantwortung zu übernehmen. Durch das Übernehmen von Verantwortung wird sein Selbstvertrauen gefördert. Lassen Sie Ihr Kind während und nach Ihrer Reaktion wissen, dass Sie immer noch auf seiner Seite sind und es immer noch lieb haben und sprechen Sie nicht mehr über das, was es getan hat.

Eine Mutter erzählte mir, dass ihr Sohn eine Phase durchlebte, in der es ihm Spaß machte, jedes Buch, das sie ihm gab, auseinander zu reißen, auch gebundene Bücher mit dickem Pappeinband. Die Mutter sagte ihrem Sohn, dass sie ihm die Bücher wegnehmen würde (die Folge), weil er sie immer zerreiße (die Ursache). Sie gab ihrem Sohn Zeitschriften, die er zerreißen konnte. In diesem Alter Reißen Kinder gerne Dinge auseinander und mögen besonders das Geräusch von zerreißendem Papier. Die Mutter erzählte mir, dass ihr Sohn danach aufhörte seine Bücher zu zerreißen, weil er sie zurückhaben wollte.

Handlungen haben wirklich Konsequenzen. Idealerweise möchten Sie, dass Ihr Kind versteht, wie es sich verhalten soll. Aber Sie haben die Verantwortung und müssen die Konsequenzen deutlich machen, wenn es das nicht tut.

Wenn Ihr Kind einmal Ihre Erwartungen kennt, fängt es an, das Verhalten, das Sie möchten, zu internalisieren, Ihre Werte zu übernehmen und sie auf sich selbst anzuwenden. Das zu lernen braucht Zeit. Wenn dem Kind Ihre Erwartungen bewusst und Ihre Reaktionen vorhersehbar sind, dann wird Selbstkontrolle leichter gelernt.

Die Sprachentwicklung Ihres Kindes unterstützen

In diesem Alter werden die Ausdrucksmöglichkeiten Ihres Kindes differenzierter. Aus den Lautbildungen des Kleinkindes werden zunächst einsilbige Wörter wie „da" und „ba". Danach beginnt das

Kind die Dinge, die es sieht, zu benennen, wie etwa „Hund" und „Milch". Dann lernt es kurze Sätze zu bilden, zum Beispiel „Arm nehmen" oder „Draußen gehen". Schließlich kann es in ganzen Sätze sprechen: „Ich möchte den Ball haben." Es gibt Sätze, die aus einem Wort bestehen, wie etwa „Raus"; das bedeutet: „Ich möchte rausgehen." Meistens verstehen Eltern diese Art zu sprechen. Es ist für die Eltern eine Freude zu hören, wie sich die Sprache ihres Kindes entwickelt. Bald führen Eltern und Kind Gespräche und verstehen einander immer besser.

Machen Sie sich keine Sorgen, wenn Ihr Kind noch nicht so viele Wörter sagt wie ein anderes Kind. Früh sprechen bedeutet nicht, dass ein Kind einen höheren IQ hat. Kinder erwerben das passive Vermögen der Sprache (Worte verstehen) früher als das aktive, expressive (sprechen). Sie entwickeln Sprache zuerst in ihrem Inneren. Einstein, der nicht sprach, bis er drei Jahr alt war, ist ein Beweis dafür, dass späte Sprecher sehr intelligent sein können. Sprache lernen geschieht in der Familie ganz natürlich, wenn der Vater oder die Mutter zum Beispiel sagt: „Aha, du möchtest die Tür aufmachen."

Es ist nicht nötig einem kleinen Kind das ABC beizubringen oder Lernhilfen einzusetzen, um ihm sprechen zu helfen. Sie müssen ihm keine Farben oder Zahlen beibringen. Sprechen Sie lieber in einfachen Sätzen mit ihm über das, was Sie tun, oder über das, was geschieht: „Ich bin müde, ich werde mich hinlegen und mich ausruhen." Oder: „Ich schäle den Apfel und schneide ihn in kleine Stückchen für deine „Zwischenmahlzeit." Oder: „Papa geht nach draußen." Oder: „Das Baby weint." Auf diese Weise helfen Sie Ihrem Kind das Geschehen mit den Worten zu verbinden.

Sie können auch spiegeln, was Ihr Kind oder jemand anders tut oder vielleicht fühlt: „Der Saft ist kalt." – „Du nimmst den großen, roten Ball." – „Mama muss ein bisschen jammern, weil sie sich ihren Finger wehgetan hat." Auf diese Weise werden die Handlungen Ihres Kindes – und anderer Menschen – anerkannt und in Worte gefasst. Dadurch wird Ihr Kind auch ermutigt seine Gefühle zu verbalisieren.

Warum ist es für Ihr Kind wichtig, dass es über seine Gefühle sprechen kann?

Worte geben Ihrem Kind Macht. Wenn es dazu angeregt wird, seine Gefühle auch mit Worten auszudrücken, und wenn Sie für diese Gefühle empfänglich sind, kann Ihr Kind sich dafür entscheiden, sie auszusprechen statt sie mit aggressivem Verhalten wie Schubsen oder Schlagen auszuagieren. Es muss sich vielleicht nicht in negatives Verhalten flüchten, wenn seine Gefühle beachtet werden, die es mit Worten ausdrückt. Es wird ihm auch mit sich selbst besser gehen. Haben wir alle es nicht gerne, wenn man uns zuhört und wir uns verstanden fühlen?

Fühlen Sie sich in das ein, was Ihr Kind sagt. Jedes Kind hat sein eigenes Vokabular, Wörter, die es wiederholt. Wiederholen Sie sie ebenfalls, wenn Sie mit ihm sprechen: „Hund. Du möchtest den Hund streicheln." – „Lastwagen. Du siehst den Lastwagen." – „Saft? Möchtest du Orangensaft oder Apfelsaft?" Kinder haben von Natur aus Freude daran, auf Dinge zu zeigen und ein Wort zu gebrauchen, um von dem zu erzählen, was sie sehen. Sie können ihm auch helfen ein Wort oder einen Satz zu vervollständigen. Sagt ein Kind „Hoch", können Sie sagen: „Du möchtest, dass ich dich jetzt hoch nehme." Oder wenn das Kind sagt: „Papa Suh", können Sie sagen: „Ja, das ist Papas Schuh."

Stellen Sie Ihrem Kind einfache Fragen, die ihm Wahlmöglichkeiten lassen: „Möchtest du ein Stückchen Apfel oder Birne?" – „Möchtest du deine Puppe oder deinen Lastwagen?" Es hat dann Gelegenheit eine Wahl zu treffen und sie zu verbalisieren.

Die Wörter eines Kindes können uns Erwachsenen mitunter unsinnig vorkommen, aber für das Kind haben sie eine Bedeutung. Solche Äußerungen von Kindern sind Anfänge von Begriffen, Gefühlen und Worten. Auch so genanntes Plappern hat Bedeutung.

Durch aufmerksames Zuhören werden Sie das wachsende Vokabular Ihres Kindes immer besser verstehen. Zu Dialogen wie in den Beispielen kommt es ganz natürlich, wenn die nonverbale Kommunikation Ihres Kindes wie Gestikulieren und Schreien sich allmählich in einen Dialog verwandelt. Statt Ihrem Kind beizubringen oder von ihm zu erwarten, dass es Wörter wiederholt, die Sie gewählt haben, reden Sie am besten einfach mit ihm. Erinnern Sie sich daran, dass Kinder nachmachen und wiederholen, was sie hören. Seien Sie in Ihrer Wortwahl bewusst.

Wenn Ihr Kind Angst hat

Angst ist eine normale menschliche Emotion. Es ist wichtig zu lernen, wie man mit ihr umgehen kann. Angst kann schwächen und sie kann auch überwunden werden. Aber man kann sie nicht ganz vermeiden. Eines der Ziele von RIE ist es, Kinder dabei zu unterstützen, wie sie mit ihren Ängsten umgehen können. Kinder, die eine sichere Bindung zu ihren Eltern entwickelt haben und sich in ihrem eigenen Tempo entwickeln konnten, und auch die Freiheit haben, ihre sichere Umgebung zu erforschen, haben eine größere Chance, mit ihren Ängsten fertig zu werden.

Seien Sie immer offen, wenn Ihr Kind Ihnen sagt, es habe Angst. Machen Sie es niemals klein, indem Sie zum Beispiel sagen: „Da braucht man doch keine Angst zu haben." Streiten Sie sich nicht über Angst. Hören Sie zu, was immer Ihr Kind ausdrücken möchte. Sie müssen die Angst nicht immer teilen, aber seien Sie immer bereit zuzuhören. Verzichten Sie auf Aussagen wie: „Das ist dumm. Es ist kein Monster unter deinem Bett", denn es existiert in diesem Moment in der Fantasie Ihres Kindes. Sie müssen ein guter Zuhörer werden. Im späteren Leben bezahlen Menschen, denen man in der Kindheit nicht zuhörte, oft viel Geld für Therapeuten, die nichts anderes tun als zuhören. Vielleicht können Sie das vermeiden, indem Sie ihrem Kind zuhören.

Respektieren Sie Ihr Kind, indem Sie es erzählen lassen, was ihm Angst macht. Erkennen Sie seine Gefühle immer an, auch wenn es keine wirkliche Gefahr gibt. Wenn Ihr Kind Angst vor lauten Geräuschen oder einem bellenden Hund hat, können Sie sagen: „Dieser Hund bellt und das ist laut. Das macht dir wohl Angst." Nehmen Sie es auf den Arm, wenn es Sie darum bittet oder mit Gesten dazu auffordert. Manchmal sind Kinder eher erschreckt als verletzt, wenn sie beim Spielen hinfallen. Wenn Ihr Kind hinfällt und weint, können Sie fragen: „Du bist gestolpert und hingefallen. Hat dich das erschreckt?"

Manchmal kann es nötig sein, mehr zu tun. Wenn Ihr Kind nachts vor der Dunkelheit in seinem Zimmer Angst hat, besorgen Sie ihm ein Nachtlicht. Wenn es im Garten spielt und über den bellenden Hund der Nachbarn erschrickt, holen Sie es ins Haus. Wenn es Angst bekommt, weil es nicht mehr unter einem Tisch herauskann oder nicht mehr von einem Klettergerüst herunterklettern kann, auf das es hinaufgeklettert ist, bieten Sie ihm so viel Hilfe an, dass es sich allein aus dieser Situation befreien kann.

Ängste in der Nacht

Was können Sie tun, wenn Ihr Kind jedes Mal weint, wenn sie gute Nacht sagen und sein Zimmer beim Schlafengehen verlassen? Viele Kinder machen Perioden durch, in denen sie nachts Angst bekommen. Manchmal ist es eine Angst vor etwas Bestimmtem wie einem Tiger, den sie im Zoo gesehen haben, oder einer Figur aus einem Buch. Ihr Kind macht vielleicht eine Periode von Trennungsangst durch oder vielleicht ist ein Haustier der Familie gestorben. Ängste in der Nacht melden sich oft, wenn Ihr Kind in seinem Bett liegt und das Licht ausgemacht wird. Die Dunkelheit kann seine Fantasie stimulieren.

Versuchen Sie die Ängste Ihres Kindes zu verstehen und zu akzeptieren. Wenn Sie herausfinden können, wovor das Kind Angst hat, sprechen Sie mit ihm darüber. Erklären Sie ihm in einfachen Worten, was es Ihrer Meinung nach verstehen kann. „Tiger leben im Zoo. In unserem Haus gibt es keine Tiger. Wir haben eine kleine Katze, oder?" Akzeptieren Sie, dass Ihr Kind furchtsam ist oder Angst hat. Bieten Sie ihm Alternativen an wie: „Würde es dir besser gehen, wenn dein Teddy bei dir schliefe, oder soll ich das Nachtlicht anlassen oder die Tür auflassen?" Sagen sie ihm, wo Sie sein werden. Vermeiden Sie Feststellungen, die Angst hervorrufen können: „Wenn du nicht auf Mama hörst, dann wird der Teufel kommen und dich holen."

Was sollten Sie tun, wenn Ihr Kind mitten in der Nacht aufwacht und sich nicht trösten lässt? Wenn Sie Angst haben, dann möchten Sie nahe bei Menschen sein, die Sie beschützen. Falls Ihr Kind mitten in der Nacht aufwacht, gehen Sie in sein Zimmer und bleiben Sie bei ihm, bis es sich sicherer fühlt. Nach ein paar

Minuten können Sie sagen: „Jetzt können wir alle wieder schlafen gehen." Sagen Sie gute Nacht und gehen Sie zurück in Ihr eigenes Bett. Ich bin der Ansicht, dass Eltern eine Intimsphäre haben sollten. Sie könnten sagen: „Jeden Sonntagmorgen (oder wann immer es für Sie in Ordnung ist) kannst du zu uns ins Bett kommen." So wird Kuscheln in Ihrem Bett kein Tabu. Meiner Meinung nach ist der Morgen für ein Kind die beste Zeit, um in das Bett der Eltern zu kommen. Alle sind wach und es gibt weniger Ängste und Befürchtungen.

Ängste der Kindheit wie die vor Trennung und vor Fremden sind vorhersehbar. Manche Kinder sind für optische Reize und für Geräusche empfindsamer als andere und werden leichter überstimuliert oder geängstigt als andere. Durch Beobachtung können Sie lernen, welche Art von Ängsten Ihr Kind hat. Wenn Sie ein geduldiger und verständnisvoller Zuhörer sind, können Sie Ihr Kind dabei unterstützen, mit seinen Ängsten umzugehen.

Falls Sie die Sorge haben, dass die Ängste Ihres Kindes über ein normales Maß hinausgehen, möchten Sie vielleicht professionelle Hilfe suchen. Tun Sie das zuerst ohne Ihr Kind, damit Sie unbefangen über das Problem sprechen können.

Beim Zubettgehen an den gewohnten Ablauf halten

Rituale um das Schlafen, sowohl tagsüber als auch abends, helfen Ihrem Kind sich an einen regelmäßigen Tagesablauf und an bestimmte Zeiten zum Schlafengehen zu gewöhnen. Das ist besonders in dieser Phase wichtig, da Ihr Kind vielleicht die Grenzen um das Schlafengehen testen möchte und sagt, dass es nicht ins Bett möchte, oder immer wieder um noch eine Geschichte oder noch ein Glas Wasser bittet. Wenn das Kind immer zur selben Zeit ins Bett geht und dies ein erwartetes und vorhersehbares Geschehen ist und schon von Geburt an gewesen ist, wird Ihr Kind weniger versuchen dagegen anzukämpfen.

Sie können ein bestimmtes Stofftier oder eine Decke im Bett Ihres Kindes haben. Bleiben Sie dabei, vor dem Zubettgehen für eine ruhige und beruhigende Atmosphäre zu sorgen. Krankheit, Ängste und Zahnen können nächtliches Aufwachen verursachen, aber das sind gewöhnlich nur Ausnahmen, die vorübergehen. Ihr Kind wird aus seiner Gewohnheit ein Gefühl von Sicherheit gewinnen und sich mit der Zeit darauf freuen.

Wenn Ihr Kind eine unruhige Nacht hat und getröstet werden muss, versuchen Sie bei seinem Bettchen zu sitzen oder zu liegen. Ihre Anwesenheit kann es beruhigen. Sprechen Sie mit ihm, wenn Sie das Gefühl haben, dass es das braucht. Bleiben Sie ein bisschen bei ihm, bis es so weit ist, sich wieder auf das Schlafen einzulassen; dann stehen Sie auf, sagen gute Nacht und gehen. So überlassen Sie es ihm, wann es sich hinlegt und wieder einschläft, und es schläft vielleicht auch schon, bevor Sie sein Zimmer verlassen. Wenn Sie bei ihm bleiben, ohne es aus seinem Bettchen zu nehmen, unterstützen Sie es darin zu lernen, allein wieder einzuschlafen.

In diesem Alter fängt Ihr Kind vielleicht an aus seinem Bettchen zu klettern. Wenn dies geschieht, machen Sie das Geländer des Bettchens niedriger, damit es sich beim Herausklettern nicht wehtut. Rücken Sie Möbel, besonders solche mit scharfen Kanten, vom Bettchen weg.

Das Zimmer Ihres Kindes sollte vollkommen sicher sein, damit es sich, wenn es nachts aus seinem Bettchen klettert, nicht verletzen kann. Sie können an der Kinderzimmertür ein Törchen anbringen, aber das sollte geschehen, wenn das Kind noch sehr klein ist, damit es sich daran gewöhnt. Sie können auch seine Tür schließen. Wenn Sie kein Sicherheitstörchen verwenden oder seine Tür schließen oder wenn es seine Tür allein aufmachen kann, fängt Ihr Kind vielleicht an Sie nachts zu besuchen. Wenn es ihm gut geht und es keine Angst hat oder irgendwie erregt ist, bringen Sie es sanft wieder in sein Bettchen zurück.

Es kann auch an der Zeit sein, dass es in einem größeres Bett schläft, vielleicht auf eine Matratze auf dem Boden. Manche Eltern lassen sicherheitshalber das kleine Bettchen noch eine Weile im Kinderzimmer, auch wenn das Kind schon ein größeres eigenes Bett hat. Ihr Kind möchte vielleicht ab und zu noch einmal in sein Bettchen.

Beachten Sie, dass Mangel an Schlaf bei Kindern Reizbarkeit verursacht. Sorgen Sie dafür, dass Ihr Kind genug Schlaf bekommt. Bringen Sie es ins Bett, bevor es übermüdet ist. Ein übermüdetes Kind wehrt sich eher gegen den Schlaf.

Ein Beispiel für Rituale um das Schlafengehen

Die folgende Szene zeigt, wie das Schlafengehen eine gemeinsames Unternehmen sein kann. Wir besuchen noch einmal Geralynn, Greg und Melanie:

> Melanie sitzt nach dem Essen am Boden und spielt mit ihren Spielsachen.
>
> Geralynn: „Melanie, in fünf Minuten ist es Zeit, dass du nach oben gehst und dich hinlegst."
>
> Ein paar Minuten später schaut Melanie sich ein Buch an. Dann legt sie es hin.
>
> Geralynn: „Gut, Melanie, du scheinst mit deinem Buch fertig zu sein. Es ist Zeit zum Schlafengehen. Möchtest du Papa einen Gute-Nacht-Kuss geben?"
>
> Nachdem sie Greg gute Nacht gesagt hat, gehen Geralynn und Melanie in Melanies Zimmer. Ihr Bett ist eine Matratze auf dem Boden.
>
> Geralynn: „Ich mache jetzt das Licht an. Ich weiß, du hattest heute viel Spaß, als du mit Taylor gespielt hast. Ich werde dir jetzt deine Windel ausziehen. Hebst du deinen Po bitte ein bisschen, damit ich die neue Windel darunterschieben kann? Möchtest du mir beim Ausziehen der Windel helfen? Gut." (Pause) „Du kannst deine Hand jetzt wegnehmen. Ich werde dir jetzt dein Unterhemd und deine Schlafanzughose anziehen. Möchtest du, dass ich deinen Rücken kraule?"
>
> Melanie: „Da."
>
> Geralynn: „Ja, der Hund mag das, gell? Ich werde jetzt eine Minute lang deinen Rücken kraulen, dann ziehen wir die Schlafanzughose an."
>
> Melanie: „Ja. Da."
>
> Geralynn: „Was? Ah, die Creme. Wir haben sie vergessen, stimmt's? Wohin willst du sie? Auf deinen Bauch?"
>
> Melanie lacht.
>
> Geralynn: „Und ich reibe deinen Rücken ein. Etwas für deine Arme und deine Beine. Du machst Creme auf deinen Bauch. Jetzt kraule ich eine Minute lang deinen Rücken."
>
> Eine Minute später …
>
> Geralynn: „Genug. Jetzt ist es Zeit für deinen Schlafanzug.

Welcher Fuß zuerst? Jetzt diesen. Welchen Arm möchtest du hineintun? (Einen Moment später) „Jetzt hast du deinen Schlafanzug an."

Sie sind fertig und Geralynn stellt das Licht dunkler.

Geralynn: „Ich mache das Licht dunkler und mache die Gardinen zu. Jetzt ist es Zeit für ein Buch. Möchtest dieses hier? Wo willst du sitzen? Möchtest du einen Platz zum Sitzen aussuchen oder möchtest du, dass ich einen für dich aussuche? Da möchtest du sitzen? Auf meinen Zehen?"

Melanie: „Ja."

Geralynn (lacht): „Du küsst meine Zehen. Jetzt möchte ich, dass du dir einen Platz suchst, wo du sitzen möchtest. Danke."

(Sie fängt an, das Buch zu lesen.) „Ich möchte nicht, dass du jetzt meinen Fuß kitzelst. Wir können morgen spielen. Jetzt ist es Zeit fürs Bett."

Melanie: „Pup, pup."

Geralynn: „Müssen wir noch mal nach deiner Windel schauen?" (Geralynn schaut nach.) „Ich glaube, du hast nur gepupst. Ich werde die Geschichte fertig lesen. Wo willst du sitzen? Heißt das, du möchtest auf meinem Schoß sitzen?" (Geralynn beendet die Geschichte.)

Melanie: „Ah."

Geralynn: „Also gut, ich lese die Geschichte noch einmal, dann ist es Zeit für das Bett." (Geralynn liest die Geschichte noch einmal.) „Jetzt ist es Zeit das Licht auszumachen. Gute Nacht, Licht. Möchtest du noch eine Minute auf meinem Arm sein? Gut." (Sie hält Melanie und legt sie dann in ihr Bett.) „Du hörst heute Nacht vielleicht Geräusche. Das sind nur Nachtgeräusche. Leg dich hin und ruh deinen Kopf aus. Gute Nacht, mein Schatz." Geralynn schließt die Tür und verlässt das Zimmer. Ein paar Minuten später fängt Melanie an zu weinen.

Geralynn (ruft nach oben): „Ich höre dich, Melanie. Ich bin gleich bei dir." (Sie geht in Melanies Zimmer zurück.) „Es ist Zeit zum Schlafen. Möchtest du, dass ich dich noch eine Minute auf den Arm nehme? Also gut." (Nach einer Minute...) „Wir sehen uns morgen früh, mein Schatz." (Sie geht aus dem Zimmer und schließt die Tür. Melanie schläft ein.)

Beachten Sie, wie Geralynn anfing Melanie mitzuteilen, dass es Zeit war, ins Bett zu gehen, damit Melanie sich darauf einstellen und kooperieren konnte. Geralynn folgt jeden Abend der gleichen Gewohnheit, was dies verstärkt. Wenn Melanie abgelenkt wurde und Spaß machen oder spielen wollte, brachte Geralynn sie wieder sanft zurück und bereitete sie auf das Bett vor. Als Melanie Mühe hatte ruhig zu werden und sich auf das Bett einzustellen, ging Geralynn noch einmal kurz zu ihr hinein, beruhigte sie und sagte gute Nacht. Wenn Melanie eine Zeit mit viel Angst durchmachen würde und ungewöhnliche Angst ausgedrückt hätte, hätte Geralynn mehr Zeit mit ihr verbracht und herauszufinden versucht, was sie zusammen tun könnten, damit sich Melanie wohler fühlte.

Machen Sie das Schlafengehen Ihres Kindes zu einer vorhersehbaren Gewohnheit und es wird lernen einzuschlafen.

Das Weinen in diesem Alter

In diesem Alter nimmt das Weinen gewöhnlich ab. Wenn Kinder sprechen lernen, können sie ihre Gefühle und Wünsche deutlicher ausdrücken. Das wichtigste Hilfsmittel zum Überleben eines Babys, das Weinen, wird durch verfeinerte Mittel der Kommunikation ersetzt. Weinen wird spezifischer – eher als Ausdrucksmittel dafür, wenn ein Kind verletzt, müde oder wütend ist.

Respektieren Sie Ihr Kind, indem Sie auf sein Weinen antworten. Ihre Antwort besteht vielleicht einfach nur darin, dass Sie Blickkontakt aufnehmen. Lassen Sie ein Kind in diesem Alter wie einen Säugling einfach weinen. Fragen Sie es, warum es weint, und trösten Sie es, wenn es das möchte. Jedem, auch Kindern, tut tiefes, reinigendes Weinen gut.

Jammern bringt Beachtung

Ihr Kind kann anfangen, sein Weinen als Jammern einzusetzen, wenn es herausfindet, dass es damit Erfolg hat. Jedes Kind macht Perioden durch, in denen es jammert. Zum Jammern kann es kommen, wenn es Ihrem Kind mit irgendetwas nicht gut geht. Der Grund kann Müdigkeit oder Frustration oder auch Hunger sein. Die meisten Erwachsenen können Jammern schwer ertragen, deshalb kann man damit gut Beachtung bekommen.

Wenn Sie generell aufmerksam für Ihr Kind sind und ihm zuhören, muss es nicht erst versuchen, Ihre Aufmerksamkeit mit Jammern zu bekommen. Vergewissern Sie sich, dass es gut ausgeruht ist und regelmäßig gefüttert wird. Wenn Ihr Kind sich mit Jammern an Sie wendet, ist die beste Reaktion, es zu ignorieren. Sie können Ihr Kind auffordern, mit Jammern aufzuhören, aber das funktioniert gewöhnlich nicht. Wenn Sie möchten, können Sie Ihrem Kind sagen, wie es Ihnen mit seinem Jammern geht.

Wie die Essgewohnheiten sich verändern

Weil Kinder in diesem Alter so viele körperliche und emotionale Veränderungen durchmachen, neigen sie auch zu drastischen Veränderungen in ihren Essgewohnheiten. Ein Kind, das einmal kräftig essen konnte, stochert vielleicht plötzlich in seinem Essen herum oder weigert sich, überhaupt etwas zu essen. Ein Kind, das einmal alles aß, möchte vielleicht ganz bestimmte Dinge oder möchte, dass sein Essen auf eine ganz bestimmte Weise zubereitet ist. Es besteht zum Beispiel vielleicht auf großen Stücken Käse und weigert sich, die gleiche Art Käse kleingeschnitten zu essen, stößt sie weg und sagt: „Nein!"

Das ist ein normaler Teil des Ringens um Sicherheit und Unabhängigkeit. Kinder lernen in diesem Alter ihren Willen zu behaupten. Sie werden auch aktiver und verlieren vielleicht Interesse am Essen, weil es weniger spannend für sie ist als ihre Umwelt zu erforschen. Zwingen Sie niemals ein Kind zum Essen, ganz gleich wie wenig es zu sich nimmt. Ihr Kind wird essen, wenn es Hunger hat. Wenn Sie versuchen ihm Essen aufzuzwingen, können Mahlzeiten zu einem Schlachtfeld werden. Das Ziel von Mahlzeiten ist nicht nur Ernährung, sondern auch, Essen zu einer angenehmen Erfahrung zu machen.

Wenn die Essgewohnheiten Ihres Kindes sich verändern, sollten Sie Grenzen setzen. Wenn Ihr Kind nicht isst, aber sein Essen oder sein Getränk zu Boden wirft, können Sie zu ihm sagen: „Es scheint, dass du keinen Hunger hast, da du dein Essen auf den Boden wirfst." Dann räumen Sie das Essen weg. Es ist ratsam im

Essbereich einen Boden zu haben, der leicht zu reinigen ist, da oft Essen am Boden landet. Kinder testen immer die Grenzen aus. Wenn die Grenzen ständig beachtet werden, wird Ihr Kind schließlich lernen sie zu befolgen.

Respektieren Sie Ihr Kind, indem Sie ihm Nahrung anbieten und dafür sorgen, dass es so viel isst, wie es möchte. Wenn es keine großen Mahlzeiten möchte, dann bieten Sie ihm öfter kleine Snacks an. Wenn es sich dafür entscheidet, ein großes Frühstück und zu Mittag nur wenig zu essen ist das vollkommen in Ordnung. Zahnen kann auch den Appetit dämpfen, da ein wunder Gaumen das Kauen schwierig macht.

Essen kann eine gemeinsame Unternehmung werden, weil Kinder in diesem Alter gerne bei allem helfen. Sie können Ihr Kind dazu anregen, seinen Löffel zu benutzen oder aus seiner Tasse zu trinken. Sie können es auch den Vorbereitungsprozess teilnehmen lassen, indem es dabei mithilft, seine Orange zu schälen oder aus einem kleinen Krug Saft in seine Tasse zu gießen.

Am besten lassen Sie Ihr Kind zwischen zweierlei wählen: Saft oder Milch? Apfel oder Birne? Mehr als zwei Dinge können überfordernd und verwirrend sein. Eine Frage, die mit „Ja" oder „Nein" zu beantworten ist (Möchtest du etwas trinken?), wird oft mit „Nein" beantwortet.

Eltern fragen mich oft, wann ein Kind bei der Familie am Tisch sitzen sollte. Ich sage ihnen: „Wenn es die Tischsitten beherrscht." Das ist etwa zur selben Zeit, zu der Ihr Kind bequem auf einem Stuhl für Erwachsene am „großen" Tisch sitzen kann. Bis dahin empfehle ich, dass Sie Tisch und Stuhl in einer Kindergröße benutzen.

Cynthia berichtet: „RIE hat mir nützliche Hilfsmittel an die Hand gegeben, die ich zu Hause im Hinblick auf die Essgewohnheiten gebrauchen kann. Der kleine Tisch und die kleinen Stühle haben bei meinen Mädchen wunderbar funktioniert. Es war alles auf ihrer Höhe und deshalb auch sicherer für sie. Ich habe ihnen ihr Essen zu den Mahlzeiten hingestellt und sie haben sich hingesetzt. Ich habe kleine Portionen serviert, damit sie nach mehr fragen konnten. Ich wusste, sie waren fertig, wenn sie von ihrem Tisch aufstanden. Ich wusste immer genau, wann sie Hunger hatten und wann sie spielen wollten. Ich mache jetzt dasselbe am Familientisch. Wenn sie mit Essen fertig sind, stehen sie auf und gehen.

Ich erinnere mich an einen bestimmten Tag in der Gruppe, als es Zeit für den Imbiss war. Ich sagte einem kleinen Mädchen namens Juliana, sie müsse am Tisch sitzen, wenn sie ihre Banane bekommen wolle. Juliana setzte sich auf den Ball, mit dem sie spielte, wie auf einen Stuhl und saß dann genau richtig am Tisch.

„Das nennt man Balancieren", sagte ich und lächelte und gab Juliana ihr Stück Banane.

Julianas Mutter sagte: „Juliana testet in letzter Zeit dauernd meine Grenzen – läuft von mir weg, wenn wir spazieren gehen, oder nimmt einen Bissen Essen und läuft vom Tisch weg."

„Und sie wird noch mehr machen", antwortete ich. „Sie fühlt sich sicher. Wenn sie Angst vor dir hätte, würde sie das nicht tun. Es bedeutet, dass sie sich frei und sicher fühlt. Sie hat Grundvertrauen entwickelt. Denk daran, du musst entscheiden, wo du kämpfen willst. Je mehr sie dich verunsichern kann, umso mehr wird sie das tun. Ist es einen Streit wert oder nicht?"

„Sie steht vom Tisch auf, wenn ich aufstehe", sagte die Mutter.

„Warum bleiben Sie nicht bei ihr sitzen?", fragte ich.

Kinder lernen mit der Zeit und unter Anleitung der Eltern gute Essgewohnheiten.

Wenn Ihr Kind Zähne bekommt

Die Eckzähne und die Backenzähne eines Kindes kommen gewöhnlich in dieser Zeit. Backenzähne können schmerzhafter als andere Zähne sein, wenn sie durchbrechen, weil sie die größten sind. Ein Kind, das Zähne bekommt, kann nachts oft aufwachen. Es kann auch sein, dass es seinen Appetit verliert. Der stärkste Schmerz, nach der Reaktion eines Kindes zu urteilen, kommt gewöhnlich kurz bevor die Zähne durch den Gaumen dringen. Seien Sie zu diesen Zeiten für Ihr Kind da. Es kann sein, dass es Fieber bekommt oder quengelig oder besonders anhänglich wird. Versuchen Sie Mittel wie Massieren des Gaumens oder Eis aus gefrorenem Saft. Nehmen Sie Ihr Kind auf den Arm, wenn es das möchte.

Kooperation bei der Pflege

Aktivitäten der Pflege werden in diesem Alter immer mehr zu einer Herausforderung. Kinder möchten sich allein anziehen und bei allem mithelfen. Sie sagen „Ich helfen" oder „Ich auch". Die Lösung ist, Ihrem Kind zu erlauben, so viel zu helfen, wie es kann und es dazu auch zu ermutigen.

Wenn es beim Wickeln helfen möchte, bitten Sie es, seinen Po anzuheben oder die Creme zu halten. Sie können Ihrem Kind die Wahl lassen und es zum Beispiel fragen: „Möchtest du allein zum Wickeltisch gehen oder möchtest du, dass ich dich trage?" Oder: „Möchtest du die neue Windel oder die Creme halten?"

Wenn Ihr Kind sich heftig gegen das Wickeln wehrt, schauen Sie zuerst, ob es einen Ausschlag hat oder ob es ein anderes körperliches Symptom gibt. Sein Po kann wund sein und vielleicht muss ein Ausschlag behandelt werden. Wenn es kein erkennbares Problem gibt, warten Sie ein paar Minuten. Lassen Sie ihm eine Übergangszeit. Wenn Ihr Kind nicht gezwungen ist, in dem Moment mitzumachen, in dem Sie es möchten, kommt es vielleicht von selbst dazu. Wenn Sie ausgehen müssen, sagen Sie: „Tut mir leid, ich kann heute nicht länger warten. Wenn wir mehr Zeit hätten, würde ich dich lassen, aber wir müssen gehen. Was sollen wir machen? Du musst ja gewickelt werden." Wickeln Sie es, so gut Sie können, gleich ob es liegt, steht oder zappelt. Sie können auch sagen: „Bald kannst du auf die Toilette gehen und dann brauchst du keine Windel mehr." Machen Sie die Sauberkeitserziehung zu etwas Interessantem und zu etwas, worauf sich Ihr Kind freut.

Wenn Ihr Kind seinen Pullover anziehen möchte, helfen Sie ihm am Anfang ein bisschen, falls nötig. Ziehen Sie den Ärmel über seine Hand und bitten es, den Pullover anzuziehen. Lassen Sie es seine Schuhe anziehen und helfen Sie ihm beim Zubinden. Beim Baden kann es sich allein mit dem Waschlappen waschen oder abtrocknen.

Lassen Sie ihm Zeit. Kinder sind langsamer als wir und brauchen Zeit, um umzusetzen, was von ihnen verlangt wird. Dann können Sie mit ihrem Handeln nachkommen. Die Aufgaben, die wir für selbstverständlich halten (wie eine Tür öffnen, eine Jacke zuknöpfen oder Spielsachen aufsammeln) sind Prozesse, die ein Kind erst lernt. In der Gruppe wiederhole ich oft das magische Wort: Warten.

Es gibt ein anderes Mantra, das Sie mit Ihrem Kind in diesem Alter benutzen können und das seine Gefühle anerkennt: „Ich weiß du möchtest ..., aber wir werden ..."

Lernen, die Toilette zu benutzen

Ihr Kind wird schließlich Interesse daran zeigen, die Toilette zu benutzen. Der Zeitpunkt kann auch schon früher eintreten, falls es ältere Geschwister hat. Kinder möchten so sein wie die anderen und tun, was die anderen Familienmitglieder tun. Man sollte Kinder nicht dazu zwingen zu lernen, wie man die Toilette benutzt, und man sollte sie auch keinem Druck aussetzen. Alle Kinder lernen das früher oder später. Es besteht keine Notwendigkeit diesen komplizierten Prozess zu beschleunigen.

Ihr Kind muss zunächst körperlich so weit sein – in der Lage sein, die Muskeln für die Entleerung der Blase und des Darms zu kontrollieren. Es muss kognitiv so weit sein – sich dessen bewusst sein, was von ihm erwartet wird. Und es muss emotional so weit sein – in der Lage sein, seinem Drang so lange zu widerstehen, bis es auf der Toilette sitzt. Der dritte Faktor ist besonders stark von der Persönlichkeit des Kindes abhängig. Kinder nehmen das, was aus ihrem Körper kommt, als Teil von sich selbst wahr, und deshalb kann es sein, dass es ihnen schwer fällt ihre Ausscheidungen loszulassen, nur um den Standards der Erwachsenen zu entsprechen. Sie müssen auch bereit sein, einem körperlichen Drang nicht nachzugeben. Sauberkeitserziehung bedeutet Festhalten und Loslassen zu lernen. Abraham Maslow, der in den Vierzigerjahren die humanistische Psychologie begründete, ist der Meinung, dass das ganze Leben ein Konflikt zwischen Festhalten und Loslassen sei.

Kinder zeigen auf verschiedene Weise Interesse an Körperfunktionen. Sie werden vielleicht neugierig auf die Toilette, verkünden, wenn sie in die Windeln gemacht haben, oder sagen, dass sie auf den Topf müssen.

Wenn Ihr Kind Interesse daran zeigt, die Toilette zu benutzen, versuchen Sie den Zeitpunkt zu erwischen, wann es zur Toilette muss. Eine gute Wahrnehmung ist bei der Sauberkeitserziehung wichtig, weil Sie das Kind ermuntern können, zur Toilette zu gehen, sobald Sie merken, dass es auf die Toilette muss. Wenn es seine Schenkel zusammenpresst oder sich hinhockt, können Sie sagen: „Es sieht so aus, als solltest du zur Toilette gehen. Möchtest du deinen Topf benutzen?" Wenn Sie mit ihm auf der Toilette sind, können Sie (über die Toilette) sagen: „Das ist der Platz, wo Mama und Papa auf die Toilette gehen (oder wie immer Sie das nennen). Du kannst auch hierher gehen oder auf deinen Topf, wenn du musst."

Stellen Sie Ihrem Kind einen Stuhl mit eingebautem Topf zur Verfügung, wenn es ihn benutzen will. Manche Kinder ziehen es vor, auf einem Toilettensitz in Kindergröße zu sitzen, den man auf den normalen Sitz legt. Sie werden vielleicht auch einen kleinen Hocker beschaffen müssen, damit das Kind auf den Sitz gelangen kann. Manche Kinder sitzen auf der Toilette lieber verkehrt herum, mit dem Gesicht zur Wand, damit sie sich mit beiden Händen am Deckel festhalten können. Kinder sitzen mitunter auf ihrem Stühlchen oder der Toilette und „üben" (viele Monate lang), bevor sie sie wirklich benutzen.

Ermuntern Sie Ihr Kind die Toilette zu benutzen, wenn es Interesse zeigt, aber zwingen Sie es niemals. Sie werden bemerken, dass es größeren Widerstand erzeugt, wenn Sie Druck ausüben. Spürt ein Kind Besorgnis der Eltern wegen der Sauberkeitserziehung, so kann das zu einem Machtkampf führen. Sie, die Eltern, können nicht gewinnen, weil es keine Möglichkeit gibt, Ihr Kind dazu zu bringen, die Toilette zu benutzen.

Kurz bevor Ihr Kind lernt die Toilette zu benutzen, kann es starken Widerstand leisten. Sie können sagen: „Wann immer du so weit bist, der Topf (oder die Toilette) ist für dich da." Wenn Sie es zu dem Zeitpunkt unterstützen, da es von sich aus bereit ist, den Schritt zu tun, unterstützen Sie damit seine Autonomie.

Haben Sie das Gefühl, dass Ihr Kind so weit ist, so können Sie es auch wählen lassen, ob es Windeln oder Unterhosen tragen möchte. Damit überlassen Sie ihm ein Stück Kontrolle über die Situation. Denken Sie an die „Unfälle", die Teil dieses Lernprozesses sind. Manchmal schafft Ihr Kind es vielleicht nicht rechtzeitig bis zur Toilette oder es entleert seine Blase, sobald es durch die Toilettentür gegangen ist. Oder ein Kind beginnt, die Toilette oder das Stühlchen zu benutzen und hört dann plötzlich wieder damit auf, wenn es merkt, was es aufgegeben hat. Haben Sie Geduld.

Zum Thema Sauberkeitserziehung empfehle ich ein nützliches Buch von Alison Mack mit dem Titel *Toilet Learning* (Little/Brown, 1978), zu dem auch ein Bilderbuchteil für Ihr Kind gehört.

Eine neuere Studie, die erste groß angelegte Feldstudie über Sauberkeitserziehung in den USA in den letzten dreißig Jahren, wurde in der Zeitschrift *Pediatrics* veröffentlicht. Der Autor der Studie, Bruce Taubman, Professor an der Universität von Pennsylvania, hat festgestellt, dass Kinder heute in einem späteren Alter sauber werden als vor ein paar Jahrzehnten. Vier Prozent der Kinder in den USA sind mit zwei Jahren sauber, 60 Prozent, wenn sie drei sind, und 88 Prozent, wenn sie dreieinhalb sind. Mit vier Jahren sind 98 Prozent sauber. Taubman bemerkt auch, dass viele Kinder gelernt haben, ihre Blase auf der Toilette zu entleeren, während sie noch Schwierigkeiten haben, dort auch ihren Darm zu entleeren. Er vermutet, dass „Kinder davon beeinflusst sind, dass Fäkalien in unserer Kultur negativ besetzt sind". (*Los Angeles Times*, 14.1.1997) Achten Sie also darauf, dass Sie keine negative Botschaft vermitteln.

Lernen die Toilette zu benutzen ist ein Prozess, der Zeit braucht. Statt Ihr Kind zu drängen oder zu manipulieren, indem Sie es zum Beispiel mit Süßigkeiten oder mit einer besonderen Anerkennung für etwas belohnen, was es von allein lernen wird, sollten Sie versuchen zu vertrauen, dass es das lernen wird, wenn es so weit ist. Respekt beruht auf Vertrauen.

Rivalität zwischen Geschwistern

Gibt es mehr als ein Kind in der Familie, dann ist Rivalität zwischen den Kindern normal. Eltern, die einmal das ausschließliche „Eigentum" eines Kindes waren, müssen dann von zweien oder mehreren geteilt werden. Eine hervorragende Art, wie Erwachsene Rivalitäten unter Geschwistern aus der Sicht eines Kindes verstehen können, vermittelt ein Beispiel, das ich in Kapitel 7 aus dem Buch *Siblings without Rivalry* von Adele Faber und Elaine Mazlish zitiert habe: Eine schöne Frau erscheint an der Haustür und verkündet der Ehefrau, dass sie gekommen sei, um ihren Ehemann mit ihr zu teilen. In diesem Fall fühlt sich die Ehefrau wie ein älteres Geschwister. Kinder teilen von Natur aus nicht gerne. Es ist ein langsamer Lernprozess, den sie durchmachen, während sie reifen.

8

Rivalität unter Geschwistern hat es immer gegeben. Sie ist universell. Sie kommt schon in der Bibel vor – denken Sie an Kain und Abel. Und kleine Kinder werden von älteren geärgert, auch wenn diese älteren Kinder sonst freundlich und fair sind. Das erste Kind sieht das zweite als Eindringling. Das ältere Kind möchte das kleinere oft als Spielkameraden, aber wenn es frei wäre, würde es gerne sagen: „Es reicht. Jetzt geh wieder dahin, wo du hergekommen bist." Aber sie lieben einander auch.

Ich rate dazu, bei Streitigkeiten zwischen Geschwistern so wenig wie möglich einzugreifen. Wenn der Altersunterschied größer ist oder ein kleines Kind in Gefahr ist verletzt zu werden, ist mehr Aufsicht nötig. Je mehr sie unter sich ausmachen können, umso besser. Die Familie ist ein Mikrokosmos, in dem sich das ganze Leben mit seinen Kämpfen spiegelt. Je mehr Sie sehen und kritisieren, umso härter wird es, weil Sie Ihren Kindern damit leicht Schuldgefühle vermitteln. Schuldgefühle sind kein guter Ratgeber. Was immer Sie tun – eines der Kinder wird es unfair finden.

Manchmal brauchen Ihre Kinder Unterstützung. Lassen Sie nicht zu, dass sie einander verletzen, aber werden Sie nicht zum Schiedsrichter, der immer sagt, wer Recht und wer Unrecht hat. Eltern sollten eher Verbündete als Richter sein. Wenn Sie eingreifen, können Sie sagen: „Was hättest du sonst noch tun können?" Lassen Sie sie diese Frage so oft wie möglich selbst beantworten. Versuchen Sie Ihr Kind dabei zu unterstützen, dass es etwas von sich aus tut, statt es dazu zu zwingen.

In einer Gruppe kam eines Tages das Thema der Geschwisterrivalität auf. Michaels Vater sagte: „Unsere ältere Tochter ist auf Michael eifersüchtig."

Ich sagte: „Für das ältere Kind ist es ein Gefühl wie entthront zu werden. Manche älteren Kinder leiden ihr ganzes Leben unter diesem Gefühl. Das zweite oder das dritte Kind hatte nie die Gelegenheit, das einzige Kind zu sein, weil es in die Familie hineingeboren wurde."

„Und Michael wird geärgert", fügte der Vater hinzu.

„Die jüngeren Kinder werden von ihren älteren Geschwistern geärgert", sagte ich zu ihm. „Aber sie überstehen das. Sie werden ein bisschen mehr auf das Leben vorbereitet."

Cynthia sagte dazu: „Ich ermuntere meine Töchter, miteinander zu sprechen. Ich sage zu Heidi: 'Ich spüre, dass du wütend bist.

Wenn dich etwas stört, dann sag das deiner Schwester.' Ich fordere sie dazu auf, ihre Gefühle anzuerkennen, die sie gegenüber der Schwester haben. Sie haben gelernt für sich selbst zu sprechen und zu sagen 'Ich bin wütend' oder 'Ich mag das nicht'."

Die Streitigkeiten unter den Kindern an die große Glocke zu hängen kann die Situation verschlimmern. Je weniger Sie eingreifen und je mehr Sie akzeptieren, dass es zum Familienleben gehört, umso besser. Es ist normal und vorhersehbar, dass Geschwister sich streiten.

Sie müssen nicht vollkommen sein

Gleich wie liebevoll Eltern sind oder wie viel Geduld sie haben – Fehler geschehen trotzdem. Elternsein ist ein Lernprozess. Es gibt zahlreiche Klippen zu umschiffen. Viele Eltern fühlen sich schuldig, wenn sie nicht genug Geduld haben. Das ist oft der Fall, wenn sie müde oder am Telefon sind. Das gehört alles zum Leben. Es verletzt Ihr Kind nicht. Es bereitet es eher auf das Leben vor. Menschen haben von Natur aus Fehler. Ihre gelegentlichen Ausrutscher gehören zum Menschsein.

Wenn Kinder von Liebe und Freundlichkeit umgeben sind und so akzeptiert werden, wie sie sind, dann lernen sie Flexibilität. Verzeihen Sie sich selbst Ihre Fehler, die Liebe für Ihr Kind wird sie aufwiegen. Schuldgefühle können dagegen eher Schaden anrichten.

Ich erzähle Ihnen, was man in Ungarn sagt: Die Babys schauen, bevor sie geboren werden, von den Wolken hinunter und sagen: „Ich möchte, dass diese beiden Menschen meine Eltern werden."

Respektieren Sie sich selbst, akzeptieren Sie Ihre Fehler und verzeihen Sie sich, dass Sie nicht vollkommen sind. Das wird Ihnen dabei helfen, Ihrem Kind eher seine Fehler zu verzeihen. Und es kann daraus lernen, seinerseits mehr zu verzeihen. Wenn es alt genug ist zu verstehen, dann wird es wertschätzen, dass Sie es als das angenommen haben, was es ist. Schließlich hat es sich Sie als Eltern ausgesucht.

RIE hört nicht im Alter von zwei Jahren auf

Die Philosophie von RIE konzentriert sich auf die Beziehung zwischen Eltern und Kind während der ersten zwei Lebensjahre. Aber der Einfluss von RIE hört damit nicht auf. Ein guter Anfang schafft die Bedingungen dafür, wie jemand später mit Lebenssituationen umgeht, und das gilt für Eltern wie für Kinder. Wenn Sie anfangen Ihr Kind so akzeptieren zu lernen, wie es ist, mit ihm zu kommunizieren und es zu Mitwirkung und Unabhängigkeit zu ermuntern, werden Sie es in einer positiven Weise beeinflussen. Dieses Fundament unterstützt das Selbstwertgefühl Ihres Kindes. Es stärkt auch Ihr Vertrauen.

Während Ihr Kind aus diesem Alter, in dem es seine ersten Schritte tut, herauswächst und seine weitere Kindheit und Adoleszenz durchlebt, entfaltet es sich in vielen neuen Stufen. Das wechselseitige Vertrauen, das Sie und Ihr Kind entwickelt haben, kann das Fundament für die zunehmende Autonomie Ihres Kindes werden. Es wird neue Arten lernen, mit Ihnen zu kommunizieren und zu kooperieren. So wie Sie Ihr Kind beobachtet haben, um es besser zu verstehen, so können Sie auch in den kommenden Jahren weiter für es da sein – und weiter beobachten, weiter zuhören und weiter vertrauen.

Ein Anfang des Zusammenlebens, der von Respekt geprägt ist, ist eine Investition in die Zukunft der Beziehung zwischen Ihrem Kind und Ihnen, Ihrem Kind und anderen, und grundlegend dafür, dass Ihr Kind die Welt erforschen kann. Ein Anfang im Sinne von RIE trägt dazu bei, dass ein Kind Kompetenz und Selbstvertrauen entwickeln kann.

Danksagung

Zusammen möchten wir danken:
Carol Pinto, Ruth Money, Polly Elam-Ferraro und Liz Memel vom RIE und Ann Davidson. Wir danken allen RIE-Eltern und Familien. Ein besonderer Dank gilt den Kindern.

Dank an Alison Picard, unsere Agentin, an Judith McCarthy, unsere Lektorin beim Verlag Wiley and Sons, an ihre Assistentin Elaine O'Neal und an John Simko von der Produktionsabteilung von Wileys.

Magda möchte danken:
Mit Dankbarkeit gedenke ich der verstorbenen Emmi Pikler, meiner KInderärztin und Freundin. Ihr Denken hat meinen Zugang zu Kindern geprägt.

Dank an Tom Forrest, der mit mir zusammen das RIE gegründet hat und der mir die Koleitung des Demonstration Infant Programs am Children's Health Council in Palo Alto anvertraut hat.

Ich möchte Carol Pinto danken, meiner Freundin und Kollegin, die mir bei der Gründung des RIE-Zentrums in Los Angeles geholfen hat. Sie ist ein empfindsamer, begabter und an Einsichten reicher Mensch, mit dem ich gerne immer weiter zusammenarbeite. Ich kann mir die letzten 25 Jahre ohne sie nicht vorstellen.

Alison möchte danken:
Meiner Mutter, Marlene Livingston, und meinem Vater, Herman Groves, für ihre Liebe, ihre Unterstützung und ihre Begleitung im Laufe der Jahre.

Ich bin Barbara DeMarco Barrett dafür dankbar, daß sie mich dazu ermutigt hat, dieses Buch zu schreiben, und dafür, daß sie meine „Stimme" unterstützt hat. Ich Danke auch den Schriftstellern meiner Donnerstagsgruppe.

Dank an meine Familie und nahen Freunde. Ihr wißt alle, wen ich meine.

Ein besonderer Dank gilt Magda, die mir gelehrt hat, Babys mit „neuen Augen" zu sehen.

Mit Kindern wachsen e.V.
Neue Perspektiven und Wege im Leben mit Kindern

Im Verein *Mit Kindern wachsen* befassen wir uns nunmehr seit mehr als 20 Jahren mit neuen Wegen im Leben mit Kindern. Diesen Wegen ist gemeinsam, dass sie Kinder nicht nach unseren wohlmeinenden Vorstellungen „erziehen", sondern sie von Anfang an als fühlendes Subjekt respektieren, ihre Integrität bewahren und es ihnen erlauben wollen, sich nach ihrem eigenen inneren Gesetz zu entfalten – und dies sowohl in der Familie als auch in Kindergarten und Schule. In unserer Zeitschrift stellen wir verschiedene Ansätze und Autoren vor, deren Arbeit die innere und äußere Neuorientierung im Umgang mit Kindern unterstützen und begleiten kann. Wir hoffen, dass wir dazu beitragen können, Kinder und ihre Entwicklungsbedürfnisse besser zu verstehen, sie einfühlsam ins Leben zu begleiten und Wege zu finden, mit ihnen zu wachsen.

Seit einiger Zeit bieten wir auch regelmäßig Fortbildungen für Leiterinnen und Leiter von Eltern-Kind-Gruppen sowie für Tagesmütter und Krippenerzieherinnen im Sinne von RIE, Magda Gerber und Emmi Pikler an. Für Informationen zu Fortbildungen wenden Sie sich bitte an unser Vereinsbüro.

4 x im Jahr
Mit Kindern wachsen

Die Zeitschrift für alle, die mit Kindern neue Wege gehen wollen!

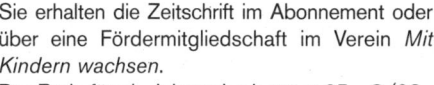

Unsere Themen
- Ein guter Start von Anfang an – *mit Säuglingen und Kleinkindern*
- Achtsamkeit im Leben mit Kindern
- Lernen/Intelligenzentwicklung
- Spiel und Kreativität
- Elternsein als Weg
- Alternative Schulmodelle
- Neue Horizonte für Jugendliche – *Verbindung von Schule und Arbeitswelt*
- Neueste Entwicklungen der Gehirnforschung
- Buchtipps und Veranstaltungen

Themenbezogene Sonderhefte
- Neue Perspektiven im Leben mit Kindern
- Achtsamkeit
- Säugling und Kleinkind
- Schwangerschaft und Geburt

Sie erhalten die Zeitschrift im Abonnement oder über eine Fördermitgliedschaft im Verein *Mit Kindern wachsen*.
Der Preis für ein Jahresabo beträgt 25,- € (28,- € im Ausland • 45,- CHF) incl. Versandkosten.
Zum Einstieg bieten wir ein Schnupperabo an: 3 Ausgaben zum Sonderpreis von 15,- € (17,- € Ausland • 30,- CHF) incl. Versandkosten.

Mit Kindern wachsen e.V.
Zechenweg 4 • D-79111 Freiburg
Tel. 0049(0)761/4799540 • Fax - 4799541
E-Mail: info@mit-kindern-wachsen.de • **www.mit-kindern-wachsen.de**

Weitere Literatur aus unserem Verlag

Magda Gerber
Dein Baby zeigt Dir den Weg

Dein Baby zeigt Dir den Weg bietet Orientierungen – einen Leitfaden durch die vielen sich widersprechenden und verwirrenden Ratschläge, die auf junge Eltern zukommen.

Magda Gerber berichtet davon, was man von Babys und Kleinkindern erwarten kann und zeigt uns, wie das Unmögliche möglich wird: auf die Bedürfnisse eines Babys einzugehen, ohne sich selbst dabei vollkommen zu verausgaben.

Emmi Pikler u.a.
Miteinander vertraut werden

In *Miteinander vertraut werden* von der bekannten Kinderärztin Dr. Emmi Pikler und ihren Mitarbeiterinnen, geht es um den respektvollen Umgang mit Säuglingen und Kleinkindern – vor allem während der Pflege. In Artikeln und mit zahlreichen Fotos und Zeichnungen macht es deutlich, wie wir schon zum Neugeborenen und Säugling eine enge und vertraute Beziehung aufbauen und das Kind in seinem Entwicklungsproßeß unterstützen können.

Stephanie Petrie & Sue Owen
Authentische Beziehungen in der Gruppenbetreuung von Säuglingen und Kleinkindern

Getragen von neuen Forschungsergebnissen zu kindlichen Entwicklungs- und Bindungsbedürfnissen und deren optimaler Befriedigung, kann das RIE-Programm die Entwicklung und das Wohlbefinden von Kindern auch in der außerfamiliären Betreuung gewährleisten. Bereits heute wird dieser Ansatz, der auf der Arbeit von Dr. Emmi Pikler und Magda Gerber beruht, in vielen Einrichtungen im In- und Ausland umgesetzt.

Diese Einführung mit zahlreichen praktischen Beispielen ist eine exzellente Informationsquelle für Erzieher und Eltern sowie für alle, die sich mit der Optimierung von Kinderbetreuungsangeboten beschäftigen.

Detaillierte Informationen und umfangreiche Leseproben unserer Bücher finden Sie im Internet unter
www.arbor-verlag.de

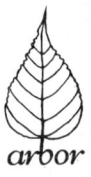